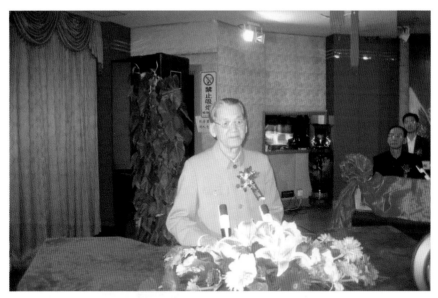

路老在中国中医科学院著名中医药专家学术经验
传承博士后启动仪式上代表传承导师发言

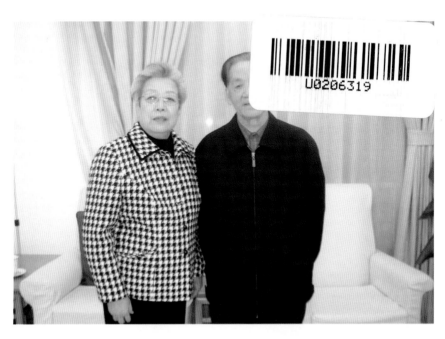

路志正教授与原国务院副总理吴仪合照

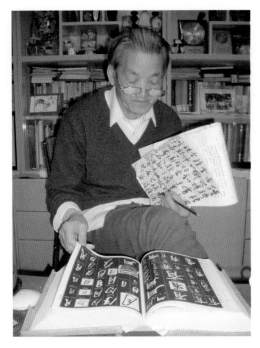

路志正教授在读帖

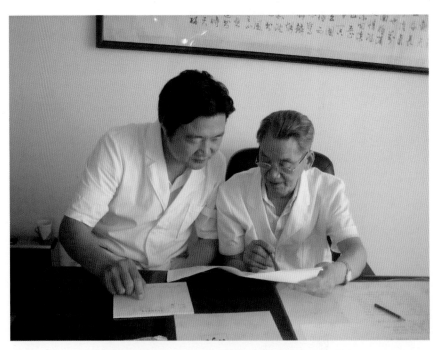

路志正教授与弟子苏凤哲进行学术探讨

路志正

编著　苏凤哲

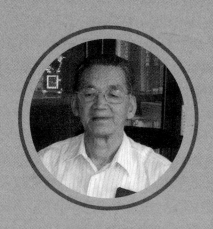

中国医药科技出版社

内 容 提 要

　　本书以文献研究、深度访谈、病案分析等为主要方法，从成长历程、学术渊源、学术思想与贡献、临床特色、经典验案、对话实录等方面深入开展了路志正学术思想传承研究。全书内容丰富，验案真实，具有很高的学术水平和实用价值，对中医理论研究者与临床工作者具有较大的参考价值。

图书在版编目（CIP）数据

　　中国中医科学院著名中医药专家学术经验传承实录．路志正/苏凤哲编著．—北京：中国医药科技出版社，2014.11

　　ISBN 978 - 7 - 5067 - 6745 - 3

　　Ⅰ.①中…　Ⅱ.①苏…　Ⅲ.①中医学 - 临床医学 - 经验 - 中国 - 现代

　　Ⅳ.①R249.7

　　中国版本图书馆 CIP 数据核字（2014）第 063469 号

美术编辑　陈君杞

版式设计　郭小平

出版　中国医药科技出版社

地址　北京市海淀区文慧园北路甲 22 号

邮编　100082

电话　发行：010 - 62227427　邮购：010 - 62236938

网址　www. cmstp. com

规格　710 × 1020mm $^{1}/_{16}$

印张　12 $^{1}/_{2}$

插页　2

字数　190 千字

版次　2014 年 11 月第 1 版

印次　2014 年 11 月第 1 次印刷

印刷　三河市百盛印装有限公司

经销　全国各地新华书店

书号　ISBN 978 - 7 - 5067 - 6745 - 3

定价　28.00 元

本社图书如存在印装质量问题请与本社联系调换

编委会

中医药是中国传统文化的重要组成部分，中医药本身不但承载着中医的文化，更是几千年中医临床经验的结晶，在社会科技飞跃发展的今天，中医药仍然以其独特的疗效，显示着旺盛的生命力，成为任何医学都不可替代的独特的医疗体系。

中医药的发展，一是源于多年的临床实践，二是由历代名老中医以其丰富的学识和临床经验，呕心沥血，不断完善，凝聚而成的。纵观历史，哪里名医辈出，哪里中医就发达，民众对中医的认识也深刻，中医的保健作用就强大。历代名医的学术思想和临床经验就代表着中医学术和临床发展的最高水平。中医不同于经过实验研究还原而来的西医，而是始终以人为研究对象，不断从临床实践中发展、充实、完善而来的，因此可以说离开了实践就不会有中医，离开了疗效，中医也就该寿终正寝了。所以谈到中医的发展，首先应该是传承，在传承的基础上，不断创新，这才是中医发展的正确道路。

中医如何传承，师徒授受则是最佳的途径，中医的师承教育，在中医历史上培养了一代又一代中医大家，在新时代的今天，师承仍然是培养中医药人才的重要途径。2008 年在中国中医科学院率先开展了名老中医学术思想传承博士后的研究工作，我有幸于 2005 年在参加国家优秀中医临床人才研修项目时跟随路老出诊，2008 年又作为中国中医科学院第一批传承博士后进站继续跟随路老学习，在学习中，耳濡目染导师高尚的医德，精湛的医术，缜密的辨证思路以及神奇的疗效，使我得到了宝贵的经验和启迪。

路志正教授为 2009 年我国评选的国医大师之一，行医 70 余年，他在不断地学习、积累、临证、总结、升华的过程中，开创了从脾胃论治多种疑难杂症之先河，并提出"持中央、运四旁、怡情志、调升降、顾润燥、纳化常"的十八字调理脾胃大法；第一次系统地论述了湿病理论，提出"湿为百病之源"的观点和证治规律；第一次提出了产后痹、燥痹的概念和证治规律；他对眩晕、胆结石、风湿性和类风湿性关节炎、萎缩性胃炎、甲亢和甲状腺瘤、白塞病、干燥综合征、胸痹、不寐、多寐，以及妇科经带胎产、不孕等疑难病症，均有自己的独到见解，临床效果显著。同时路老还认为中医为王道，强调用药轻灵活泼，注重气血阴阳，动静刚柔相济，强调辨证应因人、因时、因地制宜，组方严谨，用药恰当。被中医界誉为"杂病圣手"、"临床大家"。

我随路老临证，侍诊抄方转眼已9年了，路老奉行大医精诚的精神、严谨的治学作风，精勤不倦的学习态度，高尚的医德修养，丝丝入扣的辨证思路，分析入微的用药组合，谆谆教诲的保健方法，无不给我启迪，使我一生受用不尽。

今有中国医药科技出版社将我博士后所写路老的学术思想和临床经验编辑成册，虽有学而不精之憾，但对于弘扬路老之学术，也不失为一种好事，故在出版之前，聊以数语，以表对路老的敬意，并与天下中医之英才共勉。

苏凤哲

2014年10月

目 录

第一章　成才之路

第二章　学术思想

第四章　经典验案

第五章　师徒对话实录

第六章　年谱（大事记）

第一章
成才之路

路老成为国医大师，绝非偶然，路老的成才之路与治学思想，对于年轻一代中医的成长具有指导意义。

一、承家学，早立志

路老1921年12月21日出生于河北省省会石家庄市东20余公里处的藁城市滹沱河南岸的北洼村。藁城古属正定府，历史悠久，名人辈出。藁城是商代王室所经营的丝织物工厂所在地。这从藁城台西商代遗址的文物和《中国科技史探索》一书中以及夏商两族的商品交换可以证实。藁城从商代已开始饲养家蚕，而且用蚕丝和大麻纤维织布技术已由锯织进展到使用脚踏木机。即利用杠杆原理，以脚踏木控制综的升降运动来进行提花。这是当时世界上最先进的纺织技术，且为藁城先民首创。藁城又是商族王室粮草、兵器、战马的供应基地；又是周代地官下属"藁人"筹集粮草、饲养马匹、供应兵器所在地，"藁人"在周代是主管粮草、酒肉（牛、羊、马匹）、弓箭兵器的官，藁城也因此而得名，到了金末元初又加一个草字头，藁城因此而得名。后来黄帝在冀州涿鹿建都，藁城是古冀州盛产农桑养蚕纺织之地和养马基地，成为兵家必争之地。自战国至唐朝，藁城人民一方面为王室官府集农桑、植五谷，供应他们吃穿，另一方面又受尽了历代兵燹之苦；兵乱、疫灾双重灾害，使藁城人口锐减三分之二，后徙山西之民以补之。藁城分隶畿辅，地接恒岳，平川广野，田地肥美，林茂粮丰，勤于农桑，崇俭礼让，物华天宝，人杰地灵，自古多慷慨悲歌之士，历代有尽忠报国之才。

在金元时代，正定有一位著名的中医药大家李东垣，李东垣以善调理脾胃著称，成为历史上的金元四大家之一。李东垣自幼敏达，家境富裕，少时即拜师学习《论语》、《孟子》等儒家著作，至青年，已成为当地知名儒生，后遇母亲患病，经数医罔效而故，遂立志学医，捐资而拜当时名医张元素为师，由于天资悟性聪敏，加之勤奋，"学数年，尽得其方法"。在20岁时，李东垣就已经学有所成了，当时由于战乱，民不聊生，饮食劳役所伤居多，脾胃病的发病率非常高，有感于此，李东垣认为《伤寒论》作为治疗外感疾病的名著，已不适应当时的情况，因此着力于内伤证治理论的研究，著成《内外伤辨惑论》一书，其后，"恐世医不悟内伤证重在脾胃之理"，又在晚年，著成《脾胃论》一书，《脾胃论》根据当时的发病特点，全面揭示了脾胃病的病变规律，提出了新的治疗方法，成为金元时代乃至后世的名著，也成为后世治疗脾胃病的圭臬。李东垣一生，授徒很少，除王好古与其同学于张元素，后又拜他为师外。据史料记载，仅授罗天益一人，罗天益，藁城人氏，与李东垣同属正定府，因仰慕李东垣的学识，经人介绍，拜李东垣为师，跟师十年，尽得其传。李东垣临终前，将其平日所著书稿及论文、病例交与罗天益，罗天益不负重托，在李东垣死后三十年，仍"祠奉如平生"，先后整理出版了《兰室秘藏》、《东垣试效方》等李东垣其他著作。而后又"采蔗李氏精确之论，益以诸家之说，而以己意概括之"，著成了自己的著作《卫生宝鉴》，书中罗天益进一步弘扬了脾胃学说，还指出内伤脾胃营卫不和是外感的主要病机，继承和丰富了李东垣的学术思想，后来罗天益成为元代赫赫有名的太医。就是因为李东垣、罗天益的医术及学术思想的影响，在藁城一带，崇尚医学者众多。路老的父亲路永修读过私塾，开过药铺，精通中医，从小对路老的期望就是做一个中医。路老天资聪慧，自幼好学，5岁时就经常尾随小伙伴去上学堂。父亲见其有学习的愿望，于是就教他念《三字经》、《百家姓》、《弟子规》、《千家诗》等。一边学习，一边背诵，没多久他就背会了不少。也是从这时起，父亲开始教他写毛笔字。后来又请了私塾，由清末秀才陈宣泽先生教授其古典文学知识，陈先生是当地康村人，距路老家约5里路，每天早晨陈先生就来上课。陈先生在诗词格律、散文训诂方面很有造诣，此期间路老学习了《论语》、《孟子》，《周易》，《古文观止》等古典书籍，同时路老还从老师那里阅读了《聊斋》、《东周列国志》、《故事琼林》等文学书籍。

1934年，路老的伯父路益修在当地办了一所中医药学校，路老遂进入中医药学校学习，学校请陈宣泽先生教古典文学，其伯父则主讲《汤头歌诀》、《药性四百味》等一些中医入门性质的基础知识。学校成立一年后，又聘请了山西名医孟正已先生来教授专业课。孟先生认为作为一名中医，不学《易经》很难达到较高的境界。为此，他以《易经本义》为教本，补讲了《易经》的知识。由于路老聪明好学，孟老师对路老喜爱有加，他特意买来《周易白话解》，对路老单独辅导。孟先生主张学习中医要从难入手，首先要学好经典，然后旁通诸家。只有这样做，才能收到高屋建瓴的效果。因此当时他指定的学习书目是《素问》、《灵枢经》、《图注难经脉诀》、《伤寒论》、《金匮要略》、《本草备要》等。并且强调，对经典要反复阅读，直至背熟。路老的伯父教其诵读中医典籍的方法：先是低吟，即自念自听，吟读数十遍或百遍以上。就像行云流水，出口成诵，形成自然记忆。反对高声朗读或强记在心，因为这样背记既慢、又容易忘却。低吟之后，要逐渐放慢速度，边读边体会文中涵义，这就是古人所谓"涵味吟诵"，务求弄懂原文。孔子说："学而不思则罔，思而不学则殆"，讲的就是这个道理。至今路老脑子里许多古典文学名篇，以及中医经典名著，都是那个时期诵读的，至今不少原文仍能朗然成诵，深感得益于当年寒窗苦读所打下的基础。由于总能按照老师的要求"反复吟诵、默记在心"，又经老师点拨，自己的揣摩，养成了一生喜读书及"背思相结合"的读书习惯。同时苦练书法，练就了一手好字……深厚的中华文化和儒家、道家思想的影响，为路老学术思想的形成和临床辨证思维的建立，起到了重要的作用。

二、跟名师，得真传

进入河北中医专科学校后，一面学习，一面随伯父和孟正己先生侍诊抄方，二位均是学富五车、临床经验丰富的名医，在老师的指导下，路老对中医产生了浓厚的兴趣，用心学习，勤于思考，在中医理论和临床方面均有很大的长进。在学习中，路老一面侍诊抄方，用心留意老师诊病的一言一行，暗自核找自己处方的理、法、方、药的差距。差距大时，先回去翻书，心中有所悟，再去请教老师以寻究竟。逐渐路老对老师的辨证方法和诊疗特点有所领悟，并初步形成了自己的诊病思路。此后，路老又拜王步举先生为师，研习《灵枢》、《甲乙经》、《针灸大成》等针灸著作，并对其中的《百症赋》、《标幽赋》等针灸歌赋进行了背诵，为其后针药并用、屡起顽疴打下了坚实的基础。19岁时开始独立应诊，应诊之初，由于少了依靠，遇到疑难证候时，也感到信心不足，不久便找到了补救方法，凡日间疑似难辨、立法处方无把握的，就于晚间研读有关书籍，阅读医案如喻嘉言《寓意草》、《章楠医案》、《柳选四家医案》、《临证指南医案》等，从前人验案中得到启发，提高辨证分析能力。这种白天看病、晚上读书的习惯，坚持不懈70年。由于其谦虚好学，善于总结，经过几年的历练，其经验渐丰，成功救治了一些急难、危重

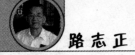
病人，以致成为乡间很有名气的"先生"。1939 年，路老以河北省第八名的成绩顺利通过会考，取得了执业医师资格，正式走上悬壶济事之路。

三、勤临床，善总结

路老精勤好学，善于总结，逐渐掌握了一般疾病发展、转化、预后及诊治的基本规律。当时农业凋敝，人民生活贫苦，缺医少药，多是小病不治，重时才急于求诊。如小儿麻疹、疳疾；外感性温热病、妇科痛经、子宫出血、乳痈、带下；内科肠胃病、水肿、痹病等均是常见病、多发病。如麻疹初期，总以发表透毒为先，中期以清热解毒为主，后期以益气阴，清余邪为治，这是一般顺证规律。若是逆证，疹毒炽盛，邪热内陷，致疹点隐隐，全身无汗，皮肤灼热，呼吸喘促，两目红赤，不时上翻，抽风神昏等危重证候，非大剂凉营解毒，养阴清热，难以挫其势，药用鲜生地、丹皮、鲜石斛、川连、山栀、连翘、大黄等，治得全身微汗，身体潮润，疹点得以外透，热退身凉，气喘渐平，抽风止，神态清，病痊愈。

在临床中，既要总结成功的经验，又要勇于总结失败的教训。1942 年，乡中陈某患温热病月余，屡治不效。请路老出诊。至时家人正焚香拜佛，祈祷神灵。患者年方十七，观其僵卧于炕，两目直视不瞬，昏睡不醒。观其舌，质暗而紫，苔黄厚而干。切其脉如转索，左右弹指。扪鼻察息，呼吸虽慢而尚匀，吐气虽微而尚温，四肢冷。索观前医处方数十张，多以白虎汤加减，方中用煅石膏，初用二两（60g），渐增至250g。面对此等危证，一时难以决断。沉思良久，悟出石膏煅用不当，煅后失去解肌之效，而成寒凝之弊，致使邪热内伏不得外达，犯了"汗不出者"不可与之之戒。欲解其凝，必以温通，遂以参附汤化裁，以人参、淡附片、紫油桂各半钱（1.5g），煎水频服，以观动静。翌日，家人喜来相告，患者眼开能言，少思饮食，四肢转温而能屈伸。路老因忙于诊务，以为既已见效，可宗方不更，嘱再进二剂。孰知第三日家属张惶来告，言进药后，突然烦躁不安，赤身裸体，言语不休，行动狂妄。路老急忙诊视，见其面色红赤，舌质红绛，苔黄燥而有芒利。大便数日未行，纯系一派阳明腑实之向，遂以增液承气汤化裁，药后当晚下燥屎二十余枚，高热退，神清而愈。事后，路老分析初用桂附，原为救急治标之图，寒凝一显，内热即露，应及时更方，才符合辨证论治、标本先后之旨。误治之失甚为内疚。深感医者责任重大，不可少有疏忽，孙真人谓："胆欲大而心欲细，行欲方而智欲圆"，确为至现名言，应为医者之座右铭。

四、采众长，善思变

"书到用时方恨少"，在临床过程中，路老接诊的病种广泛，各科均有，深感自己学识之不足。正好国家实行"团结中西医"的政策，1951年路老到北京中医进修学校进修，内容以西医课程为主，中医只有一门。通过一年半的学习，使路老认识到中西医各有所长，亦各有所短，只有团结合作，取长补短，才能提高疗效。1952年7月结业后，被调入中央卫生部医政司医政处下属的中医科工作。1954年中医司成立，路老被调入中医司技术指导科，从事中医学术交流、推广、整理提高工作。经常到全国各地出差，各地名家辈出，在学术上和防治疾病上，都有很高造诣，这就给了路老一个很好的学习天地，使他眼界大开，亦感自己所学不过是"沧海之一粟"，凡有一技高于己者皆虚心向其请教，使学术水平和医疗经验大为提高。广交大批良师益友，他们都是学有专长，不同流派的大家，虚心向他们请教，经稍加指点，则疑问顿释，真所谓："与君一席话，胜读十年书。"因此，通过长期与他们接触，日有所进，月有所益，积沙成塔，根基深厚，养成兼收并蓄，善汲百家之长，毫无门户之见的良好学风。此期间路老曾任中华医学会中西医学术交流委员会第一届委员，与董德懋教授一起创办《北京中医》杂志，后改名为《中医杂志》。整理推广各地的中医经验，促进中医事业的发展。

1955年乙脑流行时，石家庄市治疗乙脑的经验得到卫生部的推广，中医专家郭克明受到毛主席、周总理的亲切接见和表彰，谁也不知道，认定中医治疗乙脑的效果，还是路老起到了关键的作用。

1954年，石家庄洪水泛滥，灾后乙型脑炎暴发流行，当时患病的人数很多，死亡率也很高。西医没有特效的疗法，当时在石家庄市传染病院工作的郭可明先生和其七人小组，在医院和卫生局领导的支持下，运用中医温病学理论，以解毒、清热、养阴为法，忌用发汗、泻下、利尿以及辛燥刺激等药物，并忌用冰袋冷敷。方用白虎汤和清瘟败毒饮、安宫牛黄丸等，重用生石膏，取得了令人满意的效果。一般患者服药后都能在短期内退烧，1~2周痊愈出院，很少留有后遗症。1954年，治疗小组收治的乙脑患者，经用中药治疗竟然全部获愈，无一例死亡。1955年的治疗也获得了90%以上的治愈率，其包括极重型乙脑患者。当时卫生部中医司刚刚成立，看到这个上报的材料后，非常重视。就指派路老、朱颜、汪思益组成三人调查组，到石家庄市去考查。朱颜原来是一位中医，后来因为觉得做一个中医很受气，就考了医学院，改学西医，毕业之后到协和医院工作。汪思益当时是中医研究院广安门医院外科研究所的所长。三人经过调研，朱颜同志认为中医治疗有疗效，但不一定起了主导作用。汪思益则认为病死率的降低，主要是西医治疗措施的改进，不是中医参与治疗的结果。而路老坚持认为中医药的治疗起了决定性的作用。依据主要有两点：第一，西医治疗措施虽然有改进，但青霉素的应用仅能起到预防感染，对病毒没有治疗作用；所使用的支持疗法，也仅仅是维持性治疗，对症状和病情的改善没有明显治疗的意义。第二，根据乙脑的临床表现，符合中医温病学中暑瘟的特点。中医治疗暑瘟从汉唐时代就有记录，在金元时期有一定发展，最后在明清时期更为成熟，既有理论，也有很多有效的方药。郭可明先生所使用的白虎汤，就是汉代张仲景《伤寒论》的一个著名经方，用这个方剂加减治疗高热，历代都有记载，我也有过类似的临床经验。清瘟败毒饮、安宫牛黄丸等也是中医治疗温病著名的方剂。回到北京见到中医司薛和舫司长，路老等分别把自己的意见进行了汇报。薛司长听后，觉得路老这个"少数人"的意见很有价值，不能轻易放弃。因此，就又组织了一个调查组，再次去石家庄调查。

第二次调查组到那儿一看，情况同路老汇报的内容没有什么区别。回来之后，大家继续争论，仍然下不了结论。没有办法，就组成了第三次调查组。这一次，是由卫生部主管中医工作的郭子化副部长亲自带队，事先还研究制定了调研方案，要求当地有关部门重新整理资料，把只用中药而未经西药治疗的病例专门整理出来，进行系统地整理和客观地分析，以判定中医治疗到底有效否。调查结果初步肯定了路老的结论，认定中医药治疗乙脑有疗效，但还是有一些不同的意见。1955年夏天，卫生部从北京等7个城市，抽调了17名在传染病院工作多年，且具有丰富临床经验的西医，到石家庄传染病院进修学习。8月17日，卫生部又重派视察组，实地考察中医治疗乙脑的情况和评估中医治疗"乙脑"训练班的教学成果。视察组由郭子化负责，由北京医院、人民医院、儿童医院及卫生部抽调出的2名中医和4名西医组成，他们抵达石家庄后，通过座谈、访问、听汇报、临床观察等各种形式，再一次进行了深入的调研。证实当时的临床诊断是确定的，中医治愈率的统计结果也是肯定的。1955年9月2日，卫生部召开扩大会议，听取视察组关于石家庄中医治疗流行性乙脑疗效的视察工作汇报。被邀请参加会议的有苏联专家、在京的中西医学专家和北京各医院的负责人。会议明确地肯定了中医治疗流行性乙型脑炎的显著疗效，并做出决定：卫生部责成凡是有流行性乙脑发生地区的卫生部门及医院必须学习和推行这种疗法。石家庄中医治疗经验开始在全国乙脑流行地区推广。为此石家庄乙脑治疗小组还受到了卫生部的表彰。毛主席也在怀仁堂亲切接见了前来参加全国第二届政治协商会议的郭可明先生。

20 世纪 50 年代血防工作中，路老根据当时发病的情况和西药治疗效果不好的现状，提出先用中医治疗腹水，再用西药杀虫的中西医结合治疗方案，得到卫生部的推广。血吸虫病是一种人畜共患的疾病，1955 年，血吸虫曾经在中国的南方肆虐横行，许多村镇被血吸虫闹得人烟稀少，田园荒芜，万户萧疏。这一年夏天，毛主席在南去杭州开会的路上，一面沿路视察，一边派相关同志到基层了解情况。到杭州后，派出的同志回来汇报了有关血吸虫病对沿路广大农村的危害情况，这立即引起毛主席的极大关注。据当时的统计：在全国的 12 个省、市、区，共有 378 个县流行血吸虫病，1955 年 11 月，毛主席在杭州召集华东、中南地区省市委书记研究农业问题时，还特意召卫生部的一位副部长到会。毛主席指出："对血吸虫病要全面看，全面估计，它是危害人民健康最大的疾病，1000 多万人受害，1 亿人民受威胁，应该估计到它的严重性，共产党人的任务就是要消灭危害人民健康最大的疾病，防治血吸虫病要当作政治任务，各级党委要挂帅，要组织有关部门协作，人人动手，大搞群众运动。一定要消灭血吸虫病！"

依据毛主席的指示精神，中央成立了以柯庆施和徐运北同志为正副组长的血吸虫病防治领导小组，并于当年 11 月在上海召开了首届全国防治血吸虫病工作会议，参加会议的有 7 个省市的省、市、地、县的党政领导和防治科技人员共 100 余人。会上传达了毛主席"7 年之内消灭血吸虫病"的指示精神，成立了中央防治血吸虫病研究委员会，制定了 7 年消灭血吸虫病的总体规划，并初步商讨了防治措施。会后，立即组织专家进行调研。路老是调查组中唯一的一位中医。第一次是由卫生部部长助理齐仲桓带队，队员有路老、防疫司的领导和苏联首席专家顾问鲍尔德烈夫。从北京到了上海青浦，再转赴苏州、扬州，并在高邮湖亲自体验了当地防疫人员驾着载有烧水小锅炉的汽艇，用开水杀灭血吸虫宿主钉螺的实验。第二次是随徐运北副部长等人，到安徽的安庆、贵池等地，深入到农村进行调查了解情况。看到很多村子里，得病的都是青壮年男性，因为他们经常赤脚插秧种田、收割劳作，容易被尾蚴叮咬，而患血吸虫病。不少人死后，留下孤儿寡母，有的村子竟成了"寡妇村"，境况极为凄惨。当时估计最少也有 500 万晚期血吸虫腹水患者。当时的防治情况是泼洒开水灭钉螺法。有的地方采用深埋钉螺的办法进行处理，但作用都不是很明显。后来中科院一个专家建议，用焚烧的办法消灭钉螺，大家认为很好，就加以推广。1955年12月，中央防治血吸虫病研究委员会在上海举行了第一次会议，总结了各地有关血吸虫病防治工作的经验，决议指出：综合性措施是今后防治血吸虫病的工作方向。比如，建公厕改善公共卫生的状况，回收马桶将粪便集中发酵消毒杀死虫卵之后再作肥料使用的措施，下湖作业要穿胶皮裤等。通过调查，路老发现血吸虫病晚期，由于尾幼成虫堵塞门静脉，形成单腹胀（高度腹水），用西药锑剂杀虫虽有效，但无法消除腹水；而中药杀虫力虽弱，但治疗单腹胀腹水很有效。经反复考虑，路老拟定出"中西医结合治疗晚期血吸虫病腹水方案"上报领导小组。指出对腹水患者的治疗，可先用中药消除腹水。待腹水消退，或者临床症状减轻之后，再用西药杀虫，发挥中西医各自的优势，协同治疗。同时我还特别提出：在中央血防组和各地的血防站中适当增加中医人员，以充分发挥中医在防治血吸虫病中的作用。领导研究后，认为这一方案很好，立即批准执行。毛主席对血吸虫病的防治工作非常重视，他老人家一直在关注着工作的进展，在他亲自主持制定的《农业十七条》、《1956～1967年全国农业发展纲要（草案）》中，都把防治和消除严重危害人民健康的疾病，尤其是血吸虫病，作为一项重要的内容写入文件。1956年2月17日，毛主席在最高国务会议上，公开发出了"全党动员，全民动员，消灭血吸虫病"的号召。在毛主席号召的鼓舞下，全县进行了总动员，制定了切实可行而又积极稳妥的规划，经过2年的奋战，不仅所有患者全部治愈，而且使原来藏匿血吸虫的沟、塘、渠、河也得到了彻底整治，被疾病折磨的妇女如今有了自己的孩子，被疾病夺去了青春的少年如今焕发了活力，曾经万户萧条的疫区，如今却呈现出农业增收，生态环境改变，人民体质增强，一片兴旺发达的景象。1958年6月30日的《人民日报》，刊登了报告文学《第一面红旗——记江西余江县根本消灭血吸虫病的经过》的报道，这一喜讯使毛主席激动不已，浮想联翩、难以入眠。旭日临窗，遥望南天，欣然命笔，写下《七律二首·送瘟神》："绿水青山枉自多，华佗无奈小虫何！千村薜荔人遗矢，万户萧疏鬼唱歌。坐地日行八万里，巡天遥看一千河。牛郎欲问瘟神事，一样悲欢逐逝波"；"春风杨柳万千条，六亿神州尽舜尧。红雨随心翻作浪，青山着意化为桥。天连五岭银锄落，地动三河铁臂摇。借问瘟君欲何往，纸船明烛照天烧"的著名诗句，在消灭血吸虫的战役中，路老提出的治疗方法，起到了很重要的作用。而后到20世纪 60 年代,路老在包钢首次运用中医温病理论抢救大面积钢水烧伤病人,取得突出疗效,在学术上也崭露头角。

五、皇古义,创新说

1973 年,在路老的一再要求下,进入中国中医研究院广安门医院从事临床工作,走上了专心治学、精研医术的中医大家之路。此期间路老更是加强学习,不断汲取新知,了解医学信息和动态,坚持以中医为主,与赵金铎教授一起牵头建立了首个中医药治疗为主的内科病房,并规范中医病例的书写,认真带教,培养后人,立足临床,继承创新。路老自幼崇尚同为乡里、金元时代的医学大家李东垣的脾胃学说,并以此为治疗各科疑难病症的最常用法则,逐步形成了以调理脾胃为特色的大家。

六、育新人,传国脉

路老提倡中医传承教育,奖掖后人,提携后学,先后培养博士后 3 名,博士 3 名,硕士 12 名,学术继承人 7 名,指导国内外高徒 70 余名。路老虽 91 岁高龄仍精神备至地为我国中医药事业努力工作,主编《中医内科急症》、《中医湿病证治学》、《路志正医林集腋》、《痹病论诒学》等书,参编《中医临床资料汇编》、《中国针灸概要》、《中医症状鉴别诊断学》、《中华人民共和国药典》、《医论医话荟要》、《中国名老中医经验集萃》、《中国医学百科全书·中医内科学》等著作。现任中国中医科学院广安门医院主任医师,硕士、博士、博士后指导老师,第一批国家级名老中医药专家学术经验指导老师,首批国务院政府特殊津贴获得者。先后担任全国政协第六、七、八届委员,医卫体专业委员会委员,国务院参事,中华人民共和国药典委员会委员,国家食品药品监督管理总局新药评审委员会一至三届委员,国家中药品种保护委员会委员,中华中医药学会内科学会副主任委员,风湿病分会主任委员,心病专业委员会副主任委员,北京中医学会理事、副理事长,中国中医科学院首届学术委员会副主任委员,现任中华人民共和国药典委员会顾问,国家中医药管理局中医药工作专家咨询委员会委员、重大科技成果评审委员会委员,国家食品药品监督管理总局新药评审顾问,国家中药品种保护委员会顾问,北京市老年康复医学研究会副会长,中国中医科学院科学技术委员会副主任委员,院专家咨询委员会委员,全国老中医药专家学术经验继承工作第一至第四届指导老师,《世界中西医结合杂志》主编,《北京中医》名誉主编,北京中医药大学名誉教授，马来西亚马中厦大学中医学院名誉院长，伦敦中医学院名誉教授，长春中医学院客座教授，广东省中医院客座研究院等职。2003年获中医科学研究院广安门医院"抗非典勇士"称号，并获中国科协颁发的全国防治非典优秀科技工作者荣誉证书。2008年被评为国家非物质文化遗产传统医药项目代表性传承人。2009年1月被北京市卫生局、人事局和市中医药管理局联合授予"首都国医名师"。2009年4月被人事部、卫生部、国家中医药管理局评为"国医大师"。

第二章
学术思想

路老推崇赵濂《医门补要》:"医贵乎精,学贵乎博;识贵乎卓,心贵乎虚;业贵乎专,言贵乎显;法贵乎活,方贵乎纯;治贵乎巧,效贵乎捷。"的观点,谦逊好学,诲人不倦,治学严谨,倡导还原中医,注重整体,效法王道,传承创新,提出许多新的理论和见解,灵活运用调理脾胃法及湿病证治理论,解决疑难病症,每能圆机活法,应用自如。如今已至耄耋之年,仍带教出诊,倾心育人,体现了一个大家的风范,其学术成就主要体现以下方面。

一、继承创新,立调理脾胃十八字方针

路老继承了李东垣"内伤脾胃,百病由生"和叶桂"养胃阴"、吴澄"理脾阴"等学说,并结合自己的临床经验,对调理脾胃学术思想进行了进一步阐发,他在大量的临床实践中体会到,随着时代的变迁,饮食谱和生活习惯的改变,社会环境的差异,东垣时代的脾胃论与现代社会丰衣足食、物质文明高度发达,人们过食肥甘厚味、起居无常、劳逸过度、工作精神压力大所造成的脾胃病已发生了巨大的变化,除外感"风、寒、暑、湿、燥、火"之六淫致病外,工业废水、汽车尾气等造成的大气污染成为新的外感致病因素,而饮食肥甘厚腻、吸烟嗜酒、冷饮冰糕、过度劳心、用脑费神、安逸过度、懒于运动、缺乏锻炼,工作压力大所造成的情志不畅等成为新时代内伤脾胃的主要因素,脾胃为后天之本,全身营养之精微全靠脾胃的运化转输,若脾胃功能受损,则运化失司,升降失调,湿浊内生,气机不畅而变生诸病。因此在内伤疾病的治疗中,调理脾胃法为治疗各种杂症的核心方法。到晚年,路老通过多年的领悟和体会,提出调理脾胃十八字方针:"持中央,运四旁,怡情志,调升降,顾润燥,纳化常"。他不仅运用此十八字方针治疗脾胃病本身,还用此法治疗眩晕、胸痹、心痛、中风、肝肾疾病、风湿病等,均取得较好的疗效。

中医认为,宇宙万物本原于气,万物的生、长、化、收、藏,正是地气

上为云，天气下为雨，天地气交，升降出入运动变化的外在表现和必然结果。人禀天地阴阳二气而生，是自然界发展到一定阶段的产物，其生命活动也是在各脏腑之气的升降出入的运动变化中得以推动和维系的。诚如《灵枢·岁露》所言："人与天地相参也，与日月相应也。"取类比象，人体犹如一个小天地，肺心居上焦为阳，五行中分属金与火，其气以降为顺；肝肾居下属阴，分类木、水，其气以升为常。例如，心火必须下降于肾，温煦肾阳，使肾水不寒；肾水必须上济心阴，以制心火防其过亢。心肾水火之间，正是通过相交既济，从而保证二者生理功能的正常进行和平衡。升与降、出与入如影随行，一旦升降失常，则灾害丛生，苛疾纷起。维系人体脏腑气机升降出入的因素很多，但关键在脾胃，因为脾胃属土，位居中焦，一阴一阳，互为表里。脾主升清，运化水谷精微，胃主降浊，受纳腐熟水谷。脾升则肝肾之气随之，胃降则肺心之气亦降，真是中焦气机得畅，五脏六腑之气机皆顺矣！故脾胃既是气机升降的枢纽，又是后天之本，气血生化之源。脾胃强健，则气足血充，他脏虽病但犹可调可补；反之，脾胃一病则余脏皆病，胃气一败，则百药难施。故路志正诊病疗疾多从脾胃入手。他说："脾胃一调，则周身气机皆调；脾胃一健，则五脏六腑俱健。这叫作调中央以通达四旁。"

　　路老通过多年的研究发现，胸痹心痛的发生、发展、转归、治疗及其预后，无不与脾胃功能密切相关。这不仅因为人体是一个有机的整体，诸脏腑的功能活动紧密相扣、密切相连；而且因为西医学证明心是由横纹肌构成的唯一内脏器官，而这恰与中医所言"脾主肌肉四肢"之说不谋而合，同时据《素问·平人气象论》中所载的："胃之大络，名曰虚里，贯膈络肺，出于左乳下，其动应衣，脉宗气也。"据此可知，心脏恰处胃经线上，心、肺与胃之间有经脉直接相连；再者从心绞痛发病时，在体表的反应部位来看，亦多在足阳明胃经、胃之大络、脾之大络通过处。这无不说明，和其他脏腑相比，三者的关系更为密切，这为路老运用调理脾胃法治疗胸痹提供了理论和解剖学上的支持。又因为当今社会，随着人们生活水平的提高，膏粱厚味、肥甘冷饮，在膳食结构中所占的比重不断增加。但膏粱厚味，消化不易则助湿生痰；过嗜寒凉冷饮，困遏脾阳，运化失健，湿浊内生。湿蕴化痰，痰阻气机，瘀血内停，湿、痰、瘀成为痹症的病因病机。此之前的活血祛瘀法是治疗胸痹的有效法方法之一，但临床实践说明，不同患者的兼证以及致瘀之因是不同的。本审证求因，审因论治的原则，对于脾胃失调所致的胸痹，从调理脾胃入手才是其根本法则，气虚不运者，健脾胃、补中气，中气盛则宗气自旺，血亏不荣者，调脾胃助运化，脾健运则营血自丰，湿蕴者，芳香化浊，湿祛则胸阳自展，痰阻者，健脾化痰，痰消则血脉自通，阳虚有寒者，温中散寒，寒散则阳气自运，营血畅行，兼有瘀血者，可于上述各法中，佐以活血通络之品。

以此理论为指导，在路老的主持下，从1991年始，以中国中医科学院广安门医院为骨干，联合十余家其他省市级中医院，展开调理脾胃法治疗胸痹的临床观察和研究。结果显示总有效率为95.3%，同时该法对患者的高血压、高血糖、高血脂等指标及胃肠或全身症状，也具有明显改善的作用。进一步证实了路老用"调理脾胃法治疗胸痹"观点和方法是正确的，是值得推广和进一步探究的。1995年，"路志正调理脾胃法治疗胸痹经验的继承整理研究"获国家中医药管理局中医药基础研究二等奖。目前，此法正处于成熟、优化阶段，已获国家973课题基金资助，路教授和众弟子正满怀豪情，借用现代分子生物学、细胞学、药物动力学等知识或手段，对该疗法开展着更深层次的研究和探索。

二、完善湿病证治理论

六淫致病，历代医家皆有所论，而对湿邪的论述则较少。然"湿邪"为害范围更广，遍涉内、外、妇、儿各科。路志正集数十年临证经验，在继承前人中医湿病理论的基础上，结合当今人类社会生产、生活方式、生态环境和疾病谱的变化，发前人所未发，创新性地提出了"湿邪不独南方，北方亦多湿病"的新观点。他指出："湿邪分为感触雾露等的'天湿'、居处卑湿之地的'地湿'、饮食所伤的'人之湿'；湿病之所以重要，首先是因为湿病存在的广泛性，不仅南方多湿病，北方亦多湿病；不仅中国多湿病，外国也多湿病；亚洲有湿病，欧洲也有湿病；不仅夏季有，一年四季都可以发生；不仅脾胃多湿病，而且心、肺、肝、胆、脑、肾、膀胱都可以有湿病；不仅内科有湿病，外、妇、儿、皮肤、五官科也有湿病。"

自20世纪80年代以来，受上级领导指派，路志正曾多次赴港、澳、台、东南亚、日本、欧美等国家或地区讲学或行医看病，其中在泰、菲、瑞士三国居住时间最长，均在3个月以上。面对天南地北、国内国外"湿病"对人们的危害，他认识到："湿气"虽为人们生活中不可缺少的物质，然其太过则成为"湿邪"。湿邪有内、外之分，其中外湿虽有地域之别，但近年来，由于全球变暖、气候失常，使北方之域亦常为湿邪所害。更重要的是，近年来随着人们生活水平的提高，过用空调冷风、贪杯饮冷、过嗜肥甘、作息无序、夜半未眠的人数在世界范围内大有增多之势。过用空调冷风，以致寒湿束表，内热郁遏，则发为皮痹、肌痹……感冒频作；过食生冷、肥甘之品，既不易消化又伤及脾阳，致运化失司、湿浊内生，出现身重倦怠、胸闷脘痞、腹胀纳呆、便溏不爽、口黏苔腻的"湿阻病"。若湿浊内停，积久成饮，蕴而化热，助湿生痰，痰瘀互结，引发诸多病变，殃及诸多脏器。1987年他指导其研究生，在河北省石家庄市对常见湿病中的"湿阻病"进行了流行病学的专项调查，结果发现其人群患病率为10.55%；病因学调查显示，饮食不节（饥饱失常、进餐过快、嗜食肥甘、生冷等）是导致本病的主要原因，占已知发病因素中的50%以上；有这种不良习惯的人群患病率为22.57%，而饮食有节人群患病率仅为6.42%。调查结果充分证明，路志正关于"饮食不节是导致'湿阻病'发生的主要病因"的论点是正确的；同时也说明，内湿之发无地域之分，这也是北方亦多湿病的主要原因。正是基于以上事实和认识，路志正在1983年所完成的《泰国曼谷地土方宜与发病关系刍议》基础上，于1988年，创新性地提出了"北方亦多湿邪论"，并收录于1990年出版的《路志正医林集腋》中。他的观点扩展了叶天士"吾吴湿邪害人最广"的论述，对进一步充实、完善中医湿病理论，推动中医湿病学的研究可谓意义重大。

在湿病的治疗上，路志正指出：湿性重浊黏腻，易阻气机，因此在治时，当着眼于肺脾二脏，以理气为先。因为脾居中州，灌溉四旁，既有坤静之德，又有乾健之能，是人身气机升降的枢纽；而肺居上焦，象天主气，具有宣发、肃降，助脾运化水湿的功能，肺脾健则可使心肺之阳降，肝肾之阴升，而成天地交泰之常。故气化湿化，气机得畅，定收"湿邪"自解之效。依据这一理论，路教授在对湿病辨治的过程中，始终把"顾护脾肺之气"这一原则放在首位。在详为辨证的基础上，无论苦温燥湿、清热祛湿、淡渗利湿或扶正达邪，均在方中佐入一二味宣降肺气，化浊醒脾之品，如杏仁、桔梗、苏梗、藿梗、荷梗、藿香、佩兰、白蔻仁、枳壳等，在宣肺气、醒脾运、畅三焦的同时，以利于其他药物更好地发挥作用。这些药味虽少，但在方中所起的作用却十分重要。治疗湿病，药不在多而在精，量不在大而在能中病，贵在轻灵活泼，恰中病机。所谓轻灵，即药量不宜过大，药味不可过多过杂，量大药杂味厚气雄，难以运化，脾胃不伤于病而伤于药。所谓活泼，即药物要选辛散芳香流动之品，不可壅滞滋腻，壅滞则涩敛气机，滋腻则有碍脾运，助湿生痰。轻灵之药多为轻清宣肺、芳香流动之品，以为活泼醒脾，调畅气机，推陈致新之用。路教授常说："补而勿壅，滋而勿腻，寒而勿凝，疏其气血，令其调达，而致和平。肺气畅、脾胃健则湿邪可祛。"

为完善湿病证治理论，路志正带领学生、弟子、子女40余人协作攻关，历20余年，九易其稿，终于完成了全面论述中医湿病理论和证治的学术专著《中医湿病证治学》，并于2007年1月出版。此书不仅囊括了内、外、妇、儿、五官科等由湿邪引发的急、慢性疾病，还涉及到艾滋病和SARS等近代疾病谱中新的病证。本书还收录了当代十一位中医名家的湿病治验。故其内容"议论赅博，术理通幽"，被同道誉为"中医药学继承与创新的模板之一"，对当前湿病的防治有着重要的参考和指导意义。2009年，该书获得优秀科普类图书奖。

三、继承创新，风湿领域辟新说

路志正是全国中医风湿病学会的创始人之一。从20世纪80年代到21世纪初他连任了8届分会或专业委员会的主任委员，20多年来，他与学会同仁一起，先后组织召开了12次全国和三次国际中医风湿病学术会议。通过组织讲座、办班、培训、召开学术会议等多种形式，培养了一大批中医风湿病专业人才，构建了老、中、青相结合的梯队，造就了学会的人才优势；同时在学术研究、药品研发、对外交流等方面也都取得了可喜的成果，为中医风湿病学的发展打下了坚实的基础。他的贡献还表现在：

第一，他与全会同仁一起，在继承前人相关理论和经验的基础上，对痹症各种病名进行了系统地梳理，确定了由痹证→痹病→风湿病的一级病名；规范了五体痹（皮、肉、筋、脉、骨）、五脏痹（心、肝、脾、肺、肾）的诊断与疗效标准，确立了证候的诊断标准和理法方药，丰富了中医风湿病的理论内涵，为中医风湿病学的标准化、规范化奠定了基础。经过20多年的临床应用与验证，许多标准是可行的，有些还被政府采用，这无疑在全国范围内，就风湿病学的研究和诊疗水平的提高，具有积极的推动作用。

第二，在风湿病二级病名的研究方面，路教授在总结前人经验的基础上，结合自己毕生经验，于1989年提出"燥痹"病名，并从疾病命名、病因病机、证候分类、治则用药等方面，进行了详细的理论阐释。他认为燥痹是由燥邪（外燥、内燥）伤及气血津液而致阴津耗损、气血两亏，肢体筋脉失养、痰凝结聚，瘀血痹阻，脉络不通，肢体疼痛，甚至肌肤枯涩、脏器受到损害的病证。燥是致病之因，亦是病理之果，痹是病变之机。治疗当以滋阴润燥为急，即使有兼挟之邪，也应在滋阴润燥的基础上佐以祛邪，切不可喧宾夺主。从近些年来，"燥痹"一词在期刊中不断出现的事实可知，"燥痹"理论的提出，丰富了中医风湿病学的内涵，推动了界内同仁对此证的关注和研究，且已惠及广大患者。

第三，在中医古医籍中，对妇人产后所患痹症的命名纷乱混杂，从"产后身痛"、"产后关节痛"、"产后痛风"、"产后中风"、"产后筋脉拘急"、"产后鸡爪风"等众多的称谓中，不难发现其命名与多种痹证的名称重叠，这就给临床的诊断和治疗带来了诸多困难。路志正认为：产后所患之痹，一是病发于产后正虚之时；二是除具有痹病共有的症状外，多有气血不足或肝肾亏虚的表现，故本病多以正虚为主。为与其他痹证较好的区分并突出其特点，路志正建议将"产后痹"定为二级病名，而将上述所涉及到的具体痹证囊括其中。这一建议，得到了业界同仁的认可。

第四，近年来，患"痛风"病的人在不断增多。有些人误以为它是一种现代才有的"富贵病"。其实，早在元代朱丹溪所著的《格致余论》中，就列有"痛风"病的专篇，是他在世界上最早提出"痛风"这一病名的。还有人认为中医的痛风与西医的痛风不同，应属中医的"白虎历节"范畴。而路志正认为，西医学所说的痛风与丹溪先生所说的"痛风"基本是一致的，应纳入风湿病中。为了弄清这个问题，路志正遍查《义乌县县志》、《中国元代经济发展史》、《科技史》等大量古今文献。对义乌在元朝时的天文气象、地理环境、生产状况、经济水平及一般民众的生活习俗等进行了深入的探究。其结论是：当时义乌的人文、生态环境，符合产生痛风病的三个条件，即居住环境潮湿、气候炎热和生活优裕。这与西医所述的痛风病的诱发因素是一致的，只是由于受当时科技水平的限制，不能作血尿酸的检验罢了。据此结论，路志正撰写、发表了《痛风刍议》和《丹溪生平及提出痛风病名的时代背景的研究》两篇文章，正本清源，全面阐述了"痛风病"的产生及归属问题，对统一人们的认识产生了积极的影响。

第五，自1992年开始，在路志正和焦树德的带领下，集合70余名老中青专家或名老中医的学术传人，"汲古治今"，忘我耕耘，历时三载，终于完成并出版了《实用中医风湿病学》。该著作突出了中医特色，较全面地反映了古今有关风湿病诊治的理论、方药、临床经验和建国以来的研究成果。本书在编写中既注意到学术的继承性，又强调学术的发展与提高，既强调理论的系统性和完整性，又注重临床应用和疗效。故本书起点高，有一定权威性，是专业人员引用最多的著作之一。该书获得国家中医药管理局科技进步3等奖。

四、善治急症，中医不是慢郎中

路老认为中医治疗急症，有几千年的历史了，上自《内经》、《伤寒论》，下迄明清温病学派，历代均有发展。可如今由于多方面的原因，急症对中医来说反成了弱势，历代所积累的实践经验几乎被遗忘，极大地影响了中医学的发展。这也成为路教授日后著书立说、四方奔走、呼吁发展中医治急症的原因所在。

路老善用中医综合疗法治疗急症，屡起沉疴。一位因瓦斯爆炸，头肿如斗的患者，在西医棘手无策之时，路老按中医瘟疫理论，仿大头瘟辨治，不久竟获痊愈；包钢一位被铁水喷射而灼伤的工人，其烧伤面积达全身的63%，其中三度烧伤又占35.7%，1周后患者出现了败血症，持续高烧（40℃）、神昏谵语，手足抖颤、烦躁不安、两目直视、头摇如铃、舌质红绛、苔黑起芒刺。在此危急时刻，路老以中医温病和外科理论，控制了患者的败血症感染和休克，经过18天抢救而获成功；在陕西调查地方病期间，路老用中医方法治好一位胎盘残留高烧不退的产妇而轰动一时，他还借此机会向当地政府建议启用中医人员，争取和提高了中医地位。2003年，路老根据温病学的理论及其变化的规律，又结合各流行地区的气候特点、人群的体质、生活习惯等情况，提出了中医诊治"SARS"的意见，上呈国家中医药管理局以供决策时参考。"SARS"传入北京后，他提出：北京的气候与广州不同，因此，除按照国家局制定的方案辨治外，还应灵活变通、迅速退热，以阻止传变。可以轻清宣化、表里双解、清气凉营、辛温复辛凉、开达膜原、通阳利湿等为治则；采用中药内服、外敷、肌肉、静脉注射等综合疗法治之。治疗过程中要始终重视热、毒、虚、瘀、闭、脱的转化和相兼，及早防护以扭转病势，提高疗效。"SARS"后期，患者咳嗽较重、呼吸困难、分泌物增多、出现呼吸窘迫症状，此时须以肃肺化痰、止咳定喘、清热解毒、活血化瘀的法则；选用麻杏石甘汤加蝉衣、僵蚕、地龙、鱼腥草、炒白芍、桃仁等药物；气虚者可加生脉饮等，控制病情，防止危殆。

中医参与抗"SARS"的工作受到了世界卫生组织的重视和高度评价，一改强加给中医"慢郎中"的形象。为此，路老还获得了"全国防治非典型肺炎优秀科技工作者"的称号。事实证明中医在应对重大卫生突发事件等方面，

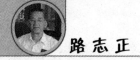

具有很强的优势，是一支不可替代的生力军。

五、弘中医文化，倡王道疗法

中医学根植于中国传统文化，其发展和形成无不受中国传统思想文化尤其是易学、儒学、道学的影响，孙思邈在《千金方·大医习业》中说："凡欲为大医，必须谙熟《素问》、《甲乙》、《黄帝内经》、明堂流注、十二经脉、三部九候、五脏六腑、表里孔穴、本草药对，张仲景、王叔和、阮河南、范东阳、张苗、靳邵等诸部经方。又须妙解阴阳禄命、诸家相法，及灼龟五兆、《周易》六壬，并须熟读，如此乃得为大医。"此后，"不知《易》不能为大医"之说，历代相传，"医本于易"也成为人们的普遍共识，章虚古在《医门棒喝》中说："医者易也"说明了古代的医家对"医源于易"有普遍的认识。这主要基于《周易》的阴阳学说及太极学说对《黄帝内经》理论体系的形成有重要的影响。作为中国文化重要组成部分的儒学对中医也有直接的影响，尤其是孔子《中庸》的"致中和"思想，调和折中，不偏不倚，持两用中，和谐统一，对于矛盾和斗争采取"和"的方法，以防止激化，处事讲究中和之态，消长盈亏，追求动态平衡的观点。是中医"以平为期"，"疏其血气，令其条达，而致和平"治则的渊源。孔子在提倡中庸之道的同时，还主张以仁义治理天下，其弟子孟子发扬其思想，提出王道治国的主张，所谓王道，就是崇尚和推行仁政，以德服人，使天下人心悦诚服的归服。与之相反的霸道，则是以武力得天下，强迫别人服从。路老认为，中医治病实属"王道"之法，其时时顾护正气，维护阴津，不唯治病，而在救人。其以人为本，药用平和稳妥，或扶中有抑，或抑中有扶，顺势利导，扶正于内，驱邪于外，尽量避免使用攻伐之品，损伤脾胃，收效于潜移默化之中，亦"仁"之治也。王道思想也是中医辨证的主流思想，由此指导中医的辨证，则能发挥中医的优势，达到相应的效果。因此王道思想是中医治疗遵循的唯一正确法则。以老子、庄子学派形成的道家思想，则对中医的养生保健和对中药本草，方剂学的发展起到重要的作用。因此，路老认为作为一个中医，如果不懂得中国的文化，那就成了"无源之水，无本之木"，要想成为地道的中医，首先要还原中医，从中医的源头学起，不但要学习《易经》，还要学习儒学、道学。尤其应深刻领会儒家提出的王道思想，中医的内外合治，注重调和气血、阴阳，调和脏腑的整体治疗，因人因地而异，天人相应，知常达变，圆机活法的治疗原则，乃是医家之王道。这也是中医的精髓和灵魂。

六、带教育人，温故讲究博与约

路老几十年来学习不辍、精读医典、学用结合。治学严谨，教诲弟子要做到勤学、勤思、勤问、勤用，忌骄傲自满、浮躁、浅尝辄止，并循循善诱，传授经验，奖掖后学，培养了一批中医优秀人才。教学育人，主张"案例教学法"，注重学习中医名家的诊疗思路。带学生注重四个方面：一是指导阅读书目和学习方法。要边读书，边写笔记、心得体会，还要到临床反复验证，使理论升华，融会贯通。二是临证带教。手把手地教中医的望神、看舌、诊脉、问诊等基本功，让学生体会、领悟中医的舌脉，如何四诊合参、准确辨证，辨证过程中如何去粗取精、去伪存真，施治过程中如何遣方用药、灵活加减等。三是修改处方。对于有一定临床经验的学生，有意识地让他们看病人、写病历、书处方，然后再进行仔细修改。然后进行病例讨论，并引经据典，指出修改的理由，使学生心悦诚服。第四种方法是"诊余漫谈"，师徒聊天，使教学相长，还可以激发某些思想火花。讲述临床中的成败教训以及读书体会。

路老认为，要想成为一个有造诣的中医，必须把经典学透，要不断地温故知新，在临证中，反复研读，做到娴熟于心，临床才能信手拈来，灵活应用。如何读书，路老认为要做到博与约，首先读书应分为四类，一是经典医籍，需精研细。如《内经》、《难经》、《伤寒论》、《金匮要略》、《温病条辨》、《温热经纬》等，路老自幼即研读背诵了《内经》、《难经》、《伤寒》、《金匮》、《本草备要》等书籍，选读了《甲乙经》、《针灸大成》中的重要篇章，熟读其中《百症赋》、《标幽赋》、《马丹阳十二穴歌》和《医宗金鉴·针灸心法》之"经脉循行歌"、"穴位分寸歌"等，童子功的功底可谓深厚，二是历代有代表性的著作，可结合本人的专业及研究方向研读，如研究脾胃论，可选李东垣《脾胃论》，但其书长于治脾阳，略于治脾阴，尚需结合《慎柔五书》、《不居集》、《先醒斋医学广笔记》等来补充。另外，东垣疏于治胃，还应选叶天士的《临证指南医案》，理解甘凉养胃的法则。三是参考书籍，各类书各有所长，不必尽选，可选精华部分，即有独到之处者，仔细阅读。如《医贯》之论命门，《瘟疫论》论杂气，王旭高治肝病等，四是查阅书，遇到疑难问题时，随时查阅，如《医部全录》、《珍本医书大成》、《医方类聚》、《赤水玄珠》等。路老认为，作为一个合格的中医，要一生看病，一生读书，既要有渊博的知识，术业还要有专攻，做中医学问，起步应从古文字、文学开始，由浅入深，循序渐进，打好基础，进而博览专业及相关书籍，做到博而通，先要纵通，即从古到今，从源到流，中医学上自《五十二病方》、《灵枢》、《素问》，下至明、清、民国、现代都应了解。还要做到横通，即以专科为中心，旁涉其他各科，甚至医学以外的其他文化知识，结合临床，还要研读历代医案，阅读期刊及相关医药动态，广泛吸收科研和临床信息。要把书读活，做到活学活用，知常达变，不墨守成规。做到博学多识，通晓多科之学，再研究专业之学，这样才能深入，真正做精，这才算真正的博。在我国医学史上的杰出人物，无不具有广博而雄厚的基础，又有某一专业的精专，才能成为名副其实的专家。路老行医 70 年，养成了白天临证、晚上读书的习惯，"黎明即起读经典，挑灯夜读觅新知"，已成为路老生活的一部分，一日书不在手，即感怅然有失。路老常说，患者是考你最好的老师，临床疗效是考你的答卷，要想获得好的疗效，必须多读书、多临证、多思考、多修炼，方能经得起临床的检验，成为一个合格的医生。

七、顺应特点、培养人才重传承

中医与西医不同，西医以实验医学为基础，从组织细胞的微观变化来解释生命现象。中医的核心实际是整体观念和辨证论治，是在整体之中注重个体的实际医学。中医所讲的辨证论治，其学术是由临床产生的，反过来也只有通过临床才能真正将其理解和运用。国医大师朱良春说："中医之生命在于学术，学术之根本在于临床，临床水平之高低在于疗效。"或者说中医的生命在于临床疗效。名老中医都经历了几十年的临床，他们是临床的高手，也是中医实际与临床相结合的典范，所以师带徒的传承模式成为中医培养人才的主要方式，这是由中医这一学科的特殊性所决定的。在中医学历史上，金元脾胃大家李东垣求学于易水张元素，又将所学传之于罗天益，三人皆成为名垂千史的大家。又如名医朱丹溪的老师为罗知悌，罗知悌的老师浮屠乃刘完素的门人，学成后朱丹溪又秉承师罗知悌的带徒模式，收弟子戴元礼、赵良本、赵良仁、王履、徐用诚等 20 多人。戴元礼又收汪机、虞抟、王纶等为徒。因此朱丹溪的上三代老师及下三代门徒，皆成为当时的大医。后世中医大家，基本都是仿拜师的形式而成名，如叶天士拜七师而名噪清朝。再如清代名医尤在泾的老师为马俶，马俶师承于明代名医薛立斋。说明中医的经验传承，是培养高级人才的捷径。只有拜老中医为师，虚心求教，才能把他们的经验学到手，才能提高疗效，从而把中医学术传承下来。自 1990 年始，国家中医药管理局开展了名老中医药专家学术经验继承工作，采用了传统的"师带徒"人才培养模式，2008年中国中医科学院又率先开展了以师传为形式的博士后研究，将传承纳入教育的模式。路老认为中医师承教育自古以来一直是培养中医人才的最佳途径，学生不仅继承了老师的经验、技术、特长，也在临床实践中体会经典、对照加深理解。路老结合自身跟师学习、工作成长的经历，进一步认为中医学是一门实践性很强的生命科学，既需要系统理论，又需要丰富的临床经验，而师承教育就是有效的教学模式，让学生多临证多实践，做到学以致用、提高临床疗效。针对近期以来中医教育西化严重、理论和临床学习严重不足、缺乏中医思维培养等问题，路志正建议有关部门落实第四届教育工作会议提出的教育规划纲要，明确中医教育目的；建设纯中医实习基地，并以20世纪70年代在广安门医院建立的中医病房为例，亲身体会到，当时此举既突出了中医特色，又为临床培养了大批人才，如姚乃礼、高荣林等；自20世纪70年代至今，路老已培养弟子70多人，为中医后继人才的培养，做出了贡献。路老还认为传承教育以老师的个性教育为主，师资水平非常重要，因此应加强师资的培训，提高师资素质，避免照本宣科；目前中医院校，经典被列为选修课程，西医的比例增加，大脑逐渐被西化，这样不利于培养中医人才，应调整中西医科目比例，以中医教学为主；还应增加临床教学、培养学生动手开方能力，尽量多的给予实践机会，采取学习－实践－再学习的教学模式；鉴于基层缺少高水平中医的现状，路老呼吁各省应成立中医专科学校，为农村基层卫生所定向培养人才；另外名老中医经验的传承，不仅仅局限于经验的传承，应立足高层次，既要培养高水平中医，还要抓科研，多出成果，以推动中医事业的发展。

八、大医无方，圆机活法重变通

辨证论治是中医的核心和优势，辨证是对疾病的病因、病机、病位、病情的发展演变特征进行观察分析及检查诊断的推理过程，为更好的选择最佳治疗做准备，论治则是针对辨证的结果，采取灵活的治疗方法。路老在70年的行医过程中，注重科学的运用中医理论指导临床，形成了辨证精细，审病必求其因，论治必求其本，因人、因地、因时制宜，同病异治，异病同治，着眼整体，法随机转，机圆法活，不墨守成规，复合组方，药随证变的治疗思想。看路老的处方，法不尽同，方无同样，每个处方都渗透着灵性，用路老的话说："都是活的"。路老出诊，首先是详细的问诊，然后结合舌苔、脉象，确定中医的诊断，写出病因病机，依据病机而立法处方。如治疗盗汗患者，男，35岁，因患胸腺瘤放疗后，盗汗不止，晨起衣被全湿，伴有乏力、干咳，易感冒症状，路老询问病史，查舌验脉后，认为其病机为肺失宣发、卫气不和、肌表不固所致，故以宣肺益气、和卫固表之法治疗，药后盗汗即减，如法调理半月，盗汗即愈。又治疗头晕的病人，于夏月来诊，患者头晕伴有头昏沉、胸闷、舌苔白腻、白带量多之症，路老分析，患者发病正值夏季，暑湿当令，湿邪弥漫，侵及三焦，上蒙清阳而头晕，阻滞气机而胸闷，湿浊下注而白带量多，舌苔白腻均是湿邪内蕴之象，病机关键是湿浊为患，故随机立法，治以健脾化浊祛湿止带法，使用傅青主完带汤加减，药后患者白带减少，头晕、胸闷减轻，复诊后原法略有进退，患者诸症即告愈。路老的辨证思路是详细了解病史，审证求因，明确病机，然后随机立法，法随机圆，方随法立，体现了"大医无方"的灵活辨证论治思想。

九、用药如用兵，选兵择将讲法度

中医常把用药之法比喻为用兵之道。病患有大小，小病可以耗精，大病可以伤命，就像一个敌国。药物就像攻敌之士兵。一定要知己知彼，选取一种最佳战术，克敌制胜。传经的邪气，要先夺敌人尚未到之处，斩断敌之要道；横暴的疾病，要保住我方还没有丧失的疆土，守住我方的城堡。《孙子兵法》十三篇，已经说尽了用药治病之法。用药用兵的精妙，是几千年来中国人苦苦求索的结果。用药之道，首先对中药材要了如指掌，深谙药理、药性、药法，方能用药如用兵。中药有性味、归经、升降浮沉及有毒、无毒之分，药物的四气五味，寒热温凉，酸苦甘辛咸，各有所司。如中药中最常见的甘草，生用能泻火，炙用健脾和中，解百毒、协诸药，又甘草节是治关节痛的，甘草梢是利尿的。如不知其理，焉能下药？路老十分注重中药的药性和炮制、认为药物经炮制，可改变药性，增强疗效，降低毒副作用；炮制方法不同，则功能各异。故为医者须知药之功效、炮制，方能用药恰到好处。如半夏的用法，消肿散结用生半夏，燥湿化痰用石灰、甘草炮制的法半夏，燥湿化痰、消痞和胃用经白矾炮制的清半夏，降逆止呕用经生姜、白矾炮制的姜半夏，清热化痰、降逆止呕用经竹沥炮制的竹半夏。再如白芍，平肝敛阴多生用，养血调经多炒用或酒炒用，养血温阳、通经活络则善用桂白芍（以桂枝炒白芍）。又如白术，燥湿生用，和胃炒用，收敛用焦白术。一些理气破血药，药性温燥，为缓其燥性，可用醋炮制，如醋香附、醋元胡、醋莪术等。

　　用药之道，还需了解药物的升降之性，才能合理地调遣兵力，拦截四面八方的来敌。路老认为用药之密在于掌握药物的升降，多数疾病是由升降气化失司所引起，遣兵用药之前，首先要明确药物的升降之性，还要明白升降药物的合理搭配，调理升降并非单纯降与升，而是升降相依，有升有降，或者说升中有降、降中佐升，如对于脾阳受损，中气下陷之症，升提中气为正治之法，同时还要稍佐以润降，防止升提太过，如补中益气汤中，升麻、柴胡、黄芪、防风、羌活、葛根、白术均为升阳之药，陈皮、枳壳两药则是升中有降；路老临床用药，多是升降结合，采取"欲降先升"，或"欲升先降"的方法。如胃气不降之症，治宜和胃降逆，下气除胀，但稍佐以升阳，以防降气过度，常用旋覆花、半夏、藿梗降胃气，又以人参、生姜升脾气，可谓降中有升。脾虚气滞者，予人参、黄芪补脾胃升清阳之气，又以陈皮、苏梗、香附等行气通降，以通为补。胃中湿热者，予黄连之苦降泻火，又配干姜之温散以祛其湿，所谓辛开苦降之法。

　　路老用药，非常注重选兵择将，还习惯将药物以升降之性组成对药，应用于临床。如青皮与陈皮均具有升的作用，青皮行肝胆之气，辛温升散，陈皮理脾肺之气，二药配伍，青皮生于左，陈皮理气于右，左右兼顾，升降调和，共奏疏肝和胃，理气止痛，调中之功效；生麦芽助胃气上行主升，生谷芽醒脾下气主降，两者配伍，升降相宜，相辅相成，使脾胃升降有序，运化自如。脾胃气滞者，常以厚朴花、婆罗子合用，厚朴花辛温芳香，宽中下气，常于降胃气，婆罗子疏肝理气，升气于左助胃气下降，二者合用，对于脾胃气滞腹胀，有较好效果。黄连、干姜辛开苦降，干姜辛热，温中散寒，健运脾阳主升，黄连苦寒泻下，祛中焦湿热，二药辛开苦降，治疗寒热互结、中焦湿热之症。治疗脾胃升降失常泄泻，止泻多用肝药，凡风药皆入肝，防风为肝病要药，辛以条达气机，既能祛外风，又能熄内风，还具有疏肝和脾的作用。仙鹤草苦涩，以收敛止血见长，用其敛涩之性，又有止泻之功，二者配伍疏肝和脾，收敛止泻，对于一般的泄泻和痛泻之症，均有较好的效果。治疗脾胃湿热，常以石见穿、茵陈配伍，茵陈气味芳香，苦辛微寒，善清肝胆之热，解中焦湿热；石见穿同治肝胆脾胃湿热，但长于入血分，有活血镇痛之效，和茵陈配伍，一入气，一入血，对于湿热蕴结，伤及气血者具有较好的效果。治疗水湿内停之症，路老常以炒杏仁与薏苡仁配伍，生薏仁健脾祛湿，杏仁降肺之中兼宣肺之功，既能降肺通调水道，又能润肠通便，可使水湿下走二阴，又是止咳平喘之要药。二药配合治疗水湿，一侧重于脾，而着重于肺，打开水湿之通道，使水湿之邪从二便而出，又能化痰湿止咳嗽。为治疗水湿内停之佳品。治疗湿阻气机，升降失司诸症，常以荷梗、藿梗同用，以荷梗轻清以生脾阳，藿梗和中以降胃气。治疗脾胃虚弱，无升降之力，用山药滋养脾阴，白术温补脾阳。治疗脾胃运化失力，虚中夹实之证，用白术补气和中主升，枳实行气消胀主降。治疗痰壅气滞，常以石菖蒲芳香开郁行气，郁金化痰下行破气。治疗久病入络，以桂枝温而通经，丹参气平而降，入络生血。又以木香、丹参合用治疗心中刺痛，以木香行气，丹参主降活血通络。治疗痰湿阻滞，胸中窒闷，以枳壳合旋覆花，以枳壳破气化痰，旋覆花下气行水，通血脉，为血分气药。治疗气血两虚，以黄芪、当归同用，以黄芪补益中气，当归养血和血，一主气、一入血，以达补益气血之功。路老常用药对还有藿香合佩兰，加强芳香化湿之力。荷梗配苏梗，一升一降，化湿理气。白茅根合芦根，凉血生津力强。素馨花配玫瑰花，疏肝理气并具活血之力。鸡冠花配椿根皮，清热化湿止带。枳椇子子配葛花清热利湿解酒。半夏配旋覆花，一辛一咸，和胃降气。五爪龙配金雀根，益气健脾利湿，用于湿证兼有气虚者。凤凰衣配玉蝴蝶，清热解毒利咽。金荞麦配鱼腥草，解毒清肺化痰。苍术配白术，健脾燥湿祛湿。防风配防己，祛风化湿利湿。刀豆配五谷虫，和胃降气消食。桃仁配杏仁，宣肺活血利湿。赤芍配白芍，活血和血。桑枝配桑寄生，祛湿通络补肾。忍冬藤配络石藤，祛风湿，通经络。青皮配陈皮，疏肝理气和胃。桔梗配浙贝母，化痰止咳。麻黄配白果，一宣一敛，宣肺定喘。萆薢配蚕沙，清热利湿化浊。临证路老常用对药达 100 多种，多用之应手，收到不凡效果。

根据疾病，将单味药组合成一个"方阵"，这就是方剂。方剂的组织原则在《神农本草经·序》中也有生动的说明，即"君、臣、佐、使"。"君、臣、佐、使"是根据药物在方剂中所起的作用划分的。君药是方中的君王，臣药系方中的宰相，佐药是方中之辅佐。随着病情的复杂化，处方用药往往需要"集团作战"，在兵力的分配上，君、臣、佐、使更要清清楚楚，路老处方，个个规矩方圆，君臣佐使分明，用药思路清楚，讲究法度，对药物的寒热温凉，升降之性，娴熟于心，开方之后，又须详审全方的寒热搭配，升降相宜，入脏入腑，是补是泻，斟酌虑定，然后方可出方。路老处方思维缜密，组方严谨，条理清楚，似临阵的将军，排兵布阵，章法有度，不失为大家，值得我们临床效法。

十、尊经养生，修德增寿享天年

路老今年已90多岁高龄，仍活跃在临床一线，他走路轻捷，思路清楚，完全看不出是一个90多岁的老人。身体保持的这么好，自然有他的养生之道，总结路老的养生经验是：尊经养生，顺应四时，顾护阳气，调养脾胃，胸怀宽广，养心怡神，动静结合，劳逸有度，辨证施养，药食同源。并提出"大德必得其寿"的修身养生思想，强调德高境远，知足常乐，方能度百岁而不衰。

（一）顺时养生，顾护阳气

顺应自然养生，是中医遵循人与自然和谐统一的防病保健准则。《灵枢·本神》篇中说："智者之养生也，必顺四时而适寒温，和喜怒而安居处，节阴阳而调柔刚。如是则僻邪不至，长生久视。"懂得养生的人，必顺四时气候而适寒温，稳定情绪而和喜怒，顺应自然环境的变化，保持人体阴阳气血的平和，使病邪无从所入。为顺应春生、夏长、秋收、冬藏的自然规律，其多年来睡眠坚持春夏晚睡早起，秋冬早睡晚起，使体内的阴阳之气与自然阴阳的消长相适应。冬季气候寒冷，万物潜藏，是一年中阴气最盛的时期，此时应注意保暖顾护阳气。背部是督脉循行之处，能总督一身之阳经。背部受寒则最易伤体内阳气。多年来一直坚持"背宜常暖"的原则，尤其冬季注意背部保暖，如晒太阳时多晒背部，寒冬时穿一件以补阳温肾药物制作的棉背心，夜间睡觉时，将热水袋放在背部取暖，座椅要有靠垫，长期坚持捶背，以疏通气血，振奋阳气。俗言道"寒从脚下起"，因此冬天的鞋袜要保持温暖干燥，经常洗晒，平时经常活动脚趾，以促进足部血液循环，临睡前用45度温水泡脚30分钟，疏通经络以消除疲劳，保持五脏气血冲和，补肾健脑，利于睡眠。对于邪气，要积极采取预防措施，做到"虚邪贼风，避之有时"。注意根据天气的冷暖，增减衣服，"春捂秋冻"，避免冒雨涉水，同时注意预防潮湿，前贤说："湿从下受"，以防风湿关节痹痛。夏季气候炎热，易多汗伤津，须适当饮水。空调不宜常开，度数应高，老人更非所宜。人的生命活动本于自然界的阴阳，《素问·生气通天论》："生之本，本于阴阳"，要顺应四时阴阳的变化，"春夏养阳，秋冬养阴"，即顺应春生以养肝气，夏长以养心气，长夏化以养脾气，秋收以养肺气，冬藏以养肾气的规律，春夏之时保养阳气，秋冬之时保养阴气，以增强人体对外在环境变化的适应能力，减少疾病的发生。

（二）调养脾胃、注重三杯茶

脾胃为后天之本，对于老年人来说，保持脾胃的正常运化，有重要的意义。脾胃的功能是脾主升清，胃主降浊，脾升胃降，使气血生化有源，营卫协调，五脏安和。脾胃的功能与脏腑之间有密切的联系，如肝气的疏泄，肺气的宣降，心火的下煦，肾水的上济，皆以脾胃为升降的枢纽。脾胃功能失常，可影响到其他脏腑，反之，其他脏腑功能失调，也可影响到脾胃，故老年人养生，保护脾胃是关键。老年人脾胃功能有自然衰退的趋势，对饮食的摄取，要十分注意。路老平素饮食，常依据四时五味的相宜选择食物，如春季宜省酸增甘，多食山药、百合等甘味之品，以养脾气。夏季虽酷暑难耐，也不饮冷，喝水要一口一口地喝，不能狂饮，逆之则伤脾胃，导致水湿内停。还注意不吃油腻、炙烤、难以消化的食物，饮食保持八成饱，像孙思邈那样，做到"饱中饥，饥中饱"，"热无灼灼，寒无怆怆"，反对暴饮暴食，饥饱不调，注重谷肉果菜，粗细合理搭配，以补益精气津血，保持脾胃健运，营卫和调，气血充沛。同时养成了饮茶的习惯，每天三杯茶，上午喝绿茶、下午喝乌龙茶、晚上喝普洱茶。绿茶又称不发酵茶，较多地保留了鲜叶内的天然物质，属于茶中之阳，上午喝绿茶在于使阳气上升，心神俱旺，并助脾胃运化水谷精微，使心脑得以滋养。午后阴气渐升，脾胃功能较上午有所减弱，中国向有"早吃饱，午吃好，晚吃少"的说法，中午的美食中会有很多油腻食物，势必妨碍脾胃的运化，进而使脾胃功能减弱。乌龙茶属于半发酵茶，其成分单宁酸与脂肪的代谢密切相关，饮之可"去人脂，久食令人瘦"。乌龙茶还能刺激胰脏脂肪分解酵素的活性，减少糖类和脂肪类食物被吸收，促进脂肪燃烧，可以降低血中的胆固醇含量。下午喝乌龙茶有健脾消食，促进消化的作用。对于健运脾胃，防病养生很有好处。夜间阳气趋于里，气机下降，人体在一天的劳作之后，需要调养心神、脾胃，为明天的工作养精蓄锐，中医认为"胃不和则卧不安"，经过发酵后再加工的普洱茶进入人体肠胃。会形成一层膜附着在胃的表层，对胃产生保护作用，长期饮用普洱茶可护胃、养胃。由于熟普洱中的咖啡因经多年陈放发酵，作用已减弱，所以喝后不会兴奋，能使人安静入睡，更有补气固精作用，温饮还可治疗尿频，因此是晚上饮用的佳品。喝茶使用的茶具各有不同，饮绿茶宜用瓷杯、玻璃杯、小茶壶浸泡；乌龙茶宜用紫砂壶、品茗杯浸泡；普洱茶使用宜兴紫砂壶、盖碗杯土陶瓷提梁壶浸泡。不同的茶叶使用不同的沸水，然后再将茶汤倒入茶杯中，每次少量品茶慢饮，不宜过量，饮之使人心旷神怡，气机调畅，这种心境，对身体是十分健康的，我多年饮用，受益无穷。

（三）胸怀宽广，博爱是箴

情绪是人的大脑复杂活动的表露。不良情绪对人的身体健康影响很大。《内经》中就有"百病生于气也。怒则气上，喜则气缓，悲则气消，恐则气下，惊则气乱，思则气结"的记载，并且认为"怒伤肝，喜伤心，思伤脾，忧伤肺，恐伤肾"。情绪波动过于剧烈、持久，可影响脏腑气血的生理功能，使之紊乱失常，导致疾病发生，严重的还能置人于死地。在日常生活中，由于种种原因，容易产生失落、自卑、孤独、疑虑、忧郁、恐惧感等，这些消极情绪是影响身心健康的重要因素。所以要控制自己的情绪，达到"修性以保神，安心以全身"。具体应做到：一加强思想修养，调整需要和欲望，《内经》中告诫我们："恬淡虚无，真气从之，精神内守，病安从来"，贪求无厌，非分之想，是养生之大忌；二要以豁达的心境接近自然，热爱生活，做到君子襟怀坦荡，少欲寡思心开朗；三要锻炼心理承受能力，生活中不可能时时顺心、事事如意，对挫折和不幸要有思想准备，遇到烦恼时要沉着冷静对待，不要耿耿于怀，或反唇相讥，怒气伤人，路老喜欢这时拿出喜欢的书读一读，每心旷神怡，心境顿觉爽朗，抑郁烦恼也就烟消云散了；四要科学安排生活，根据自身的具体情况、实际需要和可能，安排好各类生活。特别是老年人应有"老骥伏枥，志在千里"的思想，人老心不老，在力所能及的情况下发挥自己所长，做点实事，这样就能从中找到精神寄托，促进身心健康。孙思邈把情志的调养比喻作："啬神、爱气"，即珍惜和保养精神，爱惜和养护元气。认为人的精神，就像一个国家的君主或元首那样重要。所以要重视思想情志的修养，喜怒哀乐，均须适度，尤其要戒大怒、大忧、大悲、大恐、大惊，任何情况下都要注意保持良好的心态。无论做什么事，都要以不伤元气为原则，做到全身气血流畅，人体脏腑及各器官的功能健全，阳气充沛，人体则自然无病。陶弘景在《养生延寿录》中指出："养性之道，莫大忧愁大哀思，此所谓能中和，能中和者必久寿也"。

（四）晨练太极晚调息

养生要遵从"和于术数"及"不妄作劳"的原则。根据自己的体质选择锻炼身体的方法。如导引、按跷、吐纳、气功、太极拳、八段锦等，路老非常重视八段锦的作用，每天早晨起床后，先是吐纳以吸收新鲜空气，然后练八段锦半小时，以外动四极，内养脏气，使阳气含蓄体内，以保持充沛的精力投入工作。下午5~6点钟，日渐黄昏，迎着残阳散步1小时，已在阴气渐

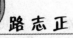
升之时，生发阳气以外护肌表，内和脾胃，多年来坚持锻炼，颇多受益。另外合理的梳头可起到头部按摩的作用，每天坚持梳头 15～20 分钟，可使气血流通，提神健脑，精神得到调养和放松。"不妄作劳"提醒人们劳作不要违背常规，要注重养形养性，节制各种不正常的欲望，做到劳逸结合，使活动有益于身心。如孙思邈所说："养生之道常欲小劳，但莫大疲，强所不能堪耳。"

（五）心平气和，提笔习字

路老已 90 多岁高龄，但仍然不觉老，年轻时养成了练书法的习惯，常常以习字为乐，每天早晨锻炼后，都要写上几笔，偶挥毫而蹴成小作。常年养成的书法爱好，对于陶冶情操，修身养性也很有帮助。一管在握，心平气和，集右手指、腕、肘、臂力，下笔有神，犹横扫千军之势。这就是书法的魅力，写字之前，要凝神静思，持笔之中，要聚精会神，得心应手的作品完成后，有一种爽心悦目，心旷神怡的感觉，犹如一顿美餐，好似置身精神享受的意境，也会起到畅行气血，消除疲劳，延缓衰老的作用，是很高的气功养生。中医是路老一生的事业，从医 70 余年，临诊看病成了生活中一部分，在身体力行的情况下，路老仍坚持每周 3 次出诊，沿袭白天出诊，晚上读书的习惯，如每天不读书不看报，则惆怅若失。孔子《中庸》云："大德必得其寿"。养生必先修德，所谓修德，即超越物质情欲，追求高尚的思想境界，人的一生要乐于奉献，少于索取，凡名利之事得让且让，不要过多强求，人与人之间要互敬互爱，融洽相处，以保持人体内在的和谐、人与自然的和谐及人与社会的和谐，达到益寿的目的。

（六）心底无私，事业为大重性命

关心中医事业的生存和发展是老一辈中医人的光荣传统，路老也不例外。由于自 1952 年至 1973 年，他在卫生部中医司技术指导科工作了近 20 年，这使他对全国中医工作的状况有着深刻的了解，也使他情系中医，把促进中医药事业的发展作为终生奋斗的目标。在此期间，从农村走来的路老对民间医关爱有加，出于公心，他力荐中医人才，使好几位有真才实学的"民间医"进入公立医院，如北京的"捏脊冯"等，同时也为中医药事业抢救性地保护了一些绝活。

1954 年夏，石家庄市传染病院的郭可明先生，依据中医温病学理论，采用解毒、清热、养阴等法，选用白虎汤重加生石膏、清瘟败毒饮及安宫牛黄丸等方剂，治疗乙脑的经验也是在路老的坚持下，得以认定，才造就了郭可明这样的传奇人物，也为以后乙脑的治疗奠定了基础。又在 1955 年，血吸虫病的防治中，路老提出的先用中医药治疗腹水，再用锑剂杀虫的方法，挽救了大批危重患者的生命，而且开创了中西医协作的先河，为在中华大地上最终消灭"血吸虫病"的危害做出了较大的贡献。另外，作为全国政协第六、七、八届委员，路老与其他界内委员一道为中医药事业的发展，积极参政议政，在调研的基础上多次提交有关振兴中医的议案，以致使"八老上书"、"五老上书"等传闻，成为界内建言献策的美谈。总之从1954年中医司、中医研究院、中医学院的创建、1988年国家中医药管理局的成立，再到如今中医药事业快速发展的大好局面，在中医事业所经历的"三个春天"里，到处都有路老的身影。他见证并参与了第一个春天的降临，又与他的同事、同道们一起，殚精竭虑为推动后两个春天的到来贡献了一份力量。

"莫道桑榆晚，微霞尚满天"。而今，90多岁高龄的路老仍未退休，每天仍忙于临证、带徒、读书、会诊等他认为该做的事情。他说："每天我都有一种紧迫感，因为我还有许多工作尚未完成，我要珍惜每寸光阴，不用扬鞭自奋蹄，争取为中医药事业再多做些贡献！"作为老一代中医名家，有人说路志正的经历，就是一部现代中医发展史的缩影。他那内在的专业素养、学术创新的思维模式以及丰富的临床经验，已成为中医界的宝贵财富。他为人谦和、虚心好学、团结同道和严谨的治学作风，尤其是他对中医药事业的无比忠诚和热爱，将永远是新一代中医人学习的楷模。

一、临证立法重王道

路老临证，素有"杂病圣手"之称，能够将中医理论，灵活地运用于辨证施治当中，对疑难杂症，每能运用调和的方法，切中病机，使复杂的病症峰回路转，收到满意效果。我们见到一些复杂的病症，往往不知从何入手，多因急于求成而有失偏颇，而路老对病机的把握和切入角度，多能恰到好处，用路老自己的话说，"中医是王道疗法"。领悟路老这一思路，将其治疗疑难病症的特色总结出来，是我们传承工作的主要任务，下面将跟师侍诊以来，路老运用王道疗法的诊疗特色，进行总结归纳。

何谓"王道"，王者，《说文解字》解释为"王，天下所归往也"。董仲舒曰："三书而连其中谓之王。三者，天、地、人也。而参通之者，王也。"对于"道"，则有道路、法则、规律等多种解释。《尚书洪范》："无偏无党，王道荡荡"。王道指天下所归正确的道路及方法。王有高高在上的意思，孟子对王道做了这样的解释，他认为："以力假任，霸必有大国，以德行仁者王，王不待大……以力服人者，非心服也，力不瞻也；以德服人者，中心悦而诚服也。"孟子在这里指出了依靠道德，施行仁政能够称王天下，以王道治天下国家就一定能强大，以德服人，使天下人心悦诚服，相互间和谐融洽，就一定会完成天下统一大业。反之施行霸道，以武力强迫人们顺从而统一天下，就会人心不服，危机四起，天下不能长久。

从孔子的"为政以德"，到孟子的以德治国、仁爱服人，均体现了通过仁爱，仁政来达到"王"天下的目的。仁爱，德政也是对王道思想的最好解释。王道理论注重内修其身，外施仁政于天下的"内圣""外王"终极思想，提出治国必先心正、修身、齐家，而后方能平天下。正如孔子所说："古之欲明明德于天下者，先治其国；欲治其国者，先齐其家；欲齐其家者，先修其身；欲修其身者，先正其心；欲正其心者，先诚其意；欲诚其意者，先致其知……"又指出："心正而后身修，身修而后家齐，家齐而后国治，国治而后天下平。"说明王道的治国思路是做到每个人思想端正，家庭和睦，天下才能太平。强调人与家庭的和谐统一及人与社会的和谐统一是王道治国的基础，这种王道治国思想的影响延沿几千年，形成了我国独特的文化。

孔、孟在提倡王道治国的同时，还是儒学思想的倡导者，其儒学的核心是"仁"字。仁者爱人，爱人之道即忠恕之道。孔子云："夫仁者，己欲立而立人，己欲达而达人。"这就是忠。"己所不欲，勿施于人"为之恕。朱熹对此解释为："尽己之为忠，推己之谓恕。"也就是说，严于律己，宽以待人，这就是忠恕。行宽信敏惠于天下为仁。孟子继承孔子的思想，提出仁、义、理、智、信是我们行为的准则。主张民为贵，社稷次之，君为轻的民主思想。中医学的形成建立在古代哲学和朴素的唯物论和辩证法之上，其中深受儒家思想的影响，尤其汉代董仲舒诸人向汉武帝提出"罢黜百家，独尊儒术"之主张得以倡导，儒学成为中国文化的主导思想。东汉张仲景受儒学的影响较深，其"仁者爱人"的思想，从《伤寒杂病论》序文中可以得知。唐代孙思邈在《备急千金要方》中提出"大医精诚"一文，强调作为一个医生要精通医理，还要以"仁"者宽爱之心来对待病人，两者缺一不能成为大医。后世以儒而通医者，不乏其人，如唐王焘，身为银青光禄大夫，而研医道，著有《外台秘要》，给后世留下不少有效方药。到宋代，儒学家门，不但身居高位，且多留神医药。如王安石、沈括、苏轼、司马光等人，即是儒学大家，又旁通医道。此时儒家知医在一定程度上推动了中医的发展。发展到明清时期，以儒知医成为高尚，凡是行医者皆以"儒医"名之，医道即成为儒道。正如明代陈实功所说："要先知儒理，然后方知医业，或内或外，勤读先古明医确论之书，须旦夕不释卷，一一参明融化，机变印之在心，慧之于目，凡临证时自无差谬矣"陈氏的先知儒理，然后知医业，说明一个医生必须具备"仁"心，才能成为真正的医生。明．龚廷贤对此讲的透彻："一存仁心，乃是良箴，博施济众，惠泽斯深；二通儒道，儒医世宝，道理贵明，群众当改。"说明通儒道，明仁义，方能存心济世，惠泽于民。

儒与医密切相关，具与仁为道，故称"医乃仁术"，医当精诚，孙思邈所言："博极医源、精勤不倦"，潜心经典医籍，集众家之长，以至精之术，仁爱之心，丞救病厄，普济于民，乃医通儒之精髓，当今医虽不言儒，但儒之美德仍寓于医术之中，可以说，儒医是走向大医的必由之路。

路老自幼熟读四书五经，受孔孟之道，儒家思想影响至深，深知通儒乃入中医之门径，赞同"医乃仁术"的主张，认为中医治病犹如治国之"王道"，以强调人体内在的和谐，人与自然的和谐为主导，治病时时顾护正气，维护阴津，以人为本，不唯治病，而在救人。其药用平和稳妥，顺势利导，扶正于内，驱邪于外，尽量避免攻伐之品，收效于潜移默化之中，亦"仁"之治也。其学术思想主要反映在如下方面。

（一）"王道"疗法以人为本，首先要有仁心

王道疗法强调医乃仁术，看病以人为本，强调医生不但要精通医术，还要有崇高的医德医风，二者缺一不可。中国文化里还有一个重要的思想，就是"乐善好施"。中医治病始终是把患者放在第一位的，即"治病治人"，中医治的是有病之人，而不是有人之病。《内经》中指出："病为本，工为标"，就是以人为本的体现。孙思邈在大医精诚中指出："凡大医治病，必当安神定志，无欲无求，先发大慈恻隐之心，誓愿普救含灵之苦，若有疾厄来求救者，不得问其贵贱贫富，长幼妍媸，怨亲善友，华夷智愚，普同一等，皆如至亲之想。亦不得瞻前顾后………见其苦恼，若己有之，勿避崄巇，昼夜寒暑，饥渴疲劳，一心赴救，无作功夫形迹之心。如此可为苍生大医。"孙思邈所说的大医，就是怀仁人之心，视患者如亲人，真诚对待患者的高明医生。这也是对"王道"思想的诠释。路老十分推崇孙思邈大医精诚的观点，经常告诉我们，看病要专心致志，心力全用在辩证上，"省病诊疾，至意深心"，对病人一视同仁，"但作救苦之心"，以真心对待每一位患者，曾看到老师遇脑昏迷病人，无钱挂号医治，路老为其免费加号会诊多次，而且收到很好的效果，患者家属感激之至，这种崇高的医德医风，乃是大医仁心的体现。

（二）"王道"疗法重在"因势利导"

路老认为王道疗法强调机体的整体调节，《灵枢·师传》曾指出："治病之道，顺之而已"。顺之就是顺应病状、病性、病势趋向、外界的影响因素，而采取因势利导的方法治疗。从天人相应的角度，首先要顺应四时及就诊时的气候变化，参之人的体质、禀赋强弱，脏腑的生理特性。病邪在肌表者，散而发之，在脏腑者，随其性而泄之，有瘀滞者行之，痰饮者化之，亢奋者缓之，衰弱者强之，使失调的脏腑恢复正常，使紊乱的机体保持平衡，这就是中医的"王道"思想。如路老治疗脑中风，认为本病早期多是痰火肝风为患，切勿急予益气活血之品，而以清肝热、化痰通络为法，待痰火清，肝风熄，阴复阳潜，病情稳定，气虚征象显露时，再与补阳还五汤类益气活血治疗。跟随老师出诊，见到许多脑中风后遗半身不遂的病人，经过路老治疗，大部分肢体功能恢复，回到工作岗位。反映了路老灵活应用因势利导的王道疗法，收到不凡的效果。

（三）"王道"无近功，治病须缓图

清·吴塘认为："治内伤如相，坐镇从容，神机默运，无功可言，无德可见，而人登寿域"，指出治病须从容，不可急功近利，在潜移默化中收到神奇效果，这也是路老临证的特色，如路老治疗慢性粒细胞性白血病患者，临床表现为疲乏无力、消瘦、低热、贫血、出血、肝脾肿大、血小板增多等。中医归属为"虚劳"、"癥瘕积聚"范畴，属本虚标实之证。其本为肝肾阴虚，精髓内亏，外因情志所伤、饮食不节、感受热毒等致肝胆、脾胃受伤，导致痰瘀互结，血行不畅，脉络瘀阻，久之而成此证。因属正虚邪实之证，故以滋补肝肾为主，佐理气活血、清热解毒为治，俾其气血足，血行畅，抗病能力增强，则瘀滞得通，邪毒得解。故路老以《金匮要略》治疗虚劳癥瘕之鳖甲煎丸，大黄䗪虫丸合方加减，并配成丸药，峻剂丸服，汤丸并进。"缓中补虚"，经治疗 1 年，患者胁下癥积缩小，病情大有改善，10 年后随访，患者状态仍好，未见急变及发展。体现了路老运用王道缓图治疗思想，不在杀而在和，平稳之中，疾病逐渐向愈，这也是治病求本的思想。

（四）"王道"疗法用药贵在轻灵

路老认为，中医治病，药不在多而在精，量不在大而在中病，贵在轻灵活泼，恰中病机，四两拨千斤，有效发挥药力。路老临证，既重视辨证，还强调辨药，处方遣药，轻灵活泼。主张药量不宜过大，药味不可过多过杂，因为药量大、用药杂、处方药厚气雄，难以运化。故用药不可壅滞，滋腻。壅滞则闭涩气机，滋腻则碍脾运，助湿生痰。路老还认为中医临证用药宜讲辨证法，要以中医理、法为指导，按君、臣、佐、使之规律组方遣药。组织药方以中医辨证论治为指导，某药的现代药理研究，仅做参考，不能作为遣方的依据。临床用药要做到补而勿壅，滋而勿腻，寒而勿凝，热而勿燥，贵在"疏其气血，令其调达，而致和平。"如轻清宣肺多选取桑白皮、枇杷叶、荆芥穗、薄荷、功劳叶、竹叶等；醒脾化湿用荷叶、藿梗、苏梗、厚朴花等；条畅气血用素馨花、鸡冠花、娑罗子、绿萼梅、玫瑰花、鸡冠花等；清热解毒用玉蝴蝶、凤凰衣、金荞麦、金蝉花、马鞭草等；清热利湿用鸡矢藤、椿根皮、石见穿、玉米须等；补气祛湿用五爪龙、金鹊根等。药虽轻灵，但可切中病机。

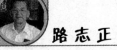

（五）"王道"疗法贵在和

王道思想主张施仁政，使人心悦诚服，相当于中医的整体调节，内外和谐的方法。其核心是"和"。中医之"和"的思想源于《内经》，如《素问·生气通天论》云："凡阴阳之要，阳密乃固，两者不和，若春无秋，若冬无夏，因而和之，是谓圣度。"《素问·至真要大论》："气之复也，和者平之，暴者夺之"，指出了人体生理状态的"和"及"和"的治疗原则。张仲景《伤寒论杂病论》对《内经》中"和"的思想，进行了演绎和深化，明确提出了和的治疗法则，并创制了小柴胡汤、桂枝汤、半夏泻心汤等和法运用经典方剂，后贤孙思邈《千金方》的驻车丸，宋·《太平圣惠方》的金铃子散，李东垣的滋肾通关丸，朱丹溪的左金丸，皆是在仲景思想基础上的发挥。金·成无己在《伤寒明理论》中明确提出了和解法，谓："伤寒邪气在表者，必渍形以为汗，邪气在里者，必荡涤以为利，其于不外不内，半表半里，既非发汗之所宜，又非吐下之所对，是当和解则可矣，小柴胡汤为和解表里之剂也"。明·张景岳又进一步推演了和法的概念，指出"和方之制，和其不和者也，凡病兼虚者，补而和之，兼滞者，行而和之；兼寒者，温而和之，兼热者，凉而和之。和之义广矣…务在调平元气，不失中和之为贵也"。清·汪昂《医方集解·和解之剂》中，则不拘于和解少阳，扩展为调和营卫。清·程钟龄《医学心悟》明确提出了和法为八法之一，确立了和法在治法学中的地位，提出："论治病之方，则又以汗、吐、下、和、消、清、温、补八法尽之。"又云："伤寒在表者可汗，在里者可下，其在半表半里者，惟有和之一发焉。"对于少阳兼证，程氏指出："有清而和者，有温而和者，有消而和者，有补而和者，有燥而和者，有润而和者，有兼表而和者，有兼攻而和者。"明确阐述了和法的随证变化。戴北山《广温热论》进一步提出"寒热并用之谓和，补泻合剂之谓和，表里双解之谓和，平其亢厉之谓和"。抓住了和法的本质，扩展了传统和法的意义和应用。

和法是通过和解或调和的方法，使半表半里之邪，或脏腑、阴阳、表里失和之证得以解除的一类治法。用中国传统哲学的观点来看待和，既是一个组方原则，又是解决多方面矛盾，以恢复人体内环境动态平衡的治疗方法。不和反映了机体的失衡，临床可见多种形式，如阴阳不和、气血不和、营卫不和、津液不和、寒热不和、表里不和、上下不和、脏腑不和等，诸般不和，当以不同治法，达到和的目的。

1. 调和阴阳

阴阳出现偏盛偏衰的状况称为阴阳不和，治疗应以损其偏盛，补其偏衰的方法，使二者协调合和，恢复其相对平衡。如高血压、动脉硬化、脑中风皆是阴阳失衡所造成的。其病理基础是中年体衰，阴虚阳亢，治疗上路老以滋阴潜阳为主，但注意分阶段，分病情，审时度势，各施其宜，如高血压、脑中风早期，阴虚阳亢多伴有肝火、痰火为患，因此这一阶段不能用滋补，应以清肝泻火，清化痰热为主，之后再与补益；肝火上冲，乃气有余便是火，治疗上应重在降气，气降则火随之而降，路老善于使用橘叶、杷叶、小陷胸汤、胆星、竹半夏等降气以降火，起到釜底抽薪的作用。另外还注意在补阴时适当配伍补阳药，如使用二至丸、龟鹿二仙胶时常配二仙汤、巴戟天等补阳药，以达阳化气、阴成形的效果。大队补阴，恐其滋腻，路老还常加入理气药，如陈皮、砂仁、炒枳壳、佛手等，以静中求动，使补阴药充分发挥作用。

2. 调和气血

气有推动、温煦、化生、统摄血液的作用；血对于气则有濡养和运载等作用。气的虚衰和升降出入异常，必然影响及血，血的虚衰和血的运行失常，也必然影响到气。气血失和常见气血亏虚，气虚血瘀及气滞血瘀等，气血失和可引起冠心病、脑梗死、肝硬化、关节病变等。路老治疗气血不和之证，常注重审病因，查病机，溯本求源，如脾胃化生气血，补血要健脾胃；瘀血应理气疏肝，气上逆要降肺胃，通过调整脏腑的气化来调和气血，同时路老还注重血中之气药，气中之血药的运用，如川芎上行头目，下行经水为血中之气药，用于治疗头痛及调经；娑罗子理气和胃活血、石见穿清胃热活血治疗气血失和之胃病，预知子疏肝理气活血治疗气血失和之肝病，五爪龙祛湿活血治疗气血失和之风湿病。另外在治疗气血两虚证时，补气药中要加行血药，如川芎、当归、鸡血藤等；治疗瘀血内阻要用行气药，如预知子、香附、佛手、元胡等；治疗经脉阻滞要用通络药，如乌梢蛇、穿山甲、络石藤等。

3. 调和营卫

"营卫不和"语出《伤寒论》。营卫不和，一是"卫弱营强"。即卫外能力差，汗液自行溢出或卫外阳气受损，营阴郁滞。一是"卫强营弱"，卫外阳气郁于肌表，营阴不足。《伤寒论》用桂枝汤扶正祛邪，调和营卫，是和法的代表方。路老认为，营卫失和可发生多种疾病，如营卫失和，营阴不能内守而多汗；卫气不能入于阴而不寐；营卫失和，感受风寒湿邪而感冒，久之可形成痹症，尤其是产后痹，多半是营卫失和在先，然后感受风寒湿邪为患。这些病症，均可采取调和营卫的方法治疗。以桂枝汤合防己黄芪汤、甘麦大枣汤等化裁。

4. 生津润燥

津液不和是由于津液生成、输布、排泄障碍所致的津亏液燥、筋脉失养，以口眼干、鼻唇干、皮肤干燥、大便干为特征的病症。常见于干眼症、干燥综合征、关节病变等，治以生津润燥、调和津液代谢为主，由于津液的代谢，与肺、脾、肾关系密切，所以治疗以宣肺布津、健脾生津、补肾涩津为主，结合润燥养阴、升降收敛的药物，由于干燥症，与脾胃有关，往往伴有湿的症状，湿与阴津同出一源，皆是脾胃所化生，故治疗干燥症也多从调理脾胃入手。

5. 调和寒热

脾胃的功能特点是纳化互助，升降相因，燥湿相济。当今饮食结构的改变，过食膏粱厚味，过食生冷，已成为习惯，故胃病中，寒热错杂症居多。对此治疗上采取调和寒热法，寒温并用。调和寒热，半夏泻心汤为经典方剂，黄连、干姜为典型药物，临床可根据寒化、热化的不同，酌加温中散寒，清胃热等侧重不同的药物，脾胃以升降为特性，调和寒热法，要与气机升降药物结合，胃寒者宜结合升法，胃热者多结合降法。又热易伤阴，寒易伤阳，故润燥养阴、补气除湿之品应酌情加用。同时结合调和脏腑法，予疏肝理气，降肺和胃，健脾补肾诸法结合使用。路老还注重处方中各药物之间寒热温凉的搭配与相佐。注重刚柔相济，动静结合。如治疗肾阳虚证，在使用仙茅、淫羊藿、菟丝子、补骨脂等温肾补阳药物的同时，佐用黄柏、知母、桑椹、女贞子等清热养阴药，以防过燥伤阴。在使用香附、香橼、佛手、柴胡等理气解郁药时，要配伍天冬、麦冬、芍药等养阴药，以防过燥；使用女贞子、枸杞子、龟鹿二仙胶、熟地等补阴药时，要加上陈皮、枳壳等理气之动药，以防滋腻碍脾。

6. 调和表里

邪在肌表，久则入里，形成表里同病，或者相表里的脏腑同病，宜用调和表里法。其治疗原则是根据表里的缓急，采用先治表后治里，或先治里后治表，或表里同治的方法。以感冒为例，外感初期，邪尚未入里，以解表为治，若邪已入里，表里同病，当分清表里何症为主，采取七解三清（即七分治表，三分治里）、四解六清等方法，如老年人外感，或表里症难以分辨，则

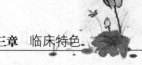

可依据"表里同病，治在少阳"的方法，以小柴胡汤为主加减治疗。有些人反复感冒，系因为脏腑功能失调，营卫失和所致，此时应采取安内攘外的方法，以调理内脏为主，兼散表邪。如是表里脏腑的病变，则可采取脏病治腑，腑病治脏的方法，如大肠病治肺，膀胱病治肾，小肠病治心、肺病通腑、肝病利胆等，调和表里，随其所在而调之，皆是和法的灵活应用。

7. 调和上下

上病治下，下病治上，上下同病治其中，也是和法的具体运用。病在于上，可依据表里脏腑，从下治疗，如肺病咳嗽，可用通腑泻热的方法，心烦，口舌糜烂，可用泻小肠火，利尿的方法，头痛、头晕可用清泄肝胆的方法。也同样病在于下，可从上治疗，如小便不畅，可用补肺降气，清心通便的方法治疗。如上下同病，病情复杂，可从脾胃入手治疗，通过上下同病调其枢，达到上、中、下三焦同治的目的。如治疗心肾失交证，应加健脾和中的药物，治疗肺肝同病的哮喘，应结合健脾化湿祛痰的药物，另外头晕伴有白带增多，根据湿邪上蒙、下注的机制，应以健脾祛湿为主治疗，湿邪祛则诸症除。头痛伴有大便黏滞不畅，根据湿热为患的机制，采取清脾胃湿热的方法，治中焦则上、下之证得除。

8. 调和脏腑

人体脏腑经络之间相互依存，相互制约，和谐一致进行着正常的生理活动。一旦某脏腑功能活动失常，则可能影响其他脏腑，出现脏腑功能的紊乱。应以调和脏腑的方法，使之归于和谐。如胃病的主要病机是胃失和降，气机不利，胃失于濡养所致。由于与五脏相关，五脏病皆可影响到胃，故治疗胃病可以用调五脏的方法，采取健脾和胃、疏肝和胃、养心和胃、温肾和胃、同降肺胃法等。又如肺失宣降的咳嗽，依据五脏六腑皆可令人咳的理论，可采取健脾化痰止咳、疏肝降肺止咳、清心理肺止咳、补肾纳气止咳等的方法治疗。从调和脏腑入手，治疗脏腑的病变，是中医"和"法原则的具体体现，也是中医的精髓和灵魂。

9. 天人相合

王道强调人体内环境的统一及人与自然的内外和谐，重视四时气候对人体的影响，主张辨证、用药结合四时气候特点。认为四季寒热温凉的变化，直接影响着疾病的发生、发展和演变。故临诊"必先岁气"，应先审时令，然后考虑时令因素对患者体质、证候的影响。根据时令气候的变化，采取不同的治法。刘河间谓："当顺时令而调阴阳"；朱丹溪谓："若失四时寒热温凉之宜，乃医家之大误"。强调辨证用药应考虑四时季节寒热温凉，"人与天地相参"，依据四季的气候变化来辨证用药。自然界四季气候的变化，还直接影响脏腑的功能活动。《素问·咳论篇》指出："五脏各以其时受病，非其时，各传以与之。"说明五脏发病具有季节性，如五脏受邪皆可引起咳嗽，但一般季节所主的脏器先发病。如《素问·咳论篇》进一步指出："乘秋则肺先受之，乘春则肝先受之，乘夏则心先受之，乘至阴则脾先受之，乘冬则肾先受之。"故治疗上，"五脏各以治时。"春宜治肝，夏宜治心，秋宜治肺，冬宜治肾。依据四时气候变化及脏腑的发病特点，确定相应的治法。天人相合，就是依据"天人相应"的理论，考虑到发病在何季节，应于何脏，再分辨寒热虚实，从而确立恰当地治疗方法。

10. 形神合一

形指形体，人体脏腑、组织、器官的有形结构。神是指人的神志和精神活动的外在表现。中医认为，形与神是相互统一的，神寓于形，形统于神，神伤则形伤，神亡则形亡，南北朝时期范缜在《神灭论》中提出："神即形也，形即神也。是以形存则神存，形谢则神灭也。"形神合一也是中医整体思想的具体体现。中医把精、气、神誉为人体的"三宝"，三者是不可分离的。精是生命之源，是构成人体的基本物质，也是人体各种机能活动的物质基础。气为生命活动的原动力，气乃精之所化，精为气之本。神是神志和生命活动的外观。也是脏腑精、气、血、津液活动的外在表现。五脏所藏之神，心藏神，肝藏魂，肺藏魄，脾藏意，肾藏志，神、魂、魄、意、志，由五脏之气所化生，又称五脏神。五脏功能失调可引起五神的变化而出现精神情志的异常。如心气亏虚则心神不宁，肝气郁结则忧郁恼怒，郁而化火则发癫狂，脾气亏虚则忧思善虑，肺气不足则忧愁善悲，肾气亏虚则多恐易惊。五脏神的变化，可进一步导致心悸、不寐、郁证、癫狂、痴呆、健忘、百合病等多种疾病。治疗上应审病因，辨脏腑，定病位，分虚实，随机而立法，从五脏论治。中医强调既要调形又要养神，《灵枢》中说："志意和则精神专直，魂魄不散，悔怒不起，五脏不受邪也。"又有："药补不如食补，食补不如神补"的名言。强调调整自身的情绪，消除不愉快的心境，以恢复五脏正常的生理，达到形神的统一。

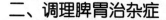

二、调理脾胃治杂症

（一）怡情志，调脾胃

情志内伤可造成气血失和、脏腑失和，治疗应"疏其血气，令其条达，而致和平"。和法主要是调畅气机，以肝脾为中心。路老在临床，对于脾胃的病变，注重情志因素的影响，治疗往往从调节情志入手，即便没有情志的变化也要防止情志的损伤，酌情加用调气之药，以治在机先，下面将路老怡情志、调脾胃的思想进行探讨。

1. 脾胃与情志关系密切，常相互为患

喜、怒、忧、思、悲、恐、惊等情志的变化，是人体对外界刺激或内源性刺激的正常反应，如刺激过于强烈，或过于持久，超过人体所能调节的范围，就会引起脏腑的气血紊乱，导致疾病。路老认为，当今社会飞速发展，引起情志刺激的因素越来越多，工作紧张劳累、人际关系复杂、工作学习不顺心、社会关系不和谐、夫妻感情失和、经济压力过大、气候温差、家庭纠纷、居住环境不便等因素，均可引起情志的异常，导致气血失和，气机紊乱而发病。尤其是社会经济的发展和人事的交替，知识不断地更新，使人们的思维和处事越来越复杂，忧思恼怒成为常见的情志现象。情志活动发自五脏，情志病变伤在五脏，由于心调控人的情志，肝舒畅人的情志，脾胃调衡人的情志，因此，情志病变主要损伤肝、脾、心，病机变化主要是气机紊乱。而思为脾所主，脾居中属土，为五脏六腑之源，气机升降之枢纽。故情志所伤虽先伤所藏之脏，但终必及于脾胃，影响脾之运化、胃之受纳，最终导致气血化生障碍，运行输布失常，精血耗伤，诸病由生。叶天士《临证指南医案》云："肝为起病之源，胃为传病之所"。说明了情志起于肝脏的失调，而必传变至胃的病理变化。

情志伤脾胃可出现多种表现，如思虑过度，所思不遂，劳神伤脾，影响脾气功能的发挥，可导致脾胃气滞和气结。《素问·举痛论》："思则心有所存，神有所归，正气留而不行，故气结矣。"思则气结于中，造成脾的运化无力，胃的受纳腐熟失职，便会出现纳呆、脘胀等症；思虑过度，气机郁结阻滞，致脾失升清之职，水谷精微失于运化，气血生化无源，可出现情志异常和脾失健运两方面的症状。如精神萎靡不振、心情抑郁、倦怠懒言、面色萎黄、心悸、失眠、食欲不振、腹胀便溏等。忧思不但可以伤脾胃，还可对其他脏器形成损害。劳神思虑过度，可损伤心脾，导致心神失养；忧则气聚，

过度担忧则成悲，悲忧过度则伤肺，肺气耗散则久咳不止；忧思伤脾胃，脾胃运化失常，影响气血生成，血不养肝则肝气失于舒畅，出现土虚木郁之证；脾胃受伤，升降失常，脾气不升反降，胃气不降反升，气机失调，进一步可导致肾气不固。

"脾为生痰之源"，脾不能运化水湿，水湿停聚而生痰浊。痰湿体质，或饮食不节，恣食肥甘厚味，使脾胃失于健运，痰浊停滞中焦，脾胃不能升清降浊，痰浊蒙闭清阳，可出现头昏，心烦不寐，癫痫、痴呆等。诸多情志异常的病证，如癫、狂、神昏、痴呆、健忘、嗜睡等，均与脾虚痰湿内盛有关。若饱食太过，宿食停滞，复受热邪，阳明热盛，神明扰乱，可致神昏谵语，情志错乱，高热便秘等。说明脾胃的病变，可引起情志和神明的变化。总之，情志失调会造成人体脏腑气血功能的紊乱，脾胃作为气机升降出入的枢纽，最容易受病，进而产生五脏的病变。路老认为情志可患五脏疾，非独脾，但总不离乎脾。情志不畅是导致脾胃病变的重要原因。通过对胃病的病理机制的研究显示，胃病的发生与大脑皮层的过度兴奋或压抑、植物神经功能紊乱密切相关。情志不畅可影响食欲，当情绪低落、精神萎靡时，常常茶饭不思；而情绪高涨、心情愉快时，常食欲倍增。动物试验发现：当猫面对着咆哮的狗时，肠道运动就停止了，胃酸分泌也会发生变化。说明情绪变化对胃肠功能的影响非常大，也说明大脑与胃肠的运动有密切的联系。现代研究发现，大脑中含有二十多种胃肠多肽类物质，通常把胃肠和神经系统双重分布的肽类称为"脑肠肽"。脑肠肽反映了胃肠系统和神经系统在起源、发生上的内在联系，大脑中枢参与对胃肠功能的调节，胃肠功能的紊乱也可导致植物神经的调节失常。临床看到，患有胃肠疾病的人，多伴有情绪的变化和失眠、焦虑等大脑神经失调症状，甚至出现精神异常。过度脑力劳动，精神紧张，精神过于集中，过度思考，都会影响胃肠道的功能，出现消化功能减弱，不思饮食，食量减少等。情绪抑郁也可抑制食欲，同时也可减弱或消除胃酸的分泌。说明七情所伤，对胃肠功能可产生直接影响。

2. 从脾胃论治情志病

脾胃与情志在生理、病理上有密切的联系，因此，路老临证，非常重视调理脾胃以治疗情志病。路老认为五脏气机失调是情志病发病的关键，五脏之中以肝、脾、心为主，治疗与情志相关的疾病，也往往从肝、脾、心入手。路老还认为，五脏功能失调的恢复，全赖脾胃运化功能的正常，调理脾胃则是促使情志病恢复的基础。情志病又很容易影响脾胃的运化功能而使病情恶化，故调脾胃治疗情志病，具有调节、稳定情绪，防止病情进一步演变的作用，临床常见的情志病变如脏躁，郁证，癫痫，癫狂，心神不宁等病证，均可以调理脾胃法治疗。

（1）脏躁

脏躁是因精血不足，阴阳失调，五脏躁扰，导致的以心烦意乱、情绪激动而难以自控、哭笑无常、呵欠频作为特征的情志疾病。路老认为本病的发生，系忧愁思虑、情志不遂，导致肝脾气郁，进而脾胃虚弱，内生痰浊，甚或痰郁化热所致。故治疗当以疏肝健脾、和胃化痰为大法，虚证以健脾益气、养阴补血安神为主，实证以疏肝和胃、化痰为主。《金匮要略》："妇人脏躁，喜悲伤欲哭，像如神灵所作，数欠伸，甘麦大枣汤主之。"指五脏阴气不足所致的情志病证，应以甘麦大枣汤补脾益气、润燥养心。张仲景的甘麦大枣汤开从脾胃论治情志病之先河。后世严用和在《济生方》中创制了归脾汤治疗思虑过度，劳伤心脾之证。指出："脾主意与思，心亦主思，思虑过度，意舍不精，神宫不职，使人健忘，治之之法，当理脾使神志清宁，思则得之矣。"归脾汤益气健脾，补血安神，用之则意静神清，惊悸健忘可除。

验案　郎某，女，37岁。

因工作繁忙，家事较重，稍有烦事即情绪不佳，常悲伤欲哭，胸中憋闷，善太息，急躁心烦，乳房胀痛，餐后胃脘饱胀，嗳气，夜眠多梦，月经不规律，大便正常，小便黄，舌尖红，苔薄黄微腻，脉沉弦小滑。

辨证：情志不舒，肝郁脾虚，痰瘀内阻。

治则：疏肝解郁，健脾益气，化痰通络。

处方：甘麦大枣汤和逍遥丸化裁。

南沙参15g，素馨花12g，焦栀子8g，丹皮12g，百合15g，小麦30g，大枣5枚，白芍15g，青蒿15g，绿萼梅12g，娑罗子10g，当归12g，预知子12g，茵陈12g，醋香附10g，甘草6g。

药后胸闷、胃胀减轻，悲伤欲哭心情好转，仍久站腰酸，夜尿多，月经前乳房隐痛、双目酸痛，经色暗红有块，舌尖红、苔薄白腻，脉沉弦小滑。以上方佐入益肾之品，去栀子、茵陈、甘草，加寄生15g，枸杞子12g，生苡米20g，药后诸症减轻，睡眠安定，情绪好转，月经也转正常。

[按语]　本案脏躁，虚实夹杂，患者久劳耗伤气血，致脾虚，木不疏土，肝气郁结，久致痰瘀内阻。故健脾益气以培本、疏肝解郁、化痰散结通络以治标，抓住了肝脾失调这一主要病机，故药后脏躁之症得以缓解。

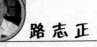

（2）郁证

郁病是以心情抑郁、情绪不宁、胸部满闷、胁肋胀痛，或易怒，或咽中如物梗阻等为主要特征的疾病。《内经》有木、火、金、水、土五气之郁的论述和情志致郁的病机认识。《类证治裁》分为思郁、忧郁、悲郁、怒郁、恐郁，并结合损伤脏腑而分为多种郁证。忧思太过，常累及于肝脾胃，导致肝气郁滞、脾胃不和。临床以情志不舒，忧虑，注意力不集中，腹胀满而痛无定处，不思饮食，恶心呕吐，嗳气，吞咽困难，腹鸣，腹泻，便秘等为主要表现。路老多以疏肝理气、健脾和胃为法。疏肝理气常用药物为郁金、绿萼梅、柴胡、芍药、醋香附、素馨花、醋元胡、川楝子、预知子、佛手等；肝郁化火则用桑叶、茵陈、青蒿、丹皮、羚羊角等；健脾常用白术、茯苓、生薏仁、太子参等；和胃降逆多用旋覆花、沉香、姜半夏、代赭石、木香、厚朴花、生姜、陈皮、莱菔子等；并配以白芍、乌梅、木瓜柔肝；阿胶、生地、麦冬、枸杞子、沙参滋阴养肝。

验案 刘某，女，85 岁，家住北京市东四礼士胡同 23 号，2006 年 8 月初诊。

主因两胁及腰背部有气游走性攻撑作乱 2 月余。2 个月前因家事生气，情志不舒出现两胁及腰背部有气游走性攻撑作乱，平卧位缓解，先后 2 次住院治疗，效果欠佳，经检查未查出阳性体征，纳可，寐安，二便调，胸膈疼闷，阵发性挛急。既往有慢性气管炎 20 余年。舌质红，苔薄白脉沉弦小滑。

辨证：肝郁气滞，胃失和降。

治则：疏肝解郁、和胃降逆，佐以肃肺法。

处方：橘叶 15g，素馨花 12g，瓜蒌 18g，郁金 12g，桃仁 9g，杏仁 9g，半夏 10g，黄连 6g，厚朴 12g，覆花 10g（包），生麦芽 20g，生谷芽 20g，当归 12g，炒白芍 12g，杷叶 15g，炒苏子 12g，焦楂曲各 12g，炒枳壳 15g，佛手 10g，预知子 12g，甘草 8g。7 剂。

结合针刺，主选穴位：足临泣、太冲、阳陵、三里、外关、肝俞、膈俞。

针后气窜止，腰能直立而行。药后诸症好转，仍胸膺憋闷，纳眠正常，二便调，自觉咽部有痰，但无力咳出，舌红苔薄白，脉沉弦小滑。既见效机，上方加减。上方去橘叶，苏子，预知子，加西洋参 8g（先煎），麦冬 12g，桔梗 10g，14 剂。药后症状消失，诸症愈。

[**按语**] 本案因情志不舒致气机郁结，影响胃之和降，故出现两胁，胸膈挛急疼闷，因有气管炎病史，故以疏肝和胃降肺法治疗，药后情志得畅，气

机以顺，诸症得到缓解。

（3）癫痫

癫痫是一种发作性神志异常的疾病，以发作时神情恍惚，甚则昏仆、口吐涎沫、两目上视、四肢抽搐，或口中有声如猪羊般叫，移时苏醒，醒后如常人为临床特征。路老认为本病的发生虽有多种原因，但总与脾胃虚弱、痰浊内生、壅滞神机密切相关。诚如朱丹溪云："痫证有五……，无非痰涎壅盛，迷闷心窍"。《证治汇补》指出："阳痫，痰热客于心胃……阴痫本乎痰热，因用寒凉太过，损伤脾胃变而为阴"。

验案　吕某，女，44 岁，医生，北京西城区人。

主因心悸 10 余年，不省人事发作 1 次。于 2005 年 11 月 20 日初诊。患者于 10 余年前发生心悸，经中西药物治疗（具体不详）症状好转，2005 年 11 月 5 日乘车中向右转头看时即不省人事，口吐血沫，二便失禁，约 10 分钟后缓解，清醒后自觉记忆力下降，头痛，当时送到医院时，发现心律不齐，冠心病监护病房（简称 CCU）检测仅有心率不齐，核磁共振成像（简称 MRI）示多发腔系性脑梗死，经颅多普勒（简称 TCD）椎动脉供血不全，给予西药治疗（具体不详），来诊时症见：夜间心慌，心悸，心烦易惊，入眠困难，多梦，心情烦躁，郁闷，食欲差，呃逆，餐后肠鸣，腹泻，大便不成形，时有口干不欲饮，疲乏无力，舌紫暗苔黄厚腻，脉结涩。

中医辨证为脾虚生痰浊，痰蒙心窍，神机失用。

治以健脾益气，化浊祛湿，温胆宁神。

处方：五爪龙 18g，西洋参 10g，藿梗 10g（后下），荷梗 10g（后下），炒白术 12g，厚朴花 12g，郁金 10g，焦楂曲各 12g，茯苓 18g，葶苈子 12g，姜夏 10g，炒柏子仁 15g，胆星 8g，醋元胡 12g，炒枳壳 12g，炙草 8g，苦参 6g。14 剂。

药后心慌、烦闷诸症减轻，睡眠安，大便好转，癫痫未见发作，继以上方进退调节，半年后多年心悸之症亦消失，癫痫未发。

（4）癫狂

癫狂是以神志异常改变，表现为精神抑郁、表情淡漠、沉默痴呆，或精神亢奋、躁扰喧狂不宁、毁物打骂、盲目奔走、不避水火、不辨亲疏、语无伦次为特征的脑神疾病。发病原因虽然复杂，但关键病机是阴阳失调，痰涎壅结，气机逆乱。《素问》云："阳气在上，而阴气从下，下虚上实，故狂癫疾也"。《丹溪心法》指出："癫属阴，狂属阳……大率多因痰结于心胸间"。

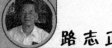

《证治要诀》曰："癫狂由七情所郁，遂生痰涎，迷塞心窍"。路老认为脾胃为气机升降之枢，生痰之器，因此，治疗癫狂需以健脾和胃、化痰开窍为主。

验案 刘某，女，24岁。

因与丈夫争吵，愤怒过度致神志迷乱，哭笑无常，日夜不寐，狂躁不宁，不思饮食，舌苔白腻，脉弦滑。

辨证：五志过极，心火暴盛，肝胆郁结，肝气犯脾生痰，痰阻清窍，神明受扰。

治则：疏肝健脾化痰，清心开窍。

处方：五爪龙20g，胆南星10g，黄连10g，枳壳12g，石菖蒲15g，赤芍12g，茵陈15g，素馨花12g，炒白术12g，郁金12g，炒麦芽15g，炒谷芽15g，莲子心12g，炒神曲15g，鲜竹沥30ml。14剂。

药后神志迷乱，哭笑无常，狂躁症状减轻，患者较为稳定，仍烦躁，睡眠不宁，上方去枳壳，加生龙、牡各30g，合欢皮12g，14剂。药后情绪、饮食均好转，继以上方调理，1个月后，癫狂之症消失。

[**按语**] 本案因情志过极引起，情志所伤，主要脏腑在心、肝、脾，病机变化主要是痰火内扰，故以疏肝健脾化痰，清心开窍法治疗，药后癫狂之症得以平复。

（5）心神不宁

心神不宁是临床常见证候，临床表现复杂，常表现为失眠、心悸、心烦不安、多梦等。路老认为在情志调节方面，心与脾是协调一致的。心主血，脾主气，两脏为气血关系，思虑过度，损耗气血可导致心脾两虚，神失所养而致心神不宁。李东垣认为七情过激，可影响元气，扰乱心神，"心君不宁，化而为火"，可致"心生凝滞，七神离形"，出现心烦而乱、怔忡、眩晕、满闷不安等症。心神失调可影响脾胃功能，进而出现痰浊困脾、心脾两虚等病理表现，伴有纳呆、脘胀、隐痛、便溏等症状。脾胃功能失调亦可影响心神，体现为心烦不安，心悸失眠等。在治疗方面，李东垣进一步指出："善治斯疾者，唯在调和脾胃，使心无凝滞，或生欢忻，或逢喜事，或天气暄和，居温和之处，或食滋味，或眼前见欲爱事，则慧然如无病矣。盖胃中元气得舒伸故也"。（《脾胃论》）明确指出了安养心神宜着重调养脾胃，脾胃元气得以舒展，则心神宁静，再予精神安慰，心理治疗，改善环境，增进营养，则心神疾病荡然可去。调脾胃安心神可用补中益气汤合朱砂安神丸，益元气而泻阴火，脾胃元气恢复则心神自安。路老倡导心脾（胃）相关论，认为脾胃与心神因素相互影响，互相作用。脾胃病的发生，都有不同程度的心神因素，心神疾病也与脾胃密切相关，脾胃失和是心神病变的常见原因。故治疗心病常用调理脾胃的方法。

验案 任某，女，49岁，2003年7月15日初诊。

主因心悸气短3周来诊。患者3周来无明显诱因出现心悸气短，活动后加重，伴心烦易怒，睡眠不安，多梦易醒，纳食欠佳，有时食后腹胀，二便调，月经基本正常，舌体瘦，舌尖边红，苔薄腻，脉左寸沉滑，关尺细弱沉涩。动态心电图示：频发室早。

辨证：脾胃虚弱，胆气不宁，心神失养。

治则：益气健脾，温胆宁心。

处方：太子参12g，生黄芪15g，炒枳壳12g，远志8g，绿萼梅12g，炒白术12g，茯苓18g，佛手10g，白芍12g，炙甘草6g，生牡蛎20g（先煎），胆南星8g，炒谷芽30g，炒麦芽30g。14剂，水煎服。

药后心慌气短诸症明显减轻，仍有时入睡难，睡眠不实，食欲稍好转，二便调，舌质暗，尖边红，脉细弱而沉涩。

继以上方化裁，以太子参改为西洋参8g（先煎），去佛手、生牡蛎加南沙参12g，木香10g（后下），生龙骨30g、生牡蛎30g（先煎），药后心悸气短等症基本消失，纳食正常，继如法调理以巩固。

[按语] 本案患者为中年女性，心悸气短伴见心烦易怒，纳食不香，食后腹胀，乃脾胃虚弱，升降失司，气血生化无源，胆气不舒，心失所养而致。方以太子参、生黄芪、炒白术、茯苓健脾益气；白芍养血；炒枳壳、绿萼梅、佛手疏肝理气和胃；胆南星温胆宁神，远志养心安神；炒谷芽、麦芽健脾消食；炙甘草和中平悸；生牡蛎镇惊安神。诸药健脾益气养血以培本，疏肝温胆和胃宁心以安神，故药后心悸得以缓解。

小结 路老认为情志病变主要损伤肝、脾、心，病机变化主要是气机紊乱。而脾居中属土，为五脏六腑之源，气机升降之枢纽。故情志虽先伤所藏之藏，但终必及于脾胃，影响脾之运化、胃之受纳，最终导致气血化生障碍，运行输布失常，精血耗伤，诸病由生。故治疗与情志相关的疾病，虽然应从肝、脾、心入手。但调理脾胃至关重要。因为五脏功能失调的恢复，全赖脾胃运化功能的正常，调理脾胃则是促使情志病恢复的重要治法。如对于脏躁、郁证、癫痫、癫狂、心神不宁等情志病变，使用调理脾胃的方法，均可获得较好的效果。

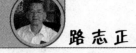

（二）调理脾胃治疗便秘

便秘即大便秘结不通，古称"大便难"、"脾约"、"阴结"、"阳结"、"大便燥结"等。指排便间隔时间延长，或虽不延长而排便困难者。便秘的形成，主要是肠道传导功能失常所致。路老认为，脾主升清，胃主降浊，脾胃运化功能失常，影响肠道的传输，糟粕内停，可形成便秘。便秘的治疗以调理脾胃为核心，重点应把握"运"、"降"、"润"、"通"几个方面。采取健脾和胃，健脾祛湿，健脾益气养血，温中健脾，芳化湿浊，疏肝健脾等法治之。

1. 路老治疗便秘的特点

便秘之证，其原因虽有多种，总由肠道传导失常所致。肠道的功能正常与否，关键取决于脾胃的升降。临床或外感湿邪，或情志所伤，或"房劳过度，饮食失节，或恣饮酒浆，过食辛辣，饮食之火起于脾胃"（《医学正传》），或因"气血之亏，津液之耗"（《景岳全书》），令脾胃升降失司，可导致"传道失常，渐成结燥之证"（《医学正传》）。故路老认为便秘虽出自肠道，但根在脾胃，治疗应以"运"、"降"、"润"、"通"为主，不可徒一时之快而妄用攻下。朱丹溪云："如妄用峻利药逐之，则津液走，气血耗，虽暂通而即秘矣。"临床运用"运"、"降"、"润"、"通"之法时，常交互使用，即"运中有降，降中有通，通中有润"。

"运中有降、通中有润"即用于脾虚失运，大肠传导无力而致便秘者。治以健脾以助肠运，降腑气"以复肠道下行之机"。路老常用生白术30g，《本草备要》谓"生白术补脾健运、利腰脐间血"。对于脾虚肠道津亏者，则与当归、火麻仁、郁李仁、黑芝麻、桃仁、松子仁等润肠之品同用，以健脾助运通便；脾肾阳虚者，与肉苁蓉、巴戟天、川牛膝同温肾润肠之品同用，或佐半硫丸，以温肾助运；脾虚食滞者，与莱菔子、炒谷芽、炒麦芽同用，以消食导滞；肝郁脾虚者，与婆罗子、佛手、预知子同用，以疏肝解郁，健脾宽中。

"降中有通、通中寓法"，脾宜升则健，胃宜降则和，胃失和降，腑气不通，大便不行，降胃气则浊气下行，大便自通。路老常用姜半夏、刀豆、旋覆花、槟榔、厚朴花、广木香等和胃降逆，导浊下行。胃寒气滞者，配伍乌药、干姜、九香虫、沉香、枳实等温胃散寒行气导滞；胃中积热者，与大黄、黄连、黄芩同用，以泻积热；肺与大肠相表里，大肠的传导有赖于肺气的肃降，清肃肺胃则相得益彰，常以杏仁、瓜蒌、紫菀、百部、炒莱菔子等降肺气，则秘自通。

通降之法非只用硝黄之类攻下，如《证治汇补》所云："如少阴不得大便以辛润之，太阴不得大便以苦泄之，阳结者清之，阴结者温之，气滞者疏导之，津少者滋润之。"针对不同的病因病机，或以补为通，或以润为通，或以疏导为通，或祛湿导浊为通，活血化瘀为通。临证应参酌病机，灵活运用。如气血不足者予西洋参、生黄芪、生白术、当归、白芍以补为通；阴津不足者，以首乌、生地、女贞子、麻仁、玄参、沙参、玉竹等滋阴润通；阳虚者以肉苁蓉、补骨脂、升麻、松仁、胡桃肉补阳温通；寒积以干姜、附子、肉桂、高良姜、巴豆霜温中散寒除积；热积以大黄、黄连、石膏、知母、芒硝等清热通便；气滞者予香附、青皮、沉香、佛手等理气通滞；血瘀者以桃仁、泽兰、姜黄、水红花子等活血祛瘀；湿热者以虎杖、土大黄、土茯苓、茵陈、晚蚕沙、萆薢、六一散等清利湿热；湿浊者以藿香、藿梗、荷叶、荷梗、苏梗、苍术、佩兰、炙酥皂角子、晚蚕沙等芳化湿浊。

2. 从脾胃论治便秘六法

（1）健脾和胃法

饮食入胃，经胃之腐熟，脾之运化，吸收其精微之后，糟粕由大肠传送而出，是为大便。正如《儒门事亲》所云："胃为水谷之海，日受其新以易其陈，一日一便，乃常度也"。若饮食失节，过食肥甘厚味，劳倦所伤，或情志失调，忧思伤脾，均可导致脾胃运化功能失常，脾失升清，胃失和降，大肠传导失职，糟粕内停而形成便秘。由于脾胃虚弱，升降失司，便秘常伴有胃脘胀满隐痛，纳差，舌淡苔白，脉虚等，治疗应用健脾益气、和胃畅中之法。

验案 胡某某，女，58岁，汉族，已婚，2006年9月12日初诊。

主诉便秘25年。患者有便秘病史25年，来诊时症状：便秘，大便量少，胃脘胀满，纳差，不喜饮水、水入则烧心、呕吐，失眠，喜甜食及冰激凌，面色晦滞，舌淡，苔薄白，脉虚弦。既往有高血压，高血脂，结肠息肉，胃下垂病史。

西医诊断：结肠功能性不蠕动。

中医诊断：便秘。

中医辨证：脾胃虚弱，斡旋失司，脾失健运，胃失和降而致便秘。

治则：健脾益气，和胃畅中。

处方：太子参20g，生白术30g，炒山药15g，生谷芽20g，生麦芽20g，焦山楂12g，炒神曲12g，厚朴12g，当归12g，桃仁9g，炒杏仁9g，佛手10g，炒莱菔子12g，炒枳实12g，紫菀12g，桔梗10g，预知子12g，白芍12g。

14 剂。

药后大便秘结较前好转，原大便 4～5 日一次，现 1～2 日一次，胃脘胀满减轻，纳食尚可，寐不实，小便量少，不喜饮水，舌边齿痕，苔薄白，脉沉滑。

上方去太子参、桃仁、杏仁、预知子。加西洋参 10g（先煎），生首乌 12g，炒莱菔子改为 15g，炒枳实改为 15g。

药后大便稍干，1～2 日一行，胃脘不适好转，睡眠欠佳，脱发，眼干涩，眼痒，饮水少，小便量少，纳食可，舌体胖有齿痕，苔薄白，脉弦滑。

[**按语**] 上证便秘系脾胃升降失和所引起，故重用生白术、炒山药健脾以调中，炒枳实、厚朴、谷麦芽、山楂、神曲理气消导以和胃。但脾胃升降关乎肺与肝，故于方中佐入宣降肺气之紫菀、桔梗，疏肝解郁之佛手、预知子。合奏调理升降，助运传导之功。故便秘顽疾，经月余治疗而收功。

（2）健脾祛湿法

脾主运化，胃主降浊，脾升胃降，维持着肠道的传导功能。如素体脾湿内停，或感受湿邪，或饮食不节，或过服寒凉药物，损伤脾胃，气化失司，脾不能为胃行其津液，湿邪停留肠道，脾胃升降受困，大肠传导失职，可导致便秘。《素问·至真要大论》云："太阴司天，病阴痹，大便难。"李东垣《脾胃论》指出："湿从下受之，脾为至阴，本乎地也。有形之土，下填九窍之源，使不能上通于天，故曰五脏不和，则九窍不通。"又云"谷气闭塞而下流，即清气不升，九窍为之不利。"以上均说明脾虚湿盛可致便秘。脾虚湿阻肠道，气机不利，可表现为虽有便意，但排出不畅，黏滞不爽，伴胸闷腹胀，纳呆，口黏，舌苔白腻，脉濡等。治疗应以健脾祛湿导滞法。

验案 彭某某，女，60 岁，汉族，已婚，2007 年 3 月 27 日初诊。

主诉便秘 2 年。2 年前出现便秘，一般 2～3 日一行，黏滞不爽，常喝芦荟茶，保持排便每日 1 次，不喝则便秘加重，下午可见腹胀，头昏沉，睡眠尚可，口黏，舌体胖，质暗，边有齿痕，苔薄白腻，脉沉弦小滑。既往有胆囊炎病史 3 年。

辨证：脾虚湿浊内停，气机阻滞。

治则：健脾祛湿，理气消胀。

处方：生白术 30g，炒苍术 12g，西洋参 10g（先煎），生黄芪 12g，炒苡仁 20g，厚朴花 12g，黄连 6g，炒三仙 12g（各），茯苓 30g，木香 10g（后下），素馨花 12g，车前草 15g，砂仁 6g（后下），六一散 15g（包）。7 剂。

药后大便通畅，每日1次，腹胀亦明显好转，偶有右胁下疼痛，舌质暗红，苔薄，脉沉弦。服用上方后，脾气恢复，湿邪渐去，因原有胆囊炎病史，肝胆疏泄不利，故于上方去苍术，车前草，六一散。加醋元胡15g，川楝子12g，丹参15g，炒枳壳15g，以疏肝理气止痛，以调畅气机。用药14剂后，便秘缓解，诸症亦随之消除。

[按语] 本案便秘系脾虚湿滞，肠道受阻所致，故以苍白术、薏苡仁、茯苓、车前草、砂仁、黄芪健脾益气、燥湿、渗湿；黄连、六一散清热利湿；西洋参益气养阴，以助脾运之力；厚朴、木香健脾行气；素馨花调肝理气，协助肠胃升降。全方以健脾益气，燥湿、渗湿、利湿、行气助运为主，肝脾同调，使湿祛脾胃升降得复，肠胃气机通畅，大便自调。方中用生白术30g，盖白术炒用补益脾气，炒焦健脾止泻，生用则健脾燥湿利水之力雄，故路老治疗脾虚湿停便秘，多用大剂量生白术取效。《本草通玄》云："白术补脾胃之药，土旺则能健运，土旺则清气善升，而精微上奉，浊气善降，而糟粕下输。"生白术虽非通下之剂，但通过健脾助肠运，可达通下之功。

（3）健脾益气养血法

脾胃为后天之本，气血津液生化之源，人体气血的化生、充养，全赖脾胃功能的强健。素体脾胃虚弱，或饮食失节，劳倦过度，忧思伤脾，老年体弱，或产后、失血后气血亏虚，脾虚肠道传送无力，血虚肠道失于润泽，腑气不行，可导致便秘。《万氏妇人科》云；"人身之中，腐化糟粕，运动肠胃者，气也；滋养津液，溉沟渎者，血也。……妇人产后老人体虚，糟粕壅滞而不行，沟渎干涩而不流。导致排便困难"。病机主要在于脾气虚，运化失职，气不生血，大肠失于濡润。症见虽有便意，但虚坐努责，难以排出。治以健脾益气、养血润燥为主，通过补气行气，恢复肠道的传输功能。

验案 佟某，女，40岁，职员，汉族，已婚，2006年6月13日初诊。主因大便秘结5年。患者平素月经量过多，身体虚弱，服用蜂蜜及番泻叶，多吃蔬菜，大便尚通畅，近日工作忙碌，便秘复加重，使用番泻叶即腹泻，停药即秘结，4～5日无大便，排便无力，腹胀，纳差，急躁易怒，精力不集中，形体消瘦，面色萎黄，舌质红，苔薄黄微腻，脉细弦。

辨证：月经过多，致气血亏虚，复因劳倦伤脾，大肠传导无力。

治则：健脾益气，养血润燥。

处方：五爪龙15g，西洋参10g（先煎），生白术15g，炒山药15g，厚朴花12g，半夏10g，生谷芽18g，生麦芽18g，当归12g，炒白芍12g，紫菀

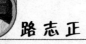

12g，桃仁10g，杏仁10g，大腹皮10g，炒莱菔子12g，火麻仁12g，炒枳实15g，肉苁蓉10g。

上方进退共调理近2个月，大便恢复正常。

[按语] 本案患者脾胃运化无力，气血不足，久用泻下药物复伤气阴，致脾气虚，津亏血少舟停。方中以西洋参、生白术、炒山药、健脾益气以助运；白芍、当归、桃仁、火麻仁养血润燥；半夏、厚朴、大腹皮、枳实和胃理气除滞，增强肠道传输之力；生谷芽、生麦芽、莱菔子健脾消食；杏仁、紫菀取其降肺气以通肠道之意；肾主二便，故以肉苁蓉温阳补肾、润肠通便。诸药合用健脾养血润燥，助运化，消食滞，兼调肺肾。顽固便秘，因此收功。

（4）温中健脾法

素来中阳不足，或食寒凉生冷，或苦寒药物损伤脾阳，阴寒内生，寒凝胃肠，阳虚不运，大肠传导失职，可引起便秘，又称之为冷秘。明·赵献可《医贯》："冷秘者冷气横于肠胃，凝阴固结，津液不通，胃气闭塞，其人肠内气攻，喜热恶冷。"症见大便干或不干，但排出困难，腹中冷痛，畏寒肢冷，食欲不振，舌淡苔白，脉沉细。治以温中健脾，助阳通便。明·赵献可《医贯》用"补中益气汤倍升麻送四神丸"治之。路老则常以温中健脾导滞为法。药用高良姜、干姜、肉豆蔻、白术、枳壳、吴茱萸、小茴香、肉苁蓉、补骨脂等。

验案 郑某某，女，17岁，学生，汉族，未婚，2007年8月4日初诊。

3年前开始出现便秘，平素怕冷，月经不调，2~4个月行经一次，大便干，排出困难，2~3日一行，纳食睡眠可，腹中冷痛，经前腰酸痛，畏寒肢冷，小便调，舌质淡红，苔薄白，脉沉缓。妇科检查有多囊卵巢。

辨证：中焦虚寒，阳虚不运，大肠传导失职。

治则：温中健脾暖宫。

处方：太子参15g，生白术18g，干姜10g，升麻10g，当归12g，桃仁9g，炒杏仁9g，炒白芍12g，肉苁蓉10g，川芎9g，泽兰12g，皂刺10g，甘草8g，炒枳壳12g，生苡仁30g。水煎服，14剂。

2007年8月18日复诊，药后便秘明显改善，既见效机，以前法进退半年余，便秘告愈，又以暖宫通脉之法治疗半年，月经亦恢复正常。

[按语] 本案素体阳虚，寒凝胃肠，阳虚不运而致便秘，下元虚寒不能暖宫而致月经不调。方中白术、干姜、肉苁蓉温阳健脾益肾；川芎、当归、白芍、桃仁养血润肠；太子参补脾益气，升麻提升中气，枳壳疏降肝胃二气；薏仁、泽兰利湿以驱寒；杏仁降肺气以通大肠；皂刺辛温通窍开闭以通便，

甘草和中，全方以温阳为主，气血同调，燥润相济，升降相宜，故肠道功能恢复，便秘得除。

（5）芳化湿浊法

《素问·至真要大论》曰："太阴司天，湿淫所胜，则沉阴且布，雨变枯槁……腰脊头项痛，时眩，大便难。"外感湿邪，或平素饮冷，脾运不健，水湿内停，或思虑过度，"思虑过度则气结，气结则枢转不灵而成内湿"。（《医原》）内外湿合，困于脾胃，湿浊不化，气机壅滞，大肠腑气不利，传导失司，而致便秘。此为湿秘之证，治疗滋润攻伐，清泻峻导均不适宜，当健脾和中，芳化湿浊为法。路老常用藿香、藿梗、荷叶、荷梗、苏梗、苍术、白术、佩兰、砂仁、厚朴花、薏苡仁、晚蚕沙、皂角子、车前子、防己等补益中土，芳化湿浊，分消水气。

验案 方某，女，15岁，汉族，学生，2006年1月25日初诊。

3年来大便干燥，未予治疗，近来大便干燥加重，数日一行，服用麻仁润肠胶囊不效，面部可见雀斑，双腿有硬币大小皮疹，瘙痒，平素喜食生冷，近来纳食不香，睡眠正常，小便黄，月经周期正常，量稍多，白带量多，舌淡，苔白稍黄，脉沉弦。

辨证：湿浊中阻。

治则：健脾和中，芳香化浊法。

处方：藿梗10g（后下），荷梗10g（后下），炒苍术12g，生白术20g，厚朴花12g，薏苡仁20g，桃仁10g，杏仁10g，茯苓20g，车前子12g（包煎），椿根皮15g，鸡冠花12g，皂角子8g，晚蚕沙12g（包煎），甘草8g。

药后便秘改善，每日1行，大便干硬减轻，双下肢皮疹消失，白带稍减。乃药后脾胃和，气结之症除，但仍湿浊尚盛，继以疏肝健脾、祛湿固带为治，以上方少事增减而收功。

[**按语**] 本案患者素嗜冷食，伤及脾阳，至脾失健运，湿浊内生，肠道不利而便秘。方中藿梗、荷梗芳香化浊；苍术，白术燥湿健脾；杏仁、厚朴肃降肺、胃之气；茯苓，车前子、薏仁渗湿、利湿；椿根皮、鸡冠花、晚蚕沙清热利湿止带；桃仁活血润肠；皂角子辛润以通便。全方标本兼治，使湿浊去，肠胃通，便秘得除。

（6）疏肝健脾法

脾胃居中州，为气机升降之枢纽。肝主疏泄，调畅气机，"土得木而达"，脾胃气机的升降，有赖肝气的疏泄，肝气郁结，疏泄不及，则可影响脾胃的

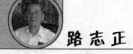

正常升降，气机不能推动水谷糟粕的运行，滞于肠道而致便秘。肝气郁结与精神因素密切相关，情绪抑郁，心烦急躁，皆可致肝之疏泄失常，影响到脾胃的升降。明．秦景明《症因脉治》指出："怒则气上，思则气结，忧愁思虑，诸气怫郁，则气壅大肠，而大便乃结。"因气机失调所致便秘称为气秘，症状可见便意少，排出不畅，伴腹胀、急躁，两胁胀满等。治以疏肝健脾，理气通便。

验案 陈某，女，57 岁，汉族，已婚，2006 年 11 月 11 日初诊。

10 年前因阑尾手术后逐渐出现大便不畅，后因"肠粘连、肠梗阻"再次手术，术后大便秘结好转，但近 5 年大便秘结加重，排出困难，大便量少，需服用通便药，否则 3～4 日大便一次，伴口干、口臭、脱发、急躁易怒、食欲差、睡眠多梦、面部烘热等症，舌质红，边尖赤，苔薄白，脉弦细。

辨证：肝郁脾虚便秘。

治则：疏肝健脾养血。

处方：五爪龙 20g，西洋参 10g（先煎），炒山药 15g，生苡仁 20g，焦三仙 12g（各），醋莪术 10g，素馨花 12g，娑罗子 10g，当归 12g，预知子 12g，白芍 12g，炒枣仁 15g，姜半夏 10g，木香 10g（后下），制酥皂角子 9g，甘草 6g。水煎服，14 剂。

药后大便 1～2 日一行，口干、急躁、睡眠等均有改善。既见机效，守法不变。上方去姜半夏、醋莪术、预知子，加生白术 20g，乌梅炭 10g 以健脾助运，滋养脾阴。继用 14 剂后，大便通畅，1～2 日一次，诸症基本消失。

[按语] 本案患者便秘伴急躁、纳寐差，脉弦细。证属肝郁气滞，横犯脾胃，治以素馨花、娑罗子、醋莪术、预知子、木香疏肝理气活血；西洋参、炒山药、焦三仙、生薏仁健脾以和胃；当归、白芍养血以润肠；制酥皂角子辛温通窍，助大肠传导，《本草经疏》谓："皂角利九窍，疏导肠胃壅滞"，以其通窍之功，开肠道之滞，是为妙用。药后肝气疏泄正常，脾胃升降有序，肠道传导功能自复。

小结 路老论治便秘，以调理脾胃升降为主。着眼"运"、"润"、"降"、"通"三法，并且灵活掌握，交互使用，"运中有降，降中有通，通中有润，润中寓通"。治疗中立足脾胃，以健脾和胃，健脾祛湿，健脾益气养血，温中健脾，芳化湿浊，疏肝健脾为常用治法。体现了路老灵活多变的辨证论治思想，堪值我们临床效法。

（三）调理脾胃治口疮

口疮是指口舌疮疡或溃烂的一种病证。其病多由饮食不节，劳倦内伤，情志刺激等因素引起。路老认为脾胃位居中焦，为人体气机升降之枢纽，五脏六腑皆禀气于脾胃，脾开窍于口，脾脉挟舌本，散舌下，口疮一证，与脾胃关系最为密切，又与心、肺、肝有关。故治疗口疮总以调理脾胃为主，或兼调他脏。常用健脾化浊祛湿法、通腑导滞法、清脾胃湿热法、温中散寒法、调理心脾法、泻脾肃肺法、清肝健脾和胃诸法，临床取得较好的效果。兹将路老从脾胃论治口疮的临床经验作归纳总结。

1. 调理脾胃法

脾胃与口，经脉相连，功能相属。脾脉挟舌本，散舌下；口为脾之门户，脾气通于口，故口疮之疾，多由脾胃病变而发。治疗上调理脾胃至为重要。路老运用调脾胃方法，主要有以下4个方面。

（1）健脾化浊祛湿

脾主运化水湿，脾虚失运则湿浊内生。如今，随着气候和饮食谱的改变，湿证日见增多，非独夏令及梅雨季节，一年四季皆可见之，无论内湿外湿，侵犯脾胃，致运化失常，清气不升，浊气不降，反复浸淫熏蒸口舌，导致口疮的发生。由于湿性重浊、黏滞，故可见纳呆、胸闷、头昏沉等症状。病情常反复发作，缠绵难愈。此证治疗当以健脾化浊祛湿法，方选藿朴夏苓汤加减。

验案 安某某，男，46岁，汉族，已婚，山西平遥人，2008年4月9日初诊。

主诉：口腔溃疡反复发作多年。症见口腔多发溃疡，疼痛，纳呆，胸闷，睡眠不佳，入睡难，易醒，次日头昏沉，每天需服安定药物入睡，饮食二便正常，有时口黏，口干，舌体胖，舌质红，苔黄腻，脉沉濡。

从患者口疮反复发作，伴纳呆，胸闷，口黏等症状分析，证属湿浊不化，困于中焦，上熏口舌而致。

治以芳香化浊，健脾祛湿法。

处方：藿梗10g（后下），苏梗10g（后下），佩兰10g（后下），炒杏仁9g，炒薏仁30g，厚朴花12g，姜夏9g，茵陈12g，茯苓30g，黄连6g，生谷芽20g，生麦芽20g，草薢15g，车前草15g，益智仁6g，六一散20g（包煎）。

药后口腔溃疡明显减轻，睡眠亦改善，纳食渐佳，遂以原方去益智仁加枇杷叶12g，续进14剂，药后口疮即消。随访半年未复发。

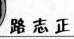

[按语] 本例证属湿浊中阻而发口疮。湿邪在里，常弥漫三焦，需上、中、下同治，宣畅肺气，健运脾胃，分利湿浊并举。故杏仁、枇杷叶宣肺降气，用藿梗、苏梗、佩兰芳香化湿，厚朴、半夏健脾燥湿，茯苓、薏仁、车前、六一散、草薢、益智仁淡渗利湿，茵陈清热利湿、黄连清热燥湿，生谷芽、麦芽健脾消食，调脾胃升降，如此上下内外，宣、化、燥、渗、利、清结合，使湿浊化、湿热去，脾胃功能恢复，则口疮自愈。

（2）通腑导滞

脾胃互为表里，主腐熟运化水谷，脾喜燥，胃喜润，燥润相济，升降配合，共同完成精微物质的转运传输。如饮食不节，过食辛热肥甘，热蕴中焦，食滞不化，则脾胃积热，热邪循经上炎，熏灼口腔而发口疮。热盛伤津，肠道积滞，腑气不通而致便秘。治疗此类口疮，应上病治下，清泻脾胃，通腑导滞。常用枳实导滞丸合清胃散、三黄泻心汤加减。

验案　相某某，女，23岁，汉族，未婚，北京市人，2006年12月9日初诊。

主诉：口腔溃疡10年。10年来经常发作口腔溃疡，约每月发作1次。伴大便干燥，2~3天一行。刻下诊见左、右侧下唇内黏膜、右侧牙龈处各有一黄豆大小溃疡，溃疡面色白，局部肿而发热，初时晨起疼痛，现疼痛症状消失，纳食可、睡眠安，晨起口气较重，大便干燥，2天一次，量少难解，小腹胀满，舌体胖大，边有齿痕，舌质淡，苔薄白，脉弦滑。

辨证：脾胃热盛伤津，腑气不通，内热熏灼口舌。

治则：清热泻火，通腑导滞。

处方：藿梗10g（后下），苏梗10g（后下），防风12g，生石膏30g（先煎），焦栀子8g，丹皮12g，茵陈12g，厚朴12g，生大黄3g（后下），炒苍术12g，茯苓20g，败酱草15g，生苡仁15g，炒苡仁15g，炒枳实15g，砂仁6g（后下），当归12g，甘草6g。

服药14剂后，口腔溃疡基本痊愈，小腹胀减轻，口气减轻，大便不成形，舌体稍胖大，淡红，尖稍红，苔薄白，脉沉弦小滑。继以上方进退，巩固疗效。

[按语] 是证为腑气不通，腑热上熏而致口疮。故治以泻胃散、茵陈蒿汤、小承气汤清胃热，通便泻热，酌加和胃降气，健脾理气化湿之品，使胃热清，脾气和，腑气通，引火下行，则口疮之证自宁。

（3）清利湿热

过食肥甘厚味，辛辣酒醴，日久酿湿积热，阻于中焦，脾胃湿热蕴结，熏蒸口舌，而出现口疮。湿热证口疮，可反复发作，伴口疮疼痛进水加重，纳呆，大便黏滞不爽，舌质红，苔黄腻，脉弦数。治以清利脾胃湿热。方选半夏泻心汤、甘露消毒丹等。至中期邪实而正气已虚时，可清化湿热，酌加益气之品；口疮消失后，可侧重益气养阴。

验案 徐某某，男，42 岁，汉族，已婚，北京市人，2007 年 10 月 30 日初诊。

主诉：口腔溃疡 11 年。11 年来，常发口疮，开始为口唇部，其后为口腔黏膜及舌，逐渐严重。曾用激素治疗缓解约半年，之后用中药治疗，效果不佳。就诊时症见：口舌生疮，此起彼伏，疼痛异常，悬雍垂处可见溃疡，进水时疼痛加重，目眵较多，伴有头痛，口不干，纳寐可，大便黏滞不爽，形体偏瘦，口唇内有硬结，舌体偏胖，质暗滞，苔黄腻，脉弦滑。

依据口疮反复发作，大便黏，苔黄腻等症，辨证为脾胃湿热，蕴结中焦。遵仲景泻心法治以清利湿热。

处方：五爪龙 20g，炒麦冬 12g，半夏 12g，炮姜 10g，西洋参 10g（先煎），黄连 8g，炒黄芩 10g，焦栀子 8g，生石膏 30g（先煎），炒防风 12g，生苡仁 30g，茵陈 12g，升麻 10g，醋香附 10g，甘草 8g。

药后悬雍垂处溃疡即消，余症亦减轻，遂以上方进退，2 个月后口腔溃疡未在复发，多年顽疾消除。

[**按语**] 是证湿热蕴结脾胃，循经上扰而发口疮，治以黄连、黄芩、石膏、栀子苦寒燥湿清热解毒；防风、升麻发散郁火；炮姜、半夏和芩、连辛开苦降；薏苡仁、茵陈、五爪龙清热利湿、导湿下行；甘草清火解毒；麦冬养阴，香附调气以利升降。诸药燥湿、清热、散火、解毒、辛开苦降、养阴、调理升降，使湿热清，脾胃功能恢复，则多年顽症治愈。

（4）温中散寒

口疮反复发作，久而不愈，或年老体弱，苦寒药物损伤脾阳，或素体阳虚，过食寒凉，致脾胃阳虚，肢体失于温煦，阳虚不潜，无根之火上浮，熏蒸口舌，黏膜腐溃成疮。明·赵献可《医贯》云："虚寒何以能生口疮，盖因胃虚谷少，……脾胃虚衰之火，被迫炎上，作为口疮。"虚寒性口疮，多反复发作，病势缠绵，疮面难消难敛，伴有疲乏无力，纳呆，畏寒。治疗应分清寒热虚实，不可再误用寒凉之剂。元·朱丹溪云："口疮服凉药不愈者，因中焦土虚，且不能食，相火冲上无制，用理中汤。"用理中法健脾温中，俾中州健运，谷气上升，元气充沛，脾胃得暖，虚火浮阳得以潜藏，口疮乃愈。

验案 赵某，女，36岁，汉族，已婚，北京市人，2007年12月22日初诊。

主诉：反复口疮，进食水疼痛7年。症状时轻时重，曾在三甲医院确诊，使用口炎清颗粒、喷雾剂等治疗，药后暂时缓解，移时复发。平素自感乏力，畏寒怯冷，每于饥饿时胃部胀痛，进食或休息后稍缓，工作压力较大，睡眠欠佳，每于月经前口疮加重，形体偏瘦，舌质暗滞，有瘀点，苔薄白，脉沉细滑。

患者平素乏力，畏寒肢冷，饥则胃胀，得食少缓，舌苔、脉象一派虚寒，显为脾阳不足之候。

治以温中散寒，补脾助运。

处方：竹节参12g，生白术15g，砂仁10g（后下），炮姜8g，厚朴花12g，淡附片3g（先煎），茯苓30g，娑罗子10g，黄连6g，檀香8g（后下），炒三仙12g（各），当归12g，炒白芍12g，醋香附10g，炙甘草8g，生姜2片，大枣3枚。

服药14剂后，口腔溃疡未见发作，胃脘胀痛明显好转，唯进冷食后仍胃脘不适，轻度乏力，舌质暗，苔薄白，脉沉细。

二诊仍以上方出入，生白术改炒白术15g，淡附片加至6g。药后溃疡未作，饥饿时胃脘不适症消，嘱其节制饮食，调节情志，劳逸结合，自身调理巩固。

[**按语**] 本例患者，口疮反复发作，伴发症状显示虚寒之象，诊为脾胃虚寒，治以温中散寒，补脾助运。药用附子理中汤加理气活血药物，缘之患者为女性，工作压力大，睡眠差，且月经前加重。故加娑罗子、当归、白芍、香附疏肝理气活血之品，全方健脾益气，温中散寒，助脾胃运化，调畅气机，潜藏虚火，故多年复发口疮，药后即愈。

2. 脾胃与他脏同调法

路老认为，五脏是一个有机的整体，五脏之中，脾胃为之枢，相谐各脏发挥不同的功能，脾胃与各脏之间，生理、病理上互相影响，治疗上亦密切关联，具体到口疮一证，临证之时，既要重视脾胃，亦应兼顾他脏。

（1）调理心脾

舌为心之苗窍，"诸痛痒疮，皆属于心"，脾之经脉与口舌相连，口疮之疾，与心脾关系密切。隋·巢元方《诸病源候论》云："心气通于舌，脾气通于口，腑脏热盛，热乘心脾，气冲于口与舌，故令口舌生疮也。"唐·王焘《外台秘要》亦云："心脾中热，常患口疮"。宋·《圣济总录》指出："口舌生疮者，心脾经蕴热所致也"，明确指出口疮的病因在于心脾热盛。暴饮暴食，过食肥甘，辛辣煎炒炸之品，嗜酒损伤脾胃，脾胃蕴热，思虑过度，抑郁忧伤引动心火，致使心脾积热，而发口疮。症见口疮灼痛，心烦失眠，口臭便干，舌红苔黄，脉滑数。关于治法，清·《医学传心录》指出："脾火上行则口内生疮，泻黄散治之"。心脾积热，可用泻黄散合导赤散。心脾积热兼伤阴者，可用甘露饮。

验案 丁某，女，51岁，汉族，已婚，北京市人，2006年2月21日初诊。

主诉：口腔溃疡伴胸部肩背不适半年。平素工作忙碌，可见口腔黏膜及舌体散在白色溃疡点，伴乏力，口干多饮，饮不解渴，胸部肩背不适，睡眠欠佳，形体清瘦，经前带下褐色，大便1~2日一次，舌略胖，苔薄黄，脉弦细。

辨证系劳役思虑过度，致脾运不健，胃失和降，升降悖逆，津液不布，子盗母气，心火内盛，心脾积热，热灼口舌而形成溃疡。

治以调理心脾。

处方：太子参12g，西洋参10g（先煎），柏子仁15g，黄精12g，素馨花12g，当归12g，川芎9g，麦冬10g，炒白术12g，茯苓20g，砂仁8g（后下），郁金10g，炒枳实15g，炒三仙10g（各），胆南星8g，炙草10g，紫石英18g（先煎），水煎服。

药后口腔溃疡未发，诸症均减。即如法调理月余，口疮痊愈。

[**按语**] 本例患者，长期工作压力大，劳伤心脾，脾失健运，津液不布，湿从内生，日久化热，引动心火，遂成此证。治以四君子汤健脾益气；砂仁、枳实、炒三仙健脾和胃消食健脾；清热，以养心安神之品而收功。黄精、麦冬益阴养血；郁金、素馨花疏肝气以补脾，清肝热以宁心；柏子仁、紫石英、胆南星镇惊宁心；当归、川芎养血和血。诸药从气、血、郁入手，健脾、清心、疏肝，以使中州健运，心、肝火平息，则口舌之证自安。

（2）肃肺和胃

口腔为肺、脾胃之门户，脾胃与肺，土金相生，肺脏有热，子病及母，致脾胃热盛，上熏于口而发为口疮。其证起病急，口疮周围红肿、水泡，伴发热头痛，咽痛咳嗽等。治以泻脾胃肃肺，清热解毒，用竹叶石膏汤合小陷胸汤加减。

验案 马某某，女，72 岁，汉族，已婚，北京市人，2006 年 1 月 15 日初诊。

主诉：口腔溃疡反复发作多年，加重 2 周。2 周来因外感引起咳嗽，咳痰黄稠，胃脘胀满烧灼，恶心，口干苦不欲饮，大便 3 天未解，头晕耳鸣，心烦，夜寐不安，舌胖，质紫暗，苔薄黄，脉滑数。

本证因外感引发宿疾，外邪犯肺，胃热内盛，引发口疮，咳吐黄痰，口苦便干，耳鸣心烦，胃脘胀满，一派肺胃热盛之像。

治以化痰清热，和胃降浊。

处方：瓜蒌 20g，桃仁 10g，杏仁 10g，枇杷叶 15g，桔梗 10g，紫菀 10g，百部 10g，苏梗 10g（后下），半夏 10g，炒三仙 10g（各），佛手 10g，黄芩 10g，内金 6g，炒莱菔子 10g，火麻仁 12g，当归 10g，甘草 6g，公英 12g。

药后口腔溃疡未发，咳嗽及胃脘灼热减轻，口苦干，偶有恶心，痰黏难出，夜寐多梦。大便不爽，舌胖质暗，苔薄白，脉沉弦小滑。此为肺胃热已减，但余热未净，二诊予竹叶石膏汤加减。

处方：南沙参 15g，麦冬 10g，生石膏 20g（先煎），枇杷叶 15g，茵陈 10g，焦栀子 3g，黄连 5g，石斛 10g，生谷芽 15g，生麦芽 15g，炒枳实 12g，大黄炭 2g，佛手 10g，石见穿 12g，公英 12g，甘草 6g。

药后口腔溃疡未作，余症亦大为减轻，遂以上方再进 7 剂，诸症悉除。

[**按语**] 本证先以清肺胃热，化痰和胃降浊法，继以清肺胃余热养阴法。治疗围绕脾胃与肺，随证施法，体现了审时度势的灵活辨证论治思想。

（3）清肝健脾

口舌疾病与肝脏有密切关系，《灵枢·经脉》记载"肝足厥阴之脉，……其支者，从目系，下颊里，环唇内"，情志内伤，肝气郁结，久郁化火。肝郁日久，侵犯脾胃，至脾失健运，水湿内停，肝热脾湿，循经上扰于口，而发生口疮。症见口疮伴急躁易怒，食欲不振，失眠泛恶。治以清肝健脾和胃，以当归芦荟丸合六一散、泻黄散加减。

验案 李某某，男，22 岁，汉族，未婚，北京市人，2008 年 5 月 21 日初诊。

主诉：口腔溃疡 3 年。反复发作，与情绪异常有关，平素易急，口臭，汗出黏而不爽，手背发烫，时头晕，乏力，睡眠差，语迟发音不清，食欲不振，大便不爽，舌质暗红，苔白腻，脉弦细。

患者素性情急躁，口疮发作与情绪相关，乃情志内伤，肝郁化火所致，肝郁克脾土，肝热脾湿，循经上扰于口，而发生口疮。

治以清肝理脾祛湿。

处方：钩藤 15g，蝉衣 12g，僵蚕 10g，全虫 4g，当归 12g，赤芍 12g，白芍 12g，虎杖 15g，茵陈 12g，预知子 12g，炒枳实 12g，车前草 15g，槐花 8g，甘草 6g。

服药 14 剂后，口腔溃疡即愈，急躁易怒，睡眠亦好转，既见效机，仍以上方进退 14 剂收功。

[按语] 是证口疮发病与情志相关，属肝郁化火，横逆犯脾所致，故以清肝利湿之茵陈、车前草；平肝熄风之钩藤、蝉衣、全虫；疏肝理气之预知子；柔肝和血之赤芍、白芍、当归、槐花；调理脾胃升降，祛痰湿之僵蚕、虎杖。诸药共奏清肝、疏肝、平肝、理脾祛湿之功。久患口疮随药而愈。

小结 口疮多由饮食不节，劳倦内伤，情志刺激等因素而引起，脾胃位居中焦，为人体气机升降之枢纽，饮食、劳倦、情志诸因素，皆可影响脾胃而发生病变。脾胃与口，经脉相连，功能相属，口疮一证，与脾胃关系最为密切，故治疗口疮总以调理脾胃为主，或兼调他脏。调理脾胃本脏，路老常用健脾化浊祛湿、通腑导滞、清利湿热、温中散寒诸法。由于口舌与心、肝、肺诸脏，经脉、功能相属，故口疮的治疗常心脾、肝脾、肺脾同调，形成以调理脾胃为中心，相关脏腑相兼而治的特点。临床验用此法，每愈沉疴，堪值我们效法。

（四）调理脾胃治不寐

1. 不寐的发生与脾胃相关

路老认为，脾胃居于中焦，上连心肺，旁邻肝胆，下接肾命，是人体阴阳、气血、水火、气机升降之枢纽，交通之要道。脾胃有病，最易影响其他四脏。从五行关系来看，脾（胃）与心和肝的关系较为密切，脾属土，心属火，肝属木，脾与心是母子相生的关系。脾与肝是相克关系，心主血，主神明，肝藏血，主疏泄，二脏与人的精神意识活动关系最为密切，而脾（胃）的病变最易影响心、肝两脏的功能活动，从而出现不寐。从病因病机上看，主要有虚、实和虚实夹杂三种情况。

从虚来说，脾胃属土，主受纳运化水谷精微，化生气血，以养五脏。《素问·经脉别论》云："食气入胃，散精于肝，淫气于筋。食气入胃，浊气归心，淫精于脉。脉气流经，经气归于肺，肺朝百脉，输精于皮毛。毛脉合精，行气于府，府精神明，流于四脏。"若脾胃虚弱，运化失职，水谷精微化生无源，则其余四脏皆失其养，心肝血虚，神失所养，不寐由生。诚如清·马培之所云："脾处中州，为化生气血之脏，脾虚不能布津于胃，子令母虚，神不归舍，彻夜不寐。"

从实来说，或因气滞，或因湿（痰）阻，影响脾胃气机，升降失常，或痰湿郁久化热，均可扰动心神，致心神不宁而不寐。另外，饮食不节，嗜食肥甘辛辣，或饱食无度，伤及脾胃，宿食停滞，酿生痰热，痰食阻滞，胃气不和，致心神不安，亦可不寐。如《张氏医通》所云："脉滑数有力不得卧者，中有宿滞痰火，此为胃不和则卧不安也"。而虚实夹杂，多为脾胃虚弱、气血不足与气滞、食滞、湿浊、痰热等邪实并存。

2. 不寐的辨证论治

（1）脾胃虚弱，血不养心

脾胃虚弱，化源不足，气血两虚，心神失养，症见入眠困难，多梦易醒，心悸健忘，头晕目眩，体倦乏力，面色少华，舌淡，苔薄，脉细弱等。治宜健脾和胃，养血安神，路老多用归脾汤或养心汤合酸枣仁汤化裁，常用药物有：参、芪、白术、茯神、当归、白芍、柏子仁、炒枣仁、五味子、生地、远志、夜交藤、法半夏等。对于脾胃虚弱，生化无源，阴血不足，月经不调者，路老多用健脾养血调经法；对于脾胃失和伴肝肾不足者，治以健脾和胃滋补肝肾法。

（2）脾虚不运，痰湿阻滞

脾胃虚弱，运化失常，湿浊内生，积湿成痰，痰湿壅遏，心神不宁。症见寐而不实，伴头昏沉重，胸闷痰多，嗳气纳呆，腹胀便溏，舌苔白腻，脉濡滑等。治宜健脾化湿，宁心安神。路老常用六君子汤合涤痰汤或温胆汤化裁。药用党参、白术、茯苓、茯神、半夏、枳实、枳壳、竹茹、胆星、厚朴花、炒杏仁、炒苡仁、远志等；若兼有肝郁者，则兼用素馨花、玫瑰花、合欢花等药。

（3）脾虚湿阻，痰热扰心

宿食停滞，酿生痰热，或脾虚不运，湿浊阻滞，蕴久化热，扰动心神。症见夜寐不安，心烦不宁，心悸易惊，胸闷痰多，脘闷纳呆，恶心口苦，大便不爽，小便色黄，舌红苔黄腻，脉滑数等。治当清热化痰，降浊宁心。路老常用蒿芩清胆汤合半夏泻心汤或涤痰汤化裁。药用黄芩、茵陈、青蒿、黄连、竹沥半夏、竹节参、竹茹、竹沥汁、杏仁、薏苡仁、茯苓等。若热伤阴血，兼有阴血不足，症见心烦不寐、健忘、口燥咽干、面色不华，或手足心热者，路老常加太子参、麦冬、五味子、当归、白芍、山萸肉、生地、炒柏子仁、炒枣仁、知母等。也可加入重镇安神之品，如紫石英、生龙牡、珍珠母等。

（4）胃腑不和，心神不宁

饮食不节，肥甘厚味，伤及脾胃，宿食停滞，酿生痰浊，痰食阻滞，胃气不和，致心神不安，症见夜寐不宁，辗转反侧，胃脘胀满，嗳腐吞酸，恶心纳差，舌红苔厚，脉滑或滑数等。治当消食导滞，和胃降浊。路老常用保和丸、温胆汤加减化裁，药用炒三仙、莱菔子、半夏、陈皮、茯苓、枳实、竹茹、厚朴、五谷虫、素馨花、娑罗子等。

验案1 董某，女，59 岁。2008 年 3 月 12 日初诊。

患者不寐 1 年，近期因工作繁忙，情绪不佳，症状加重。刻下症见：难以入眠，寐而不实，寐中易醒，常在凌晨 3 时被逆气呛醒，伴泛酸，腹胀便溏，日便 1～2 次，甚至 3～4 次，近日便后心悸胸憋，畏寒喜暖，面色萎黄，舌体瘦，舌质暗红，苔薄腻，脉弦细。

辨证：脾胃素虚，运化失常，复因劳累、情绪不佳、气机不畅，致脾胃升降失常。

治则：健脾益气，理气化浊。

处方：太子参 15g，莲子肉 15g，生白术 18g，炒山药 15g，姜半夏 12g，黄连 8g，吴茱萸 3g，茯苓 30g，素馨花 12g，娑罗子 10g，白芍 12g，炙草 6g，水煎服。嘱忌生冷油腻，少食多餐，忌恼怒。

药后睡眠改善，诸症减轻，后半夜气逆之症消失。继用上法调理月余，睡眠恢复正常。

[**按语**] 本证脾虚、湿浊、肝郁相互影响，患者脾胃素虚，湿浊阻滞，加之情志不畅，致心神不宁，睡眠不安。脾胃虚弱，水湿不运，故腹胀便溏。浊气不降而上逆故气呛泛酸等。故治当健脾和胃、理气化浊。方用四君子汤、左金丸、半夏泻心汤合用，佐疏肝理气之品，兼调气机，故收桴鼓之效。从中可窥路老审机论治的辨证思想。

验案2 吴某，男，51 岁，2009 年 1 月 20 日初诊。

患者不寐 9 个月，自去年 4 月以来因工作紧张而出现入眠困难、眠后易醒、醒后难寐，每晚服用舒乐安定 1 片可睡 4～5 个小时，日间头昏沉，记忆力下降，午休时汗出，腹胀便溏 30 余年，进食油腻或牛奶则加重。舌红苔薄

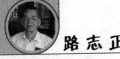
黄腻，脉左弦细右弦滑。

辨证：脾胃素虚，湿浊宿食停滞，气机不畅，致胆胃不和，心神不宁。

治则：健脾和胃，温胆宁心。

处方：五爪龙20g，西洋参（先煎）10g，炒白术15g，炒山药15g，枳实12g，竹茹12g，竹沥半夏12g，黄连10g，素馨花12g，藿、苏梗各12g，炒柏子仁18g，炒白芍12g，炒防风12g，仙鹤草15g，炒杏仁30g，炒薏仁30g，炒生龙、牡（先煎）各30g，14剂，水煎服，每日1剂。又用天麻12g，蝉衣10g，珍珠粉5g，黄连5g，广木香8g，炒枣仁20g。共为细末，每次1.5g，冲服，每日2次。

连续服用上方40余剂，睡眠明显改善，停用舒乐安定后，每夜可睡6～7小时，中午可睡40分钟。

[按语]本患脾胃素虚，湿浊阻滞，气机不畅，胆腑不利，胆胃不和，故食油腻即便溏，精神紧张则症状更重，影响神明则夜不能寐。路老用健脾化湿、温胆和胃之法，一方面健脾和胃化浊，一方面清利胆之郁热，使脾胃调和，肝胆疏利，神能守舍，故睡眠改善。

小结　路老认为，五脏功能失调皆可发生不寐。而五脏之中，尤以脾（胃）脏最为重要。脾胃病变或脾胃虚弱，气血不足，心神失养，或中焦失运，蕴湿成痰，痰热扰心等，均可导致心神不宁而不寐。路老临证常以健脾益气养心、化痰降浊、和胃温胆宁心等法调理中州，以达到安神的目的。由此可窥路老重视脾胃的一贯思想。

（五）调理脾胃治心悸

路老认为，导致心悸的原因很多，病机各异，但综合分析，与中焦不调关系最为紧密，古之先贤即有论述。考"心悸"之病名，《内经》并无记载，但已有相关论述，如《素问·平人气象论》云：脉"乍疏乍数者死"，《素问·痹论》说："心痹者，脉不通，烦则心下鼓"，《灵枢·经脉》也指出，心主手厥阴心包络之脉"是动则病……心中澹澹大动"。而关于中焦与心悸的关系《内经》中亦有论述，《素问·平人气象论》云"胃之大络，名曰虚里，贯膈络肺，出左乳下，其动应衣，脉宗气也"。这就指明了心脏的搏动与中焦"胃"有密切关系，同时更明确指出"盛喘数绝者，则病在中。结而横，有积矣"。可知心悸与中焦病变相关早在《内经》就有定论。汉·张仲景《金匮要略》正式立惊悸之病名，有"惊悸吐衄下血胸满瘀血病脉证并治"专篇论述，指出"动即为惊，弱则为悸"，同时还多次提到"心下悸"，指出水停心

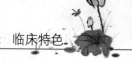

下（中焦）为心悸的重要病机。用半夏麻黄丸、小半夏加茯苓汤等治疗；再从《伤寒论·辨太阳病脉证并治》治疗"脉结代，心动悸"的炙甘草汤来看，仲景以炙甘草为君，意在通过调理中焦，补益中气，昌气血生化之源而疗心悸。

仲景之后，历代医家对心悸的病因病机多有发挥，归纳起来有如下几种。

因虚致悸说：如唐·孙思邈《千金要方·心藏脉论》："阳气外击，阴气内伤，伤则寒，寒则虚，虚则惊，掣心悸，定心汤主之"。宋·严用和认为是"心虚胆怯之所致也"（《济生方·惊悸怔忡健忘门》）；金·成无己提出"气虚"说，指出："悸者，心松是也"（《伤寒明理论卷中·悸》）；元·朱丹溪则有血虚致病说，《丹溪心法·惊悸怔忡》："惊悸者血虚，……怔忡者血虚，怔忡无时，血少者多。"明·秦景明认为："心气虚则心无主威，心神失守"，"心血耗尽，则神明内扰，而心神不宁"（《症因脉治》）。明·张景岳更指出"虚微动亦微，虚甚动亦甚"（《景岳全书·惊悸怔忡》）。

因痰致悸说：以朱丹溪为代表，《丹溪心法·惊悸怔忡》云："时作时止者，痰因火动"，"肥人属痰，寻常者多是痰"；清·唐容川也云："心中有痰者，痰入心中，阻其心气，是以心跳不安"（《血证论·怔忡》）；清·张锡纯在《医学衷中参西录·论心病》中亦有相似论述："有其惊悸恒发于夜间，每当交睫甫睡之时，其心中即惊悸而醒，此多因心下停有痰饮。心属火，痰饮属水，火为水迫，故作惊悸也"。

因瘀致悸说：以清·王清任为代表，《医林改错·血府逐瘀汤所治症目》说："心跳心忙，用归脾安神等方不效，用此方百发百中"，唐容川《血证论·怔忡》亦说："凡思虑过度及失血家去血过多，乃有此虚证，否则多挟痰瘀，宜细辨之"。

因郁怒致悸说：明·虞抟《医学正传·怔忡惊悸健忘证》云："有因怒气伤肝，有因惊气入胆，母能令子虚，因而心血不足，又或嗜欲繁见，思想无穷，则心神耗散而心君不宁……"

路老认为，虽然致悸原因很多，但多与中焦相关。从虚来说，脾胃为后天之本，气血生化之源，持中焦而运四旁。若脾胃虚弱，化源不足，可使气血不足，心失所养，心神不宁，发为心悸。从痰来说，若中焦运化失司，蕴湿成痰，痰湿阻滞经脉，或痰饮上凌于心，或痰浊蕴结，日久化火，痰火扰心，均可致心神不宁，发为心悸。从瘀来说，心主血，藏神，肝主疏泄，藏血舍魂，二者共同调和血脉，协调情志，肝气郁结，气机不畅，每每影响心

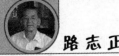

血运行，形成瘀血阻络，而发心悸。从郁怒来说，情志不遂，郁怒伤肝，气机逆乱，母病及子，影响心气，导致心悸。除以上病因外，路老还通过大量临床病例总结出阳明郁热的病因，足阳明之经别"散之脾，上通于心"，若素体阳盛，喜食膏粱厚味，日久生热，阳明郁热，扰动心神，心神不宁则悸动不安。

1. 治心悸者必调中焦

基于以上认识，路老强调治疗心悸要从中焦着手，通过调理中焦治疗心悸可收到事半功倍的效果，故善治心悸者必调中焦。路老治疗心悸的方法主要有以下几种。

（1）健脾益气，补血养心

用于心脾两虚，气血不足，心神失养之证。症见：心悸气短，神疲乏力，面色无华，失眠多梦，头晕健忘，腹胀便溏，舌淡苔薄白或腻，脉细弱。治以健脾益气，养血安神。路老常用归脾汤、炙甘草汤加减。常用药物有太子参、黄芪、炒白术、茯苓、黄精、丹参、炒柏子仁、炒枣仁、远志、菖蒲、当归、白芍、炙甘草。若气虚及阳，失于温煦，可伴见汗出肢冷，脉结或代等，加桂枝、制附子、紫石英等温通心阳以安神；若血虚日久，进一步损及心阴，伴见心烦不寐，五心烦热，口干舌燥，舌红少苔者，加南沙参、麦冬、五味子、石斛、生地等养阴清热以宁神。

（2）健脾和胃，温胆宁心

用于心胆气虚之证。症见：心悸不安，心烦失眠，善惊易恐，胸闷气短，胁脘胀满，纳差，便溏。舌淡红，苔薄白或白腻。脉弦细。《医学入门》云："心与胆相通，心病怔忡，宜温胆汤"，路老常用温胆汤加减化裁，常用药物有炒枳实、竹茹、胆星、竹半夏、茯苓、太子参、生白术、杏仁、薏苡仁、炒山药、生谷芽、生麦芽。

若痰湿阻遏胸阳，胸阳不振，兼见胸闷憋气，甚则胸中窒痛者，路老常兼用宽胸涤痰，宣痹通阳之法，方用温胆汤合瓜蒌薤白半夏汤，在温胆汤基础上加瓜蒌、薤白、竹半夏等。

若痰阻清窍，兼见头晕目眩，头重如裹，耳鸣耳聋等症，则用温胆汤合半夏白术天麻汤加减，常加竹半夏、白术、天麻、钩藤、菖蒲、郁金等。

（3）清热化痰，降浊清心

用于痰热扰心之证，症见心慌心悸，胸闷不舒，夜寐不安，脘闷纳呆，恶心口苦，大便黏滞不爽，舌红苔黄腻，脉滑数。治以清热化痰，降浊宁心，路老常用黄芩、茵陈、青蒿、黄连、竹半夏、竹茹、杏仁、薏苡仁、茯苓等。若热伤阴血，兼有阴血不足，症见心悸而烦、失眠健忘、口燥咽干、面色不华，或手足心热者，路老常加太子参、麦冬、五味子、当归、白芍、沙参、山萸、生地、炒柏子仁、炒枣仁、知母、丹参等药。

（4）舒肝解郁，化瘀通心

用于痰瘀阻滞之证，症见心悸怔忡，胁肋胀痛，情绪低落，眠差多梦，舌黯红苔白，脉弦等，路老以疏肝解郁，化瘀宁心为法。常以柴胡疏肝散加素馨花、郁金、远志、川楝子、元胡、生麦芽、生谷芽等。若木郁乘土，土虚不运，可兼见胃脘胀满，纳食不馨，或吐酸嘈杂，应以健脾和胃之法，方合六君子汤，或用逍遥散加减。如肝气郁久化火，上扰心神，症见心悸心烦，睡眠不安者，常加入凉肝泻火之品，如黄芩、黄连、栀子、青蒿等。

（5）清泻阳明，和胃安心

用于阳明郁热之证，症见心悸不宁，口干口臭，消谷善饥，舌红苔黄厚，脉滑数，药用黄连、黄芩、生石膏、知母、栀子、芦根、杷叶、竹茹、竹沥等。若腑气不通，兼见脘腹胀满，大便干燥等症，当在上方基础上加入通腑泄热之品，如大黄、枳实等。

验案1　任某，女，49岁。2003年7月15日因心悸气短3周前来就诊。

患者近3周来自觉心悸气短，睡眠欠佳，入睡困难，多梦易醒，心烦易怒，二便调，月经基本正常。舌体瘦尖边红，苔薄腻。脉左寸沉滑，余细弱沉涩。动态心电图示：频发室早。超声心动：心结构正常。

辨证：气阴两虚，心神失养。

治则：益气健脾，养心安神。

处方：太子参12g，黄精10g，生黄芪15g，丹参12g，炒柏子仁12g，远志8g，菖蒲10g，郁金10g，炒白术12g，茯苓18g，佛手10g，白芍12g，炙甘草6g，生牡蛎20g（先煎）。14剂水煎服。

7月29日二诊：心慌气短等诸症明显减轻，仍有时入睡难，眠不实，二便调。舌质暗，尖边红。脉细弱而沉涩。上法既见效机，继以上方加减化裁。

处方：西洋参6g（先煎），黄精12g，生黄芪15g，南沙参12g，丹参15g，苦参6g，炒柏子仁15g，郁金10g，远志9g，茯苓18g，白芍12g，炒白术10g，炙草6g，木香10g（后下），生龙牡各30g（先煎），炒枳壳12g，14剂水煎服。

三诊：心悸气短等症基本消失，继以上方加减化裁，14剂而愈。

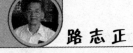
验案 2 王某，女，31 岁。2007 年 9 月 25 日初诊。

心悸怔忡，烦躁不安 3 年余。2002 年因盗汗、消瘦、小腹痛，月经量少，某医院诊断为"盆腔结核"，给予抗痨治疗，2005 年 2 月哈医大二院妇科认为"盆腔结核"诊断不成立。此后辗转求治于多家医院，渐出现心悸、胆怯。刻下症见：心悸怔忡，恐惧多虑，情绪低落，烦躁，头昏沉重，每因精神紧张或生气时即感枕部不舒，烘热盗汗，乏力，眠差易醒，时胃脘隐痛，纳差，便溏，日 2 次，月经后期，量少色暗，经前畏寒烦躁，经行腰腹酸痛。舌体胖，质暗红，苔少，脉细弦。

辨证：脾胃虚弱，心胆不宁。

治则：健脾和胃，温胆宁心。

处方：西洋参 10g（先煎），生白术 12g，炒山药 15g，半夏 9g，川芎 8g，茯苓 30g，生谷芽 20g，生麦芽 20g，太子参 12g，炒枳实 12g，竹茹 12g，胆星 8g，生龙牡各 30g，炙甘草 6g，当归 12g，白芍 12g，南沙参 12g，知母 10g，柏子仁 18g。14 剂水煎服。

2007 年 10 月 9 日二诊：药后心悸头昏减轻，盗汗减少，仍胆怯，睡眠易醒，大便溏，日 1 行，舌体胖质淡，苔薄白，脉细弦。

前方去竹茹、南沙参，炒枳实增至 15g，加竹沥汁 30ml 为引，14 剂。另予琥珀 6g，炒枣仁 30g，茯苓 15g，为细末装胶囊，日 3 次，每次 3 粒，白水下。

2007 年 11 月 6 日三诊：药后心悸、胆怯明显减轻，盗汗明显减少，夜寐安，纳食增，大便成形日 1 次。舌体胖，质淡，苔薄白，脉细弦。

治宗前法，竹节参 10g，西洋参 10g（先煎），生白术 15g，茯苓 30g，竹半夏 10g，炒麦冬 12g，预知子 12g，郁金 10g，炒三仙各 12g，胆星 8g，僵蚕 8g，炒枣仁 20g，远志 10g，竹茹 12g，炒枳实 15g，生龙牡各 30g（先煎），竹沥汁 30ml 为引，30 剂巩固疗效，诸症状消失。

1 年后随访，身体状态良好，心悸未见复发。

[按语] 本案因脾胃虚弱，胆失疏泄，心神不宁而致心悸。故以西洋参、太子参、生白术、炒山药、茯苓、生谷、麦芽、健脾补气；炒枳实、竹半夏和胃以助运化；当归、白芍、川芎养血活血；竹茹、胆星温胆化痰；南沙参、知母养阴清热安神；炙甘草、柏子仁补中养心；生龙牡镇惊安神定悸。全方重在健脾和胃助运化以生血，辅以养血、温胆、宁心之剂。药后心悸减轻，二诊加入琥珀、枣仁重镇、安神之品，症状十祛其七，继如法调理，顽固心

悸告愈。

（六）调理脾胃治疗五脏病

《素问·太阴阳明论》指出："脾者土也，治中央，常以四时长四脏，各以十八日寄治，不得独主于时也。"说明脾为其他四脏之长，脾化生气血，滋养五脏。所以张景岳说："五脏中皆有脾气，而脾胃中亦有五脏之气"。路老推崇这一观点，认为脾胃乃五脏之枢，与五脏的关系最为密切，故调五脏可治脾胃病，调脾胃亦可治疗五脏病。

1. 脾胃升降的渊源与特点

脾胃的功能特点之一就是升降运动，指脾胃将营养物质上归于肺，到达全身的上升运动以及脾胃主收纳、腐熟水谷，传化水谷糟粕的下降运动。脾胃的一升一降，一运一纳，共同完成了饮食物的消化吸收过程。关于升降理论，自《内经》中就有明确的记载，《素问·灵兰秘典论》指出："脾胃者，仓廪之官，五味出焉。"说明脾胃是受纳腐熟水谷，化生五谷精微的器官。《素问·经脉别论》又指出："饮入于胃，游溢精气，上属于脾，脾气散精，上归于肺，通调水道，下输膀胱，水津四布，五经并行……"说明了脾将营养物质上归于肺的升清运动。《素问·五脏别论》指出："胃、大肠、小肠、三焦、膀胱，此五者天气之所生也，其气象天，故泻而不藏，此受五脏浊气，名曰传化之府，此不能久留，输泻者也……"说明了胃传化物的下降运动。张仲景在《伤寒论》中将《内经》脾胃升降的理论运用于临床，认为脾胃居于中焦，连通上下，为升降之枢纽。因为脾主湿，易从寒化，胃主燥，易从热化，脾胃不和，则易产生寒热错杂证，故治疗上张仲景创立了辛开苦降之法，以半夏、生姜、甘草泻心汤治疗升降失常，寒热错杂之证。还创立了养胃阴以和胃降逆的竹叶石膏汤，通腑泻热的三承气汤，治表湿应健脾升阳化湿的麻黄加术汤，降胃气以和解少阳的小柴胡汤，温中降逆治疗脾胃虚寒的理中汤等诸多调理脾胃升降的方子，开调理脾胃升降治疗之先河。后世金元时期的李东垣，创立了脾胃学说，在《脾胃论》中多篇论述了脾胃的升降问题，他认为脾胃升降障碍是百病形成的根源，指出："或下泄而久不能升，是有秋冬而无春夏，乃生长之用，陷于殒杀之气，而百病皆起；或久升而不降，亦病焉。"他认为脾气升发，则水谷之精气化生气血，有升然后才有降，如果升降悖逆，以致"清气不升，浊气不降，清浊相干，乱于胸中，使周身气血逆行而乱"的脾胃升降失常，百病由生。脾胃升降失常，关键在于阳气的升发不足，阳气不能升发则阴火上冲，故治以升阳益气，泻火降浊的方法。创

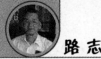
制了补中益气汤、调脾胃泻阴火升阳汤等升阳泻火的方子，使用蔓荆子、葛根、升麻、柴胡等风药升阳除湿，同时创制了升降相因的通幽汤，升胃气降肺气的升阳益胃汤，升元气降阴火的制熟干地黄丸，升脾气除积滞的橘皮枳术丸、半夏枳术丸、木香人参生姜枳术丸等，为后世广为沿用。后世对于脾胃升降理论的阐发，皆本李东垣之说，其弟子罗天益，治疗营卫失和外感，从调理脾胃升降入手，重用甘辛温补而慎用寒凉，即是在东垣基础上发挥的。明·薛己受脾胃学说的影响，倡导"人以脾胃为本"，并将胃分为胃气、胃血，脾分为脾气、脾血，提出"命门火衰而脾土虚寒"，主张升阳补脾应从补肾入手。张景岳则强调脾胃与五脏的联系，认为"五脏中皆有脾气，而脾胃中亦皆有五脏之气，此其互为相使"，故脾胃升降失调，可导致五脏病，五脏有邪，亦可导致脾胃病。在治疗上提出："善治脾者，能调五脏，即所以治脾胃也；能治脾胃而使食进胃强，即所以安五脏也。"后贤李中梓明确提出"脾胃为后天之本"，同时强调脾胃升降的重要性，认为"明乎脏腑阴阳升降之理，凡病皆得其要领。"并主张补肾与理脾兼行。清代叶天士，崇脾胃学说，而将脾、胃分论，认为脾主藏，胃主通，运化主脾，受纳主胃，脾宜升则健，胃宜降则和，同时认为东垣大补阳气，重在治脾，仲景急下存阴，重在治胃，提出脾阳不足，胃有寒湿者，宜遵东垣法，温燥升运；而脾阳不亏，胃有燥火者，则应甘凉濡润，以养胃阴为主，进一步耗伤肝阴者，则以酸甘济阴法。叶氏将脾胃升降与润燥结合起来，不仅创新了胃阴说，更丰富了升降理论。后世吴瑭创立三焦辨证，尤重视中焦脾胃，提出湿热在中焦应清化宣畅的理论，将脾胃升降理论与湿热的治疗紧密结合起来，丰富了脾胃升降学说。清代医家吴澄认为脾阴是脾气的物质基础，提出劳倦忧思，脾阴暗耗，内伤七情，五志化火，大病久病，五脏之阴大亏，皆可伤及脾阴的理论，认为脾阴不足则升降失司，其脾阴说是薛己脾气、脾血说的进一步发挥，与叶天士胃阴说相应，补充和完善了李东垣的脾胃学说。

概言之，脾胃升降之说，源于《内经》，发展于仲景，成熟于金元，明清时期又得到了进一步发展。路老全面继承了东垣"内伤脾胃，百病由生"和叶天士"养胃阴"、吴澄"理脾阴"等学术思想，并进行了进一步的发挥，他认为脾胃病的病因较之东垣时代，已发生了很大变化，除外感"风、寒、暑、湿、燥、火"之邪外，工业废水、汽车尾气等造成的大气污染成为新的外感致病因素，而饮食肥甘厚腻、吸烟嗜酒、冷饮冰糕、过度劳心、用脑费神、安逸过度、懒于运动、缺乏锻炼、工作压力大所造成的情志不畅等成为新时代内伤脾胃的主要因素，脾胃为后天之本，全身营养之精微全靠脾胃的运化转输，若脾胃功能受损，则运化失司，升降失调，湿浊内生，气机不畅而变生诸病。在总结张仲景、李东垣、叶天士、吴澄、汪绮石等众医家学术思想基础上，路老参以己验，提出："持中央，运四旁，怡情志，调升降，顾润燥，纳化常"的调理脾胃十八字方针。他不仅运用此十八字方针治疗脾胃病的治疗，还用此法治疗眩晕、胸痹、心痛、中风、肝肾疾病、风湿病等，均取得较好的疗效。路老还指出："脾主中州，与胃相合，并与五脏相关"，只有脾胃和，五脏安，气机通畅，阴平阳秘，才能纳化正常，身体健康。

2. 脾胃与五脏升降的关系

脾胃的升降活动，不仅依赖本身功能的强健，还需要肝的升发条达，肺的肃降宣发，心火的下降温煦，肾阳的蒸腾及肾水的上济。朱丹溪云："脾居坤静之德，而有乾健之运，能使心肺之阳降，肝肾之阴升，而成天地之泰。"说明脾胃居中，与五脏相系，是五脏升降运动的枢纽。下面就五脏与脾胃升降的关系作简要论述。

（1）肺与脾胃升降

肺居上焦，主气司呼吸，肺有节奏的呼吸运动，使体内外的气体不断得到交换，以维持生命活动。肺气与脾胃运化的水谷精气相结合形成宗气，宗气主一身之气，"贯心脉而行呼吸"，主运行气血灌注百脉，以维持脏腑的功能活动。脾与肺为母子关系，脾土生肺金，两脏同禀太阴之气，经脉均行于肢体阴面，靠水谷精微来充养，阴气最多，依据同气相求之理，两脏在生理相互为用，病理上互相影响。肺胃同降，脾升肺降，共同完成人体气机循环。脾胃化生的水谷精微，先上输于肺，《素问·经脉别论》："饮入于胃……脾气散精，上归于肺"为肺提供了充足的营养，也为肺的宣发肃降创造了前提条件。肺气以降为顺，通过肃降将清气布散于全身。在水液代谢中，肺气肃降，才能"通调水道，下输膀胱"，从而达到"水津四布，五津并行"，完成正常的水液代谢。在气的运行、精微物质的输布及水液代谢中，脾与肺是互相协调、共同完成的。二脏的功能联系可以说，肺气根于脾气。其病理影响正如李东垣所说："脾胃一虚，肺气先绝"。脾气虚可致肺气不足，即"土不生金"。脾失健运，水液停聚为痰饮，可影响肺的宣发肃降，出现咳、喘、痰证。故李中梓所云："脾为生痰之源，肺为贮痰之器"。肺气不足，宣降无力，水湿内停，也可影响脾的健运，出现气短、乏力、纳呆、腹胀、便溏等脾肺气虚之证。故在治疗上要"培土生金"，健脾祛湿、肃肺化痰，温中健脾补肺

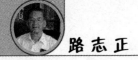

诸法，常合并使用。

（2）肝与脾胃升降

肝为"将军之官"，体阴而用阳，体阴是指肝藏血，肝的生理功能有赖于肝血、肝阴的滋养；用阳是指肝为刚脏，内寄相火，主风主动，动者为阳，以生发为特点。在病理上，肝血易虚，肝阳易动，易升发太过。肝又主疏泄，一疏泄情志，二调畅气机。疏泄内含疏通、疏导、畅达、流通、宣泄、排泄等多种意思。肝脏的疏泄功能，参与了脏腑各个器官的代谢过程，中医把人体的代谢，比喻作气机升降出入的过程，肝脏的疏泄功能正常，则气机调畅，气血调和，脏腑器官的活动、精微物质的化生、输布、水液的代谢才能正常；肝失疏泄，则会引起情志、消化、水液运行诸方面的障碍。朱丹溪谓："气血冲和百病不生，一有怫郁，诸病生焉"，正说明了肝主疏泄的重要性。

肝参与脾胃的升降活动，脾胃为后天之本，气血生化之源，位居中焦，连通上下左右，为气机升降的枢纽。脾胃升降协调，才能完成饮食物的受纳、消化、输布、排泄过程，使精微物质到达全身。在水液的代谢中，脾胃起着重要的转输作用。脾胃的升降功能与肝的疏泄功能密切相关。肝的疏泄正常，脾胃才得以正常升降，食物的传输、水液的代谢方能正常。反之，肝的疏泄异常，就会影响胆汁的生成与排泄，导致脾胃升降功能的紊乱，脾气不生，清气不能上荣则头晕；清浊并走于肠则泄泻；肝气犯胃，影响胃的和降，浊气不降，上逆则为恶心、嗳气、呃逆；肝气犯脾胃，升降失司，脾失运化，胃失受纳，则纳呆，食欲不振；中焦气机阻滞，则为脘腹胀满疼痛。

肝气郁结可形成"木克脾土"证，脾胃虚弱更容易受肝疏泄的影响，或者影响肝的疏泄，形成"土虚木郁"。肝和脾胃相互影响，非脾气上行，则肝气不升，非胃气下行，则胆气不降。临证中，肝的病变很容易犯脾，出现肝脾失和的症状，另一方面，脾胃的病变，又很容易影响肝的疏泄，出现气机阻滞的表现，如胸胁胀满、乳房胀痛，月经不调，急躁易怒等。故治疗上，治肝必护脾胃，治脾胃也必调肝。

（3）心与脾胃升降

心位于上焦，主血脉，藏心神，在血液运行及情志活动中起着重要作用。血液的生成有赖于脾气的健运，运行则有赖心气的推动和脾气的统摄，二者在血液的运行方面共同起作用。在情志调节方面，心主神志，脾主思，《类经》指出"思动于心则脾应"，说明了思维活动发自心而应于脾。路老认为思为脾之志，既是情志活动的外在表现，也是心主导下的精神活动的一部分。

因此在情志调节方面，心与脾是协调一致的。心主血，脾主气，两脏可以说是气血的关系，脾气不足，气血生化无源，心失所养则心脾两虚。思虑过度伤及心脾亦可导致心脾两虚。脾胃健运，元气充足，心火自降。

（4）肾与脾胃升降

肾为先天，脾为后天，人体出生之后，常以后天养先天，脾胃健运，气血生化有源，则肾精充足，肾阴可上济心火，成交泰之势。肾位居下焦，主藏精，主沉降，内寓元阴元阳，为先天之本。肾阳可温煦脾阳，激发、推动脾的运化功能。肾阴可滋养脾阴。肾精也必须得到脾运化的水谷精微之气的不断资生化育，才能充盛不衰。正如章虚谷《医门棒喝》所云："脾胃之能生化者，实由肾中之阳之鼓舞；而元阳以固密为贵，其所以能固密者，又赖脾胃化生阳精以涵育耳。"说明了先天温后天，后天补养先天的辨证关系。脾肾精气相互资生，相互促进。一方亏虚，常累及另一方。如水谷之精化生不足，不能充养肾精，以致肾精亏虚，可出现发育迟缓等症；脾气不运，气生无源，日久及肾，以致肾气亦虚，或先天之气不足，不能资助后天之脾气，终致脾肾气虚，出现少气乏力、二便失禁等症；脾阳不足，日久损及肾阳，或肾阳虚衰不能温煦脾阳，从而形成脾肾阳虚，出现畏寒肢冷、泄泻、水肿等症；肾阴虚衰，不能滋养脾阴和胃阴，或脾胃阴虚，日久累及肾阴，也可致脾肾阴虚而见五心烦热、口舌生疮、饥不欲食等症。脾主运化水液，为水液代谢的枢纽，肾主气化，在水液代谢中起着十分重要的作用。故张景岳称之："其本在肾，其制在脾"。在病理方面，脾肾两脏功能失调，脾气不能运化水液，肾气失其蒸化之职，均可导致水液代谢障碍，出现水肿、泄泻、小便不利等。

3. 脾胃升降失调的病机演变

由于外感、情志所伤，饮食不节，劳逸过度，影响脾胃的升降，出现升降反作，一方面清气不升，精微物质不能上达，输送到全身，出现"清气在下，则生飧泄"的病理现象；另一方面浊气不降，运化的代谢产物不能排出，出现"浊气在上，则生䐜胀"的病理表现。由于脾胃居于中焦，为上下升降之枢纽。脾胃气虚，升降失常，不仅是脾胃本身，五脏六腑，四肢九窍，都会发生病变。如心主血，全赖脾胃化生的水谷精微物质的充养，脾不能升清则心血不足，久则心脾两虚，影响到全身的气血，气血不能安神则心烦不寐，不能滋养全身则神劳，气力不足。肺与脾同主气，"脾气散精，上归于肺"，肺才能发挥正常的功能，如脾不能升清，肺就不能正常和降。李东垣指出："脾胃虚，则肺最受病。"脾胃与肺为母子之脏，脾胃虚损，肺气会因之不足，亦即"土不生金"，临证可出现气喘、倦怠懒言、四肢乏力等脾肺两虚的症状，路老治疗肺气不足常易感冒之人，常用补脾升清的方法。即"培土生金"法。脾胃与肾，具有先天温后天、后天补养先天的辨证关系。脾气不运，化生无源，日久及肾，以致肾气亦虚，或先天之气不足，不能资助后天，致脾肾气虚；日久脾肾之阳受损，可形成脾肾阳虚；脾胃之阴不足，日久累及肾阴，也可形成脾肾阴虚证；路老在治疗脾肾两虚之证时，常从调理脾胃入手，以健运脾胃，化生精血以养肾。脾胃与肝在饮食的纳化，气机的调节，血液的生成、储藏方面有密切的联系。脾主生血，运化食物，调节全身气机的升降。肝主藏血，主疏泄，帮助饮食物的消化、传送，调畅情志与气机。若脾胃升降功能失常，可影响肝的疏泄，形成"土虚木壅"之证；脾失健运，生湿蕴热，可熏蒸肝胆，形成肝胆湿热；脾生血不足，肝无所藏可致肝血虚；进而肝不藏血，脾不统血，可见多种出血之证。肝气不舒可导致情志异常，情志失常可导致气机不畅，首先会影响脾胃的升降功能。路老在治疗脾胃病时，常结合调肝之法，肝脾同调。脾胃为传化之官，与胆、小肠、大肠、三焦、膀胱均有密切的联系。如胆有促进饮食物消化的作用。若胆汁不足，则可影响脾胃的消化，反之脾胃湿热，也可累及胆，导致肝胆湿热；小肠将食物进一步消化，泌别清浊，清者由脾转于全身各部，浊者下注于大肠，或渗入于膀胱，成为大小便排出体外。若小肠发生病变，不能泌别清浊，就会影响胃中食物的下降和脾的运化转输功能，出现小便的异常。大肠主要接受小肠所下传的浊物，经过吸收剩余的水液，变为粪便，排出体外。大肠发生病变，就会影响小肠、胃、脾的功能活动，使食物残渣不能变化成粪便而及时排出。脾胃运化不健，也可影响大肠的功能活动，使大肠传导失司，引起泄泻或便秘等。膀胱为贮尿和排尿的器官，《素问·灵兰秘典论》："膀胱者，州都之官，津液藏焉，气化则能出矣。"水液经过胃的作用下传于膀胱，通过气化而排出体外，膀胱的气化不但与肾阳的温煦有关，与脾气也有关。如脾气虚弱，转输无权，则小便亦可发生异常，《灵枢·口问》篇说："中气不足，溲便为之变。"三焦是上、中、下焦的总称。上焦包括心、肺，中焦包括脾、胃，下焦包括肝、肾。三焦的功能是总司气化，凡饮食的受纳、腐熟，水谷精微的输布，水液的代谢以及糟粕的排泄等，均与三焦有关，故《素问·灵兰秘典论》说："三焦者，决渎之官，化物出焉。"在三焦的气化活动中，中焦起着转输的作用。脾胃有病，则三焦气化受阻，水液代谢壅滞，水湿泛滥可引起浮肿等多种疾病。总之，脾胃可影响其他脏腑，其他脏腑有病，也可影响到脾胃。《内经》中还指出："脾不及，令人九窍不通"，"九窍不利，肠胃之所生"。说明脾胃与肢体肌肤，四肢九窍关系密切。李东垣指出："饮食入胃，其营气上行，以输于心肺，以滋养上焦皮肤腠理之元气。"以维持人体的正常体温，如脾胃内伤，升降失常，精微物质不能充养肌肤，则容易出现外感之证，李东垣把恶寒的病机解释为脾胃之气不足，"心肺无所禀受，皮肤间无阳，失其营卫之外护，故阳分皮毛之间虚弱，但见风见寒，或居处阴寒无日处，便恶之也"。李氏弟子罗天益进一步认为脾胃居中州，有"生育营卫，通行津液"的作用，脾胃运化失常则"营卫失所育，津液失所行"，营卫失和，可感受外邪而形成外感之症，治疗上应重点调理脾胃，使"脾胃健则营卫通"。路老秉承这一学术思想，并酌古鉴今，参以己见，在治疗营卫失和感冒、自汗等症，重在调理脾胃，通过建中气，滋化源，育营卫，以驱邪外出，使汗腺的调节恢复正常。

4. 调理脾胃升降理论在临床中的应用

（1）调理脾胃升降治疗冠心病

路老认为，心与脾胃有多方位的联系，脾胃主受纳、运化水谷、乃多气多血之脏腑、为气血生化之源。心脏血脉中气血之盈亏，实由脾之盛衰而决定。其二是心与脾经脉相连，脾胃居于中焦，心脏居于上焦，从形体上看，以膈为界，互不相连，但二者之间以脾胃之支脉、大络、经筋紧密联系，经气互通，互相影响。其三在五行相生的关系上，脾胃属土，心属火，心与脾胃乃母子关系，若子病及母或子盗母气，均可因脾胃之失调而波及心脏。总之脾胃与心关系密切。脾胃失调可影响心脏，随着人们生活水平的提高，物质文明高度发达，人们过食肥甘厚味、起居无常、劳逸过度、工作精神压力大造成脾胃失调，纳化失常，湿浊内生，水液代谢失常，可引发血脂代谢的异常。脾胃主运化水液和精微物质，若饮食失常，损伤脾胃，则水液停留为湿，湿浊入脉，凝聚为痰，痰浊在血，与血中的异常代谢产物搏结则产生血瘀。湿、浊、痰、瘀等异常代谢产物阻涩脉道而形成高血脂，进而导致冠心病。因此，饮食失常是血脂代谢异常、冠心病发生的原因，其中脾胃失调是根本，湿浊是源头，痰浊是过渡，痰瘀是关键，所以，路老认为治疗冠心病不能仅着眼于心脏本身，依据"不通则痛"的道理而简单地以攻逐、破散、疏通，而应从源头抓起，辨证求因，审因论治。主张从湿、浊、痰、瘀论治冠心病，标本兼治，重在治本。《医贯》指出："气郁而湿滞，湿滞而成热，热郁而成痰，痰滞而血不行。"湿聚生浊，浊留变为痰、痰阻成瘀，瘀又能生

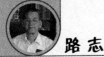

湿、变浊、化痰，四者互为因果，相兼为病，影响气血运行，导致冠心病的发生。因此路老采取化浊祛湿通心的方法治疗冠心病，立方从湿、浊、痰、瘀入手，而重在湿、浊、痰，既有别于以往的活血化瘀，也区别于调脾护心法，开创了冠心病治疗的新纪元。

验案 姜某，女性，62岁，退休工人，主因左胸阵发性疼痛1年2个月，于1992年3月26日来诊。

病人去年春节前突然发生心前区疼痛，经当地医院检查诊为冠心病心绞痛，曾用冠心苏合丸、复方丹参片、消心痛、中药汤剂治疗，一时缓解，但时有复发。现病人心前区隐痛，胸闷，每于劳累后加重，每天发作3~4次，每次约2分钟左右，含服硝酸甘油可缓解，兼见心悸、胸闷、气短、倦怠乏力、失眠多梦、脘痞腹胀、纳呆食少、大便溏薄、面色萎黄，舌淡胖有齿痕、苔薄白、脉沉细小弦、重取无力，心电图呈ST－T改变，24小时动态心电图见T波改变。

诊断：冠心病劳累性心绞痛。

中医诊断：胸痹心痛。

中医辨证：中气不足，心脉痹阻。

治则：健运中气。

处方：党参10g，炒白术10g，云茯苓12g，陈皮9g，砂仁6g，广木香3g，枳实10g，桂枝6g，白芍10g，丹参12g，炙甘草6g，炒枣仁12g。水煎服7剂。

药后胸痛次数减少，程度减轻，自觉体力有增，食欲增加，便溏消失，舌淡红苔薄白，脉沉细，重取无力。上方再进。服药至17剂，胸痛明显减轻，劳累时偶有发作，休息后迅速缓解，已停服硝酸甘油片。心悸、胸闷、气短、失眠皆除，上方去炒枣仁。服药至21剂，胸痛未作，劳作后亦未发作，又服药至28剂，诸症消失，复查心电图大致正常。为巩固疗效，以上配成丸药继服。

（2）调理脾胃升降治疗萎缩性胃炎

萎缩性胃炎是指胃黏膜表面反复受到损害后导致的黏膜固有腺体萎缩，甚至消失，黏膜肌层常见增厚的病理改变。常伴有肠上皮化生，炎性反应及不典型增生。慢性萎缩性胃炎多由慢性浅表性胃炎失治或误治转化而成，少数萎缩性胃炎可演变为胃癌。萎缩性胃炎主要表现为腹胀、胃脘隐痛不适、疲乏、消瘦、纳差、贫血等，属中医"痞满"、"胃脘痛"范畴。

中医认为脾胃虚弱、气机壅滞是慢性萎缩性胃炎的基本病机。本病的发生与饮食不节、情志内伤、劳倦过度有关。李东垣在《脾胃论》中指出："先由喜怒悲忧恐为五贼所伤，而后脾气不行，劳逸饮食不节继之，则元气乃伤。"饮食不节、情志内伤、劳倦过度导致脾胃升降失常，气机运行不畅，而出现胃脘部胀满、隐痛、纳差、乏力等症状。路老认为萎缩性胃炎初病在气，久则阴虚络瘀。治疗重点在于调气，恢复脾胃的升降功能。临床应选用具有健脾益气升清、和胃降逆、疏肝理气作用的药物，如太子参、竹节参、生黄芪、当归、炒白术、苏梗、荷梗、旋覆花、炒枳壳、白扁豆、山药、元胡、砂仁、白蔻仁、香附、佛手、预知子、绿萼梅等；肝失调达，气机郁滞，日久可化热伤阴，故在疏肝健脾基础上，要加入养阴清热药物，如沙参、石斛、麦冬、茵陈、知母、芦根、女贞子、旱莲草、枸杞子等；肝脾不和，升降失司，气血不畅，可造成气滞血瘀，胃络痹阻，故应加入活血通络之品，如丹参、川芎、赤芍、元胡、川楝子、姜黄、桃仁、鸡血藤、水红花子、益母草等。除药物治疗外，还要注意饮食规律，劳逸适度，保持心情舒畅，节郁怒，避免思虑太过，忌生冷、辛辣煎煿及厚腻之品，避风寒。再配合药物可达到事半功倍的效果。

验案　王某，男，62 岁，2003 年 8 月 9 日初诊。

患萎缩性胃炎 6 年，因情志不遂复发。症见胃脘胀满，饱食后疼痛，头昏沉，面色萎黄，睡眠欠佳，二便正常，舌质暗红，苔根部厚腻，脉弦滑。

西医诊断：萎缩性胃炎。

中医诊断：胃脘痛。

中医辨证：肝郁气滞、痰湿中阻。

治则：疏肝解郁，健脾祛湿。

处方：太子参 15g，炒白术 12g，炒山药 15g，炒杏仁 10g，炒苡米 20g，柴胡 12g，郁金 10g，厚朴花 12g，姜半夏 9g，内金 10g，蒲公英 12g，草蔻仁 6g（后下），娑罗子 10g，预知子 12g，甘草 6g，生姜 1 片。

药后胃胀满疼痛减轻，舌质暗红，苔薄黄，脉沉弦。上方去炒白术、杏仁、公英、草蔻仁，加茯苓 18g，焦三仙 10g（各），炒枳实 15g，丹参 10g。药后胃胀满消除，饮食正常。

[**按语**] 本案胃胀满疼痛，因情志变化而诱发，故治疗以调和肝脾为主。药用柴胡、郁金、娑罗子、预知子疏肝解郁以消除胀满疼痛；太子参、炒白术、炒山药、炒薏米、草蔻仁、甘草健脾助运以祛湿；生姜、半夏、厚朴花

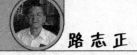
和胃降逆，杏仁降肺气以助和降之力；鸡内金助消化；蒲公英以解毒。诸药调情志疏肝以祛除胃胀满疼痛，健脾益气以助运升清，降肺胃之气以和胃。并嘱应心态平和，节郁怒，避免思虑太过，忌辛辣厚味之品。随访胃胀满之证未再复发。

（3）调理脾胃升降治疗肺病

"脾为后天之本"，在水液代谢中起着重要的作用。《素问·经脉别论》中指出："饮入于胃，游溢精气，上输于脾，脾气散精，上归于肺"，这是水液代谢的上输过程；"通调水道，下输膀胱，水精四布，五经并行"，这是水液下谢的过程；在整个水液代谢过程中，脾胃是关键。其次肺为水之上源，肾为主水之脏，两脏在水液代谢中，相互配合，共同调节人体的水液代谢活动。脾位中州，主运化水湿，其精微物质上润肺，下滋肾，在水液代谢和气机升降过程中，肺脾肾三脏相互协作，始能发挥其正常的生理功能。水液代谢异常则易形成水肿。张景岳指出："凡水肿病，乃肺脾肾三脏相干之病，盖水为至阴，故其本在肾，水化于气，故其标在肺，水惟畏土，故其制在脾。"说明了水肿的发生，以肾为本，肺为标，脾为中流砥柱的作用。关于水肿的治疗，清·喻嘉言在《医门法律》中认为，应"以实土为先务"。清·王九峰进一步指出："治水之法，禹功、疏凿虽善，然非羸弱所宜，虚则补中土，一定成法。"主张使用异功散和五苓散，治中虚补脾胃，培土制中，为治水湿之重要法门。

支气管哮喘出自肺、肾，但与脾关系尤为密切，脾气虚衰，运化无力，则聚湿为痰，停饮积水，正所谓"脾为生痰之源"，痰浊壅阻气道，肺气上逆而为喘，肾虚少纳而为促，甚者出多入少不能平卧。哮喘即与肺脾肾关系密切，治疗喘促之证，也重在补脾益气、温运中州为主，兼顾肺肾。盖脾气健运，痰湿祛咳喘平，精气自复，故在补脾中寓培土生金，助肾纳气之义。孟河医家费伯雄治疗金水亏虚，中土尤弱之咳痰，不能平卧，大便微溏，痰中夹血之症。以"平调中土，顺气涤痰"为主。又治疗秋燥伤肺，咳喘，痰中带血者。认为"内热便泄，形神日羸，饮食日少，肾损于下，肺损于上。上损从阳，下损从阴，上下交损，从乎中治。"咳喘带血，肺肾两伤，以异功散去茯苓，加生姜、山药、冬虫夏草主之，药后诸症即平。以上均说明肺肾两虚咳喘，从脾胃入手治疗，可兼顾两脏，起到根本的治疗作用。

验案 王某，女，54岁，2008年9月16日初诊。

主诉：胸闷气短，喘息23年。缘于23年前流产后出现胸闷气短、喘息，后每遇换季、感冒后诱发。症见喘息、喉中有痰鸣，咳嗽痰多，色黄质黏，胸闷气短，夜寐欠安，夜尿频多，腰酸，乏力，纳差，时见烘热汗出，心烦急躁，大便日1次，偶干结，舌质紫暗，苔花剥，脉弦滑尺弱。

中医诊断：为哮喘。病发起于流产后，气血损伤，脾气虚衰，化源不足，痰湿内停，渐致肺肾两虚，肺虚失于肃降，肾虚失于摄纳，痰阻气壅，上逆而喘，喘证日久，肺脾肾三脏皆虚。

治以健脾益气，宣肺化痰，益肾纳气。

处方：太子参12g，生黄芪12g，浙贝母12g，炒杏仁10g，炒苡仁20g，姜半夏10g，百部15g，炒白术15g，茯苓20g，仙灵脾12g，补骨脂12g，盐知母8g，盐黄柏8g，南沙参12g，僵蚕12g，炒苏子12g。

药后患者喘促之症即明显减轻，继如法调理3月余，患者入冬后竟未发作。

[按语] 是例说明肺肾同病从脾论治及治病求本之法。方中以太子参、黄芪、白术补脾气；茯苓、半夏、炒苡仁化痰祛湿、和胃降逆。治疗从中焦入手，通过调理脾胃之升降，使肺得清肃，肾得受纳，三脏功能恢复则喘自平。

（4）调理脾胃升降治疗肝病

路老认为肝主疏泄，一指疏泄情志，二指调畅气机。肝脏的疏泄功能正常，则气机调畅，气血调和，经脉通利，精微物质的化生、输布，水液的代谢，脏腑器官的活动正常协调。脾胃为后天之本，气血生化之源，位居中焦，连通上下左右，为气机升降的枢纽。脾胃升降的协调，完成了饮食物的受纳、消化、输布、排泄过程，使精微物质到达全身。在水液的代谢中，脾胃起着重要的转输作用。肝气参与脾胃的升降活动，只有肝的疏泄正常，脾胃才得以正常升降，食物的传输，水液的代谢方正常。反之，肝的疏泄异常，就会影响胆汁的生成与排泄，导致脾胃升降功能的紊乱，肝气犯脾，脾气不生，清气不能上荣于头则头晕；清浊并走于肠则为泄泻；肝气犯胃，影响胃的和降，浊气不降，上逆则为恶心、嗳气、呃逆；肝气犯脾胃，升降失司，脾失运化，胃失受纳，则纳呆，食欲不振；中焦气机阻滞，则为脘腹胀满疼痛。

肝气郁结可犯脾胃，造成脾胃功能虚弱，形成"木克脾土"；脾胃虚弱更容易影响肝的疏泄，造成"土虚木郁"。肝和脾胃相互影响，非脾气上行，则肝气不升，非胃气下行，则胆气下降。临证中，肝的病变很容易犯脾，出现脾胃失和的症状，另一方面，脾胃的病变，又很容易影响肝的疏泄，出现气机阻滞的症状，如胸胁胀满、乳房胀痛，月经不调，急躁易怒等。故治疗上，

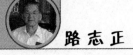

治肝必护脾胃，治脾胃也必调肝。

路老治疗急性肝炎，认为急性肝炎多属湿热蕴结脾胃，阻滞肝胆气机所致。主要病机变化是肝脾气机失调，治疗重点在于调和肝脾，使之欲升者能升，当降者得降，不升者助之使升，不降者调之使降。不可一味苦寒清利湿热，用之过度就会郁遏肝脏升发之气，致使升发无权，疏泄无力，同时损伤脾阳，使纳化呆滞，从而出现升降乖戾，气机逆乱之候。

验案 张某，男，51岁。

患者始感肝区疼痛，乏力，便溏，经医院肝功化验，诊断为急性肝炎，他人以清热解毒、疏肝理气为法治疗，其症不减而转来求诊。症见：右胁胀痛，腹满便溏，食欲不振，倦怠乏力，小便量少而黄，夜寐不安，望之形体肥胖，两目无神，舌质暗红，苔薄腻微黄，脉濡数。

辨证：肝郁脾虚，湿热内蕴。

治则：疏肝运脾，化浊祛湿。

处方：藿朴夏苓汤加减化裁。

藿梗9g（后下），茯苓15g，苍术9g，白蔻9g（后下），炒薏仁15g，茵陈12g，车前草12g，橘叶15g，郁金9g，山栀6g。水煎服，5剂。

药后肝区胀痛减轻，饮食渐增，夜寐稍安，余症见消。后以养肝实脾、化湿和胃为法，逍遥散加减化裁，续进21剂，化验肝功正常，诸症消失。

[按语] 本案重在疏肝气，助中州运化，使肝气疏泄正常，脾胃升降得复，则诸症消失。又治疗小儿多动症，一般多从肝风论治。路老认为，脾主肌肉四肢，为后天之本，小儿多动，手足不宁，夜寐不安，神疲自汗，食欲不振，多是脾失健运不能滋养肝脏所致。治疗当健脾培中，使化源不绝，结合"静以制动"，则善行数变之风不治而自熄。常以六君子汤加石决明、夜交藤、钩藤而收到很好的效果。

(5) 调理脾胃升降治疗肾病

肾内寓元阴元阳，为先天之本。肾阳可温煦脾阳，激发、推动脾的运化功能。肾阴可滋养脾阴而发挥正常的功能。但肾精必须得到脾运化的水谷精微之气不断资生化育，才能充盛不衰。两脏为先天与后天的关系，又在水液代谢过程中，肺为水之上源，肾为主水之脏，脾位中州，三脏相互协调，共同完成水液的代谢，如三者功能失常，则可形成水肿。故路老治疗肾炎水肿，常宗"其本在肾，其标在肺，其制在脾"的原则。以健脾益气制水为正治之法，健脾温肾、健脾肃肺为权变法。

验案 1 陈某，男，37岁。

患者患慢性肾炎12年，症见食后胃胀，口干欲饮，易疲劳，眠安，大便干燥如羊屎状，小便偶现刺痛、淡黄、无灼热感，面色少泽，舌体偏胖，边有齿痕，质暗滞，舌苔白厚有裂纹，左后苔黄腻，脉弦滑。化验尿蛋白（++）。

辨证：病久中焦化源不足，脾胃虚弱，水湿内停。

治则：芳香化浊，运脾祛湿。

处方：南沙参15g，西洋参先10g，炒苍术15g，厚朴花12g，茵陈12g，苏梗10g，荷梗10g，茯苓20g，砂仁8g，炒苡仁20g，炒杏仁10g，郁金12g，菖蒲10g，紫菀12g，生白术30g，炒枳实15g，六一散30g（包）。

药后胃胀减轻，口干疲劳亦好转，大便不干，小便刺痛均有减。继以上法调理3个月，诸症消失，化验结果也恢复正常。

验案 2 李某，女，24岁。

患者患隐匿性肾炎2年，尿潜血（+++），腰酸痛，劳累，性生活后易泌尿系统感染，尿频急、尿血，平素手足凉、怕冷，平素食凉胃痛，大便3~5日一次，便干，2~3年前患子宫内膜异位症，痛经，经期长，量多，色暗血块多，带下正常，饮食量不少，但饮食不规律，饥饱不调，急躁易生气，暴躁。

辨证：饮食不节、劳倦内伤，损伤脾胃，脾胃气虚则不能统血，故月经量多，尿血；脾虚日久，脾肾两虚，故腰酸痛，劳累，手足冷。

治则：健脾益肾，养血调经。

处方：西洋参（先煎）10g，生黄芪18g，当归12g，桂白芍15g，炒桑枝30g，生白术15g，炒山药15g，炙首乌12g，旱莲草12g，紫珠草15g，炮姜8g，茯苓30g，泽泻12g，醋元胡12g，川楝子10g。

药后腰酸痛诸症减轻，尿潜血化验（++），急躁症缓解，已无尿血。药后已见机效，继如法调理半年，尿潜血消失，病情趋于平稳。

[**按语**] 路老认为"中气不足，则溲便为之变"，脾虚气不摄血，日久伤肾，尿频急，尿血，月经多，腰酸痛，怕冷诸症由此而生。故治疗以脾胃为中心，脾肾双补，兼补血养血。待脾胃化源充足，气血充沛，则月事恢复正常，脾气健运，则肾精充足，脾肾功能恢复则肾病得以康复。

（七）圆机活法调脾胃

所谓"圆机活法"，是指针对复杂多变的临床表现，详审并准确掌握其病机，随机立法，灵活处方用药，不可胶柱鼓瑟。路老临证，从不拘于一方一法，总是详审病机而立法，往往常中寓变，法随机圆，体现了中医圆机活法的辨证思维。正所谓"大医无方"。但任何一位宗师，其遣方用药总有一定规律和特点，今对其治法用药特点进行了初步分析、归纳，总结。

1. 燥润相济

脾胃同居中州，互为表里，脾主湿，"喜刚燥"，脾湿为患者，宜"以刚燥之土培之"（华岫云）。路老认为，时事变迁，古今异轨，由于今人生活和饮食习惯有较大改变，恣食生冷、酒水浓茶，嗜食肥甘者，随处可见，加之饥饱不调，劳逸失度，致使脾胃受损，水湿停聚，故内湿之证日渐增多。故提出不仅南方多湿，"北方亦多湿"，"四季皆可夹湿为患"。临诊多见头重如裹，纳呆身困、倦怠嗜卧，腹胀便溏，舌胖苔腻、脉濡等症。对于脾虚湿盛之证，应用苦辛温、苦辛凉之剂，缘苦能燥湿，辛味风药以升阳除湿，同时稍佐以滋润药物以防伤阴。同样，因"胃喜柔润"，对于胃燥阴伤者，多以胃脘灼热隐痛，口舌干燥，便秘，舌红少苔，脉细数为主要指征。治疗应以甘凉濡润、酸甘济阴、甘缓益胃之品为主，并佐以行气利湿，以防滋腻太过。临诊当依据脾、胃生理之特性，分清脾湿胃燥孰多孰少，结合使用燥、润之剂治之。主要燥湿药物为炒杏仁、薏仁、苍术、白术、防风、羌活、黄芩、厚朴、半夏、茵陈。濡润相济药物，常用太子参、西洋参、炒麦冬、沙参、玉竹、生地等。

2. 升降相依

经云："百病皆生于气"，而气机主要运动方式即是升降出入，《素问·六微旨大纶》曰："非出入，则无以生长壮老已，非升降，则无以生长化收藏"，而脾胃为人体气机升降之枢纽，脾主升清，宜升则健，胃主受纳，宜降则和。对于脾胃受损，气机升降失常者，通过调理脾胃，以使气机升降如常。如对于脾阳受损，运化失司，中气下陷，以致出现头晕乏力，精神萎靡，四肢倦怠，大便溏泻，或脏器下垂，舌淡胖、边有齿痕，苔白滑，脉濡缓等症者，治宜升提中气，同时为防止升提太过，稍佐以润降；而胃气不降者，常表现恶心泛恶，食欲不振，胸脘满闷，或脘胁胀痛，大便不爽，舌质暗，苔白厚腻，脉滑实。其治当和胃降逆，下气除胀，为防降气太过，应稍佐以升阳之品，正所谓"欲降先升"之义也。常用升阳药物有黄芪、升麻、柴胡、防风、羌活、葛根、苍术、僵蚕等；降药主要有木香、枳实、厚朴、杷叶、覆花等。

3. 寒温并用，辛开苦降

饮食劳倦，损伤脾胃，往往至脾阳受戕和胃阴受损，脾阳不足则湿聚，胃阴不足则生热，脾湿胃热形成中焦湿热之候，症见口苦口黏，恶心欲吐，胸脘痞满，大便不成形或黏滞不爽，舌质暗红，苔黄腻，脉滑数或濡数。湿为阴邪，治当温化燥湿；热为阳邪，当用寒凉清热；湿热中阻，气机闭塞，应寒温并用，辛开苦降。这是路老调治脾胃病较常用的治法，至于寒热药之多寡，要随脾阳、胃阴损伤程度而定。常用热性药为桂枝、干姜、淡附片、半夏、厚朴、肉桂、吴茱萸、艾叶、乌药；寒性药物为黄连、黄芩、栀子、黄柏、知母、苦参、茵陈、大黄等。

4. 消补兼施

胃主受纳，腐熟水谷，脾主升清，运化精微，二者同居中州，共同完成饮食水谷的消化、吸收作用。饮食失节可导致脾胃功能受损，而脾胃功能失常又可导致饮食停滞，二者互为因果。饮食失节，食滞中焦，影响脾胃运化功能，导致气机痞塞者，症见：脘腹胀满疼痛，嘈杂，嗳气腐臭，矢气频作，大便臭秽不爽，舌质暗，苔白厚腻，脉滑。治应消积导滞，疏通气机。同时应加入健脾益气之品，一助其运化，二防止消导太过耗伤气血，所谓"消补兼施"。主要消导药为生炒二芽、焦三仙、炒枳实、木香、预知子、厚朴、山楂、槟榔片、内金、炒莱菔子；益气健脾药为人参、黄芪、白术、党参、甘草、山药等。

5. 肝脾同调

路老认为，五脏之间是一个有机整体，功能上相互制约，病理上相互影响，尤其肝脾之间关系最为密切。肝（胆）五行属木，脾胃属土，脾胃功能健运，有赖肝气调达，肝气过旺，易克制脾土。故治疗脾胃病，莫忘调肝（胆），俟木气调达，脾胃功能自健，所谓"崇土抑木"，否则，易致土壅木郁，症见：头晕口苦，性急易怒，胁肋胀满，乳房胀痛，腹痛腹泻，舌暗边尖红，苔薄腻，脉弦。治疗应在上述4法基础上，加入调肝（胆）之品，如郁金、柴胡、预知子、木香、白芍、生麦芽、娑罗子、素馨花等。

验案 滕某，女，38岁，2006年8月22日初诊。

2年前开始头晕、头昏，站立不稳，如坐舟车，间断发作，西医诊为"颈性眩晕"。近10天来，头晕频繁发作，西药不能缓解，遂求中医诊治。纳可，便调，眠欠安，舌体瘦，质淡苔薄白，脉沉细。

中医诊断：眩晕。

辨证：气血两虚，清窍失濡。

治则：健脾益气，养血安神。

处方：太子参 12g，西洋参 10g（先煎），葛根 15g，天麻 10g，炒蒺藜 12g，当归 12g，川芎 9g，白芍 12g，胆星 8g，僵蚕 8g，生白术 12g，茯苓 20g，竹茹 12g，清夏 10g，炒枳壳 15g，柴胡 9g，甘草 6g，14 剂。

药后眩晕明显减轻，继如法调理月余而告愈。

[按语] 本例患者属气血两虚，清空失养所致眩晕。脾胃为气血生化之源，故以健脾益气养血为治本之法，方中用葛根、僵蚕、天麻、蒺藜、当归、川芎等风类升药，复用竹茹、半夏、炒枳壳等降药；既用茯苓、半夏、白术等健脾燥湿药，又加以太子参、西洋参益气养阴生津药，同时也用了柴胡、白芍疏肝，全方升降相依，燥湿相济，肝脾同调，使脾气得健，气血得生，清空得养，诸症悉除。

（八）"上下交病，治取脾胃"

孔子所倡导的中庸，所谓中，就是本体，就是方法。所谓庸，就是实用、实行。中庸就是用于中，行于中的大道，中庸是一种权衡。持中有权，就是掌握一种不偏不倚，运用得当，恰到好处的方法，以使事情处理的圆满、成功，达到中道的理想境界。这种哲学思想对于我们临床具有重要的指导意义。路老在临证中，当遇到上、下同病的复杂病情时，多以持中有权这一哲学为指导，采取上下同病治其中的方法。

"上下交病，治在中焦"，出自叶天士《临证指南医案》。其渊源可追溯至"金元四大家"之一李东垣，李氏在其所著《脾胃论》中认为：脾胃居中属土，与其他四脏关系密切，不论哪脏受邪或劳损内伤，都会伤及脾胃，各脏器的病变均可通过调脾胃来治疗，故调脾胃可安五脏。明末清初医家喻昌的《医门法律》在治疗肺脾肾三焦同病时，强调"以实土为先务"，如治疗心肾失交，应以甘味药补脾"调和其间"，寓有上下同病取中之意。叶天士受其启发，开宗明义提出"上下交病，治在中焦"。与其同时代的医家尤在泾也认为，在治疗上下交病复杂病证时，应以调中治疗，他认为："人之中，犹天之枢也"，故遇"损证有自上而下者，有自下而上者，而皆以中气为主"，这是因为"脾胃居中而运水谷，脾胃气盛，四脏虽虚，犹能溉之，不然则四脏俱失其养矣，得不殆乎"。路老将这一思想，在临床上进行了充分的发挥，认为在治疗复杂病证时，调脾胃畅达枢机，鼓舞中州气化，至为重要。仅就路老在多脏同病时，取其中治的思想做以下探讨。

1. 心肾失交，调补中气

心肾水火既济，阴阳互补，称为心肾相交。若心肾功能失调，心火亢于上，肾水亏于下则可出现心肾失交的病变。此时治疗当交通心肾，使水火相济，精血互生。心肾位居上下，欲其交者，必赖中州为之转输，中州脾胃化生精血，上可养心，下可滋肾，故欲求心肾相交，必须调补脾胃。道家有云：玄婴姹女，黄婆为媒。这里玄婴喻指心之阳神，姹女主阴比喻为肾，对此曹仁伯解释为："夫心肾即婴儿姹女，欲其交者，须得黄婆为之媒合。黄属中央，脾土所主，舍补中宫之外，皆属徒然。"说明了心肾之交，必以中焦脾胃为媒介，治疗心肾病变，必参以调中土药物。

对于心肾不交的治疗，诸多医家均强调补中土的作用。如孙思邈之磁珠丸，后世用来治疗心肾阴虚，心阳偏亢，心悸失眠，耳鸣耳聋，视物昏花之症。磁珠丸方由磁石、辰砂、神曲组成。神曲健脾消食，关于在此方中的作用，清·柯琴又做了进一步说明："神曲推陈致新，上交心神，下达肾志，以生意智；且食入于阴，长气于阳，夺其食则已。炼蜜和丸，又甘以缓之矣。"元·罗天益使用三才封髓丹（天冬、熟地黄、人参、黄柏、砂仁、甘草）降心火，益肾水，治疗心肾不交之证。清·喻嘉言分析此方："以黄柏入肾滋阴，以砂仁入肺行滞，而以甘草少变天冬、黄柏之苦，俾合人参建立中气，以伸参两之权。"说明了人参调中养心益肾，以达心肾相交的作用。对于治疗虚烦不得眠的酸枣仁汤，喻嘉言认为："心肾不交之病，肾水不上交心火，心火无制，故烦而不得眠，不独夏月为然矣，方用酸枣仁为君，而兼知母之滋肾为佐，茯苓甘草调和其间，川芎入血分而解心火之躁烦也。"说明了茯苓甘草调和其间，藉中土以济心肾，联系上下而使心肾相交的作用。清·王旭高《环溪草堂医案》治疗眩晕，语言迟钝，神志短少，机窍失灵之证，辨证为心肾不交，治以交通心肾，宣窍化痰法，药用人参、茯神、生地、麦冬、枣仁、远志、制半夏、秫米。谓此法"养心血以安神，则风阳自静，补阴精而益智，则机窍自灵，仍佐化痰和胃以治其中，所谓交阴阳者，必和其中也。"马培之治疗遗精，属心火下降，肝肾根元不固者，认为其病为"肝肾不足，龙火不藏，中虚不能砥柱"所致，治疗遵循心肾同病，应从中治的原则，法以"摄纳肝肾，进建中汤"。药用熟地、萸肉、白芍、菟丝子、归身、灵磁石、炙草、冬术、西洋参、青铅、沙苑子补肝肾摄精。其中以参、术、草建中补虚，使龙火潜藏，心肾相交，而精固病复。

路老深刻领会各家的治疗思想，并在临床进一步发挥，尝治心肾失交不寐患者，症见不寐易醒，心悸恶心，耳鸣，盗汗，乏力，面色萎黄，食纳不香，健忘，腰酸软无力，舌质红，苔少，脉细数等症。路老认为其病机为肾阴亏损，肾水不足，不能上济心阴，心火扰动所致，欲心肾之交者，必健运脾胃，化生气血，以上济心阴，下滋肾水，方可达到效果，故以健脾和中、交通心肾为法。药用：肉桂、黄连、莲子心、远志、焦栀子、太子参、黄精、姜半夏、茯苓、炒麦芽、炒柏子仁、当归、炒枳实、浮小麦、绿萼梅。药后患者不寐即明显改善。在上方中，以太子参、茯苓、炒麦芽、姜半夏、炒枳实健脾益气和中，调理升降向上引阴以制心火，向下益精以补肾水，使心肾相济，心肾不交得以改善。对此法之机制，清末名医张聿青阐释为："心在上，肾在下，上下相交，惟胃中为交通之路，然后可以接合。"说明心肾之中枢在于脾胃，心肾失交者，乃"坎离相交之道阻梗，遂致水火不能相媾"，欲交通心肾，必以中焦脾胃为媒介，"通其道以成水火既济之功"。故调脾胃是交通心肾的常用治法。

2. 肺肾同病，调补中州

肺为水之上源，肾为主水之脏，肺为气之主，肾为气之根，两脏在水液代谢、呼吸吐纳活动中，相互配合，共同调节人体的水液代谢和呼吸运动。咳喘系呼吸道疾病，与肺主气与肾纳气的功能密切相关，但气道的上下运动无不关系脾，脾气虚衰，运化无力，停水积饮，聚湿为痰，正所谓"脾为生痰之源"，痰湿壅阻气道，致肺气上逆而为咳，肾虚少纳而为喘，甚者出多入少不能平卧。治疗喘促之证，以肺、脾、肾为重点，本上下同病取其中的原则，应以补脾益气、温运中州为主，兼顾肺肾，在补脾之中寓培土生金，助肾纳气之义。如《薛生白医案》治疗咳嗽之症，认为"土为金母，不承则金无生，土金水三藏日渐"故生咳嗽，在治疗上"当取其中。"以建中法加涤饮之品，方用"小建中汤加茯苓、姜皮，温中州以静痰之源，补下焦以益水之源。"此即肺肾同病，治取中州，绝生痰之源，不特治咳而咳自平。孟河医家费伯雄治疗金水亏虚，中土尤弱之咳痰，不能平卧，大便微溏，痰中夹血之症。谓之必以"金水两调，和中镇逆"之法，咳嗽之症方平，立"平调中土，顺气涤痰"法治之。又治疗秋燥伤肺，咳喘，痰中带血者。认为"内热便泄，形神日羸，饮食日少，肾损于下，肺损于上。上损从阳，下损从阴，上下交损，从乎中治"。以异功散去茯苓，加生姜、山药、冬虫夏草主之，药后诸症即平。

本着这一治疗思想，路老尝治老年咳喘病人张某，症见全身浮肿，面色萎黄，咳喘气急，头晕头痛，心悸，尿闭便结，舌质淡、苔水滑，脉浮大而数。路老认为患者为痰湿素盛，加之饮食不慎，脾阳受戕，进而外感风寒，形成表里同病，致肺气闭郁，脾阳虚衰，肾水泛滥，水气弥漫三焦，溢于肌肤，而发为全身性水肿。脾胃为三焦升降之枢纽，今三焦受累，上、下同病治其中，应从中焦入手，俾脾阳得复，清升浊降，肺得宣降，肾得气化，则水道自调。治宜芳香化浊，温阳利水法。药用藿香、佩兰、桂枝、干姜、乌药、炒苍术、猪苓、泽泻、茯苓、炒枳实、海风藤。方中以桂枝、干姜、炒苍术、乌药温中散寒、通阳化水；藿香、佩兰、海风藤芳香化浊、散风除湿、开肺气、利大肠，恢复肺金宣发肃降之职；猪苓、泽泻、茯苓淡渗利湿，使水湿从小便而出；炒枳实理气消胀、化痰除积。诸药合用，共奏化浊解表，温中利水之功。上药服后，患者浮肿减轻，胃纳得开，诸症均平。上法中路老治水湿，强调宣上、调中、渗下并施，并以中焦为重点，药后咳喘平，水湿去，病情得到缓解。

3. 心肝同病，调理脾胃

心主血，肝藏血，心主神志，肝舍魂，心与肝表现为血液运行与神志活动等方面的相互依存、协同关系。两者相合则气血和调，心情舒畅。二脏失和，则气血乖逆、情志失调，从而产生多种病症。脾统血，在气血的生成及运行方面，起着重要的作用，脾虚失统则心肝血虚。脾主思，思虑过度则伤脾，脾伤则心神不定，魂魄失所，说明与情志失调均有密切关系。故心肝同病，脾胃可因之失和，治疗心肝之病，亦可从调理脾胃入手。如王旭高《环溪草堂医案·虚损》治疗心悸少寐，呕吐清水，咽痛，腹胀之症。认为本症为血不养心，胃中有寒，虚火烁金，肝木乘中所致。心肝同病，肺金受损，此时治疗最难熨贴。"盖补养心血之药，多嫌其滞。清降虚火之药，又恐其滋。欲除胃寒，虑其温燥劫液。欲平肝木，恐其克伐耗气。今仿胡洽居士法，专治其胃。……党参、白术、茯苓、半夏、枣仁、扁豆、陈皮、怀山药、秫米。"此例多脏同病、虚实兼见、寒热夹杂，王氏从"专治其胃"立论，抓住"胃为气血之乡，土为万物之母"之要领，燮理中焦，使胃和则卧能安，升降调而转输得所，生长之机自复。且补土既可御肝木之侮，又能生金以制木，从而使土无所侮，金有所恃，此理偏就和之法，也实本乎叶天士"上下交损，治在中焦"的治法。

验案 路老治疗王某，男，71岁，2008年4月初诊。

症见心慌、心悸、胸闷，心前区疼痛，头昏沉，时两侧太阳穴跳痛，两手发麻牵及肩背，咽喉堵塞不利，咳吐少量白色黏痰，偶有口干、口苦，急

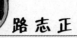

躁易怒，胃脘胀满，矢气则舒，大便正常，小便黄，唇色紫暗，舌体胖，边有齿痕，质淡暗，苔薄黄糙，左脉弦滑，右脉沉涩。既往有冠心病心绞痛病史1年。

中医辨证为胸痹心痛。路老认为，患者年届七旬，本肝肾不足，肝阳偏亢，加之情志不舒，肝郁化火，上扰犯心，心脉瘀阻，心肝同病，上下气机不调，致中焦脾胃不和。

治以平肝宁心，调和脾胃。

处方：钩藤、菊花、麦冬、瓜蒌、厚朴花、焦栀子、白芍、当归、桃仁、杏仁、生苡仁、生谷麦芽、炒枳实、盐知柏、珍珠母。

药后胸痹心痛即消，其他症状亦日见缓解。是方在平肝清心宁神基础上，加生苡仁、生谷麦芽、炒枳实、厚朴花健脾助运，调理升降。

[按语] 清末名医张聿青云"脾胃为中枢，升降阴阳"，今肝肾阴虚，肝木升发太过，一身之气，升多降少，心火引动而不能下行，欲平心肝之火，需借中枢脾胃升降之力，调和阴阳，下滋肝阴以潜阳，上养心血以清热，俾上下协调，则心肝之病得平。

4. 肺肝同病，健脾补中

肺主肃降，以降为顺，肝主升发，其气以升为和顺。肝升肺降，相反相成，维持人体气机的调畅。若肝升发太过，则肺失清肃，而致"木火刑金"。反之，肺失清肃，不能制肝，致疏泄不利，故"土壅木郁"，脾胃在中焦为升降之枢，在肺、肝之气机升降过程中，起着协调的作用，故肺肝同病，可通过调理脾胃达到治疗作用。如清·赵海仙治疗抑郁伤肝，肝火犯肺之证，症见咳逆频作，声音不扬，精神萎靡困顿，饮食减少，大便溏泻，脉弦细而数。诊为后天不足，加以木火凌金，故咳逆不已，大便溏泻，拟补土生金泻肝法，肺肝同病，治取脾胃。药用百合、黄芩、扁豆、山药、冬瓜子、川贝、陈皮、桔梗、枇杷叶、人参、糯稻根须、白术、茯苓、甘草。方取四君子汤加山药、扁豆等健脾补中，生化气血而上润肺金、下养血柔肝，使肺、肝升降相谐而诸症得缓。

验案 张某，女性，51岁，患干燥综合征1年。症见口舌干燥，眼干、鼻干，关节疼痛，头晕耳鸣，纳食不馨，食后脘部及左下腹胀满不适，腹中肠鸣，大便干燥，睡眠不实，汗出，烦躁易怒，周身乏力，干咳少痰，每日饮水量多，舌暗红，少苔，脉沉细。

中医辨证为燥痹，路老认为本病系肺津、肝阴、脾胃之阴皆受伤，上下升降失常，如徒降肺气恐碍肝气不升，徒疏肝虑肺燥愈甚。

治宜健脾润肺生津法佐以疏肝。

处方：太子参、南沙参、麦冬、石斛、生白术、炒山药、炒神曲、苦桔梗、茵陈、生二芽、当归、素馨花、炒白芍、炒枳实、夜交藤、绿萼梅、生苡仁、炙甘草。

药后症状即减轻，继如法调理数月，病情缓解。

[**按语**] 是证肺肝脾同病，病情复杂，仅治一脏，恐他脏难平，路老采取上下同病取其中的原则，从中焦脾胃入手，俟中气一建，肺肝升降自调。以生白术、炒山药、生苡仁、桔梗健脾以升清；枳实、炒神曲消食以和胃；太子参、沙参、麦冬、绿萼梅、白芍润降以养肺肝之阴；素馨花、茵陈、生麦芽生发少阳之气。通过调理脾胃、肺肝之升降，以使脏腑功能调和，以达到"水精四布，五经并行"，使燥痹顽症得以缓解之功。

小结 路老临证善于运用脾胃理论治疗疑难杂病，在复杂的病证中，每能执简驭繁，处方看似平淡，实蕴深奥，临床多获良效。路老认为脾胃居中为枢，交通上下而灌溉四旁，脾胃功能正常则诸脏安和。脾胃不足，则诸脏不荣，上下交乱，百病丛生。故治疗心肾失交、肺肾同病、心肝同病、肺肝同病等，多取中治，通过长期临证运用，的确是治疗复杂病证的较好方法，也是路老调理脾胃治疗疑难病证的具体体现。当然，我们在运用本法时，仍需分清主次，把握整体，兼顾局部，辨证而施。

三、"取物以顺时"，治病分季节

王道治疗强调人体内环境的统一及人与自然的内外和谐，重视四时气候对人体的影响，主张辨证、用药结合四时气候特点。下面就路老运用王道疗法，顺应四时季节治疗的思想予以探讨。

（一）"必先岁气，无伐天和"

路老认为四季寒热温凉的变化，直接影响着疾病的发生、发展和演变。故临诊"必先岁气"，先审时令，看病情是否具有时令性，然后详察时令因素对患者体质、证候的影响。根据时令气候的变化，采取不同的治法。刘河间谓："当顺时令而调阴阳"；朱丹溪谓："若失四时寒热温凉之宜，乃医家之大误"。李东垣更是强调用药当随季节气候变化而取舍。路老继承前贤这一辨证思想，并进一步发扬，在临证中处处体现了天人相应，顺应四时的治疗思想。

1. 法宗时令

李东垣认为，"人与天地相参"，自然界四季气候的变化，对人体气血阴阳和脏腑的功能活动有一定的影响。"五脏各以其时受病"，时令季节的变化可引起相应的疾病。如"风善伤肝，热善伤心，湿善伤脾，燥善伤肺，寒善伤肾"（《脉诀指掌》）。故辨证用药应考虑到四季气候对人体的影响。如春夏季节，万物升发，"阳气之郁者易达"。冬季万物闭藏，阳气收而不动。故治病用药，"必本四时"，随季节变化而取舍。"如春时有疾，于所用药内加清凉风药，夏月有疾加大寒之药，秋月有疾加温气药，冬日有疾加大热药，是不绝生化之源也"（《脾胃论》）。路老秉承李东垣这一思想，更是把时令气候的寒热与疾病的性质结合起来，依据四时气候变化特点，确定相应的治疗方法，如春天大地回暖，阳气升发，肝气应之，如升发太过，则肝气过旺，出现内热的表现。肝旺又容易克脾而引起脾胃病。故春季应以养肝、疏肝、清肝、护脾为原则。用药遵孙思邈："春七十二日，省酸增甘，以养脾气"的精神。随路老侍诊时，遇到一位脑中风病人，曾以化痰祛瘀通腑之法，病情稳定，肢体也逐渐恢复正常，值立春那一天就诊，患者出现颜面浮红，急躁易怒，口干，血压不稳等症，路老认为，此乃春季来临，阳气升发，肝火内盛所致，有动风之象，遂以清肝潜阳熄风为法，药后患者症状即消失。春季肝旺克脾土，素脾胃虚弱或原有脾胃宿疾之人，立春后很容易因气候的影响及饮食不节、情志失调而诱发。有一位浅表性胃炎病人，平时病情稳定，立春后由于饮食增多，活动减少，复出现胃中不适，胃胀泛酸，呃逆，口干，睡眠欠佳，大便溏，苔薄，脉弦细等症。路老认为，春季来临，阳气升发太过，致肝旺克脾土，复因多食少动，脾胃运化失司，致胃病复发，遂以疏肝清热、健脾和胃法治疗。药用：素馨花、青蒿、炒白术、厚朴花、半夏、黄连、茵陈、郁金、醋元胡、焦三仙、石见穿、娑罗子、九香虫、炒枳实、炒苡米、瓦楞粉等，药后诸症消失。睡眠、便溏等亦明显改善。春季风大，气候干燥，水分大量丢失，可致胃肠积热，出现上火症状，常见咽痛、口疮、口苦、鼻衄、便秘等。尝治反复发作口腔溃疡病人，每春季复发，伴口干、苦，便秘，心烦躁等症，路老认为，今人饮食肥甘，胃肠积热，冬季室内温暖，蓄热于中，春季阳气升发之时，肝气偏旺，引动胃火，故口疮复发。治疗以清胃热平肝法。药用藿香、防风、焦栀子、生石膏、黄连、生地、丹皮、当归、菊花、柴胡、薄荷、芦根等散发郁热，清胃热平肝，药后口腔溃疡即消。以上是路老根据春季气候的特点及脏腑的功能变化，治病重点是调理肝脾。

2. 同病异治、因时立法

路老认为，同一疾病，在不同的地域、不同的时令，可显示出不同的证候，治疗上应充分考虑到地理环境和季节气候的变化，法取于时，采取不同的治疗原则，正符合《素问·五常正文大论》"必同其气，可使平也"的精神。如对于不寐的治疗，路老认为一年四时均可发生不寐，但由于四时季节及人体阴阳气血的变化的不同，治疗上则有很大的区别，如夏暑之季，素体元气亏乏之人，感受暑邪，暑热之邪乘虚而入，暑与心火同气，暑气通心，心主血属营，暑热内扰于营分，可发生不寐。此不寐治疗当以清暑益气为主。如兼见肺胃阴伤者，以李东垣清暑益气合叶天士养胃阴补肺气法。暑热伤津，致胆气不宁者，以清暑益气，温胆宁神为法。暑湿弥漫，困于脾胃，扰动心神者，以清暑益气，化浊祛湿为法。如不寐发生于秋季，由于秋主燥，内应于肺，感受燥邪，燥热伤津，肺失宣降，痰阻气逆，心神扰动。故治疗以清燥润肺宁心为法。如燥邪犯肺，肺气上逆，胆气不疏者，治以清燥润肺，温胆宁神法。素有痰湿者，燥邪伤肺，痰阻气机为著，宜清燥润肺，化痰止咳法。冬季气候寒冷，发生不寐者，多由于体质素虚，肾气不足，风寒侵袭，由于"太阳脉行，由背抵腰，外来风寒，先伤阳经"，太阳受之，寒凝血脉，经气不利，气血阻滞，心神失宁而致不寐。治以疏通太阳经气，补气血，佐以益肾为法。路老临床辨证，即使同一疾病，处于不同的季节，病证与时令相关者，即依时令立法，充分体现了因时制宜的学术思想。

（二）用药审四时之宜

1. 四季用药特点

李东垣指出"凡用药，若不本四时，以顺为逆。四时者，是春升，夏浮，秋降，冬沉，乃天地之升浮化降沉化者，脾土中造化也。是为四时之宜也。"路老在李东垣的学术思想基础上，处方用药常结合时令气候的寒热而恰当地选择，使药物的作用合于人体生理病理节律变化，以取得最佳治疗效果。如春季阳气升发，宜以调肝护脾为大法。调理肝气，路老常以清肝、柔肝、疏肝为法，选用白芍、郁金、佛手、预知子、素馨花、醋元胡、绿萼梅、娑罗子、玫瑰花、代代花、天麻、钩藤、菊花、金蝉花、茵陈、牛膝、羚羊角、桑叶、赤芍等。同时结合春季阳气升发的特点，在诸多疾病中，配合茶饮，清热养阴生津，常用药物玉蝴蝶、凤凰衣、薄荷、枇杷叶、麦冬、白茅根、芦根、金银花、金莲花等。夏季气候炎热，汗孔开泄，多伤气阴，且暑多夹湿，湿热为患居多，路老夏季用药多加清暑益气化湿之品，如生石膏、知母、金银花、连翘、西洋参、五爪龙、太子参、荷叶、荷梗、藿香、藿梗、苏梗、佩兰、茵陈、金蝉花、石见穿、秦艽、晚蚕沙、六一散等；秋季气候转凉，秋高气爽，燥盛则干，易伤阴液，深秋时期，万物萧条，宜收敛神气。故路老在九月份以后，辨证多主燥邪当令，用药选用沙参、麦冬、川贝、杏仁、百合、元参、石斛、玉竹、黄精、白芍、枸杞子、女贞子、芦根、太子参、阿胶珠等养阴润燥、益气保津；冬季天寒地冻，万物闭藏，阴气较盛，气候寒冷，风寒湿易合邪侵犯人体，故路老冬季用药注重固护阳气、温阳散寒，同时注重祛风除湿，常用药物：桑枝、桑寄生、炒杜仲、仙茅、仙灵脾、肉苁蓉、威灵仙、豨莶草、羌活、荆芥、狗脊、巴戟天、紫河车、炒白术、防己等。

2. 随时令变化加减用药

李东垣在病证的加减用药中、十分注重时令的变化，如清暑益气汤为其长夏常用时令方，但在三伏气候，湿热交蒸，肺气受逼时，应适应秋损的时令加减，"加五味子、麦门冬、人参泻火，益肺气，助秋损也"。如值冬季，"宜加吴茱萸大辛苦热之药以从权，乃随时用药"（《脾胃论》）。又补中益气汤为春季治疗阳气下陷之甘温除热之剂，但非春季所独用，应根据季节气候的不同，加减变化用之，"如恶热喜寒而腹痛者，于已加白芍药二味中，更加生黄芩三分或二分。如夏月腹痛而不恶热者亦然，治时热也。…冬月或春寒，或秋凉时，各宜加去根节麻黄五分。如春令大温，只加佛耳草三分，款冬花一分。如夏月病嗽，加五味子三十二枚，麦冬去心，二分或三分"（《脾胃论》）。路老还认为，四季气候变化不同，病人感邪不同，临床用药各异，强调四时气候变化在发病学上的重要性，并根据不同季节气候变化特点来考虑用药。如同时治疗外感，在春暖多风之际，应在疏风清热解表同时，酌加炒白术、白茅根、芦根、生黄芪等益气固卫护津之品；如遇阴雨天气，应考虑湿邪作祟，酌加芳化温通药物，宣通气机，透达表邪，如藿梗、荷梗、佩兰、厚朴花、苏梗等。又治疗泄泻病人，在多雨之际，应注意健脾益气祛湿，用生白术，桂白芍（桂枝拌炒白芍），生山药，生、炒薏苡仁，茯苓，杏仁等和中化湿以止泻；在冰雪寒冷之际，则应注重温阳护脾肾，以吴茱萸、肉豆蔻、补骨脂、干姜等温中散寒而收止泻之功。又在气候当寒反温之时，应在温阳散寒药中伍清热之品；当暖反凉之时应在清热药中伍温补之剂；当雨而旱应酌加养阴益气之品；当晴而阴雨连绵之际应加重祛湿药物。时间医学研究成果表明，由于给药时间或季节的不同，相同剂量的药物其作用的强度可有很

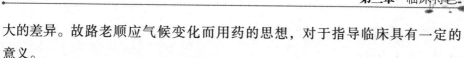

大的差异。故路老顺应气候变化而用药的思想，对于指导临床具有一定的意义。

（三）四季皆有湿，治疗应顺时

1. 四季夹有湿、南北均伤人

路老在数十年的临床实践中提出"百病皆由湿作祟"、"四季皆可湿为患"的观点，认为湿为自然界气候之一，气运主属太阴，雷丰云："土寄于四季之末，四时皆有湿病"，王孟英认为"湿无定位，分旺四季"，四时皆可夹湿，朱丹溪有"六气之中，湿热为重"之说，张景岳认为，湿为天、地之气，人处天地之中，故湿邪可伤人皮肉筋脉、肤腠、六腑。叶天士身居水乡，明确指出"吾吴湿邪害人最广"，《时病论》又指出："湿为病者有六，曰伤湿，中湿，冒湿，湿热，寒湿，湿温。"路老认为，湿病不仅南方独有，北方亦不少见，只是感邪途径有异，受侵脏腑有别而已。特别是现在，人们工作节律加快，生活水平提高，饮食谱的改变，致使饥饱不调之人增多，过饮茶酒冷饮，过嗜肥甘之人日众，冰箱、冰柜、空调的普及，恣食生冷者随处可见，致使脾胃受损，中阳困遏，水湿停聚有增无减，故内湿外湿之证日渐增多。尝言北方干燥，南方多湿，路老认为由于全球气候变暖，湿度增大，节令有变，饮食结构亦不同，故一年四季均可多湿为患。如春天气候变暖，立春雨水节后，冰雪融化，土地潮湿，气温回升，地中湿热之气郁蒸，酿成湿热，湿热秽浊毒邪，藉春风吹拂，成为传播疾病的媒介，若素体虚弱，正气不足，极易感受寒湿、风湿之邪而诱发疾病。另春气升发，肝气扩张，肝气克脾，木火刑金，皆可致痰湿为患；夏天气候炎热，人体腠理常开，动则汗湿沾衣，加之暑期气温高，雨水多，湿度大，昼长夜短，睡眠少，食欲差，人体极易疲劳，又贪凉饮冷，冷水洗浴等，致暑湿、湿热之邪乘虚而入，伤人于冥冥之中，刘河间云："六月湿气太甚"；"湿病本不自生，因于火热怫郁，水液不得宣通，即停滞而生水湿也"。故夏季多见暑湿，秋季金风送爽，气候转凉，草木黄落，燥邪当令，昼短夜长，但暑热余焰未熄，仍有高温、高湿的秋老虎天气，令人闷热烦躁，霜降节至，天气转凉，万木萧瑟，空气中水汽凝结成白霜，故曰霜降。雷丰《时病论》中指出："湿气在于秋分之前，燥气在于秋分之后"，故初秋仍有暑湿存在。冬天大地冰封，气候寒冷，地上水湿无以蒸发，凛冽风寒湿之邪侵袭人体，对人肢节肌肉筋脉造成危害，《素问·六元正纪大论》云："寒湿之气搏于气交，民病寒湿，发肌肉萎，足萎不收，濡泻血溢"。冬季室内暖气空调，膏粱厚味，羊肉火锅，饮食增多，活动减少，内

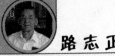

蕴湿热,患湿阻之人亦不少见。总而言之,南北地域,四时节气,湿邪无时无处不伤人为患。

2. 顺应四时治疗湿证

路老临证,非常重视湿邪为患的多元性,不但四季皆有湿,临床湿证亦较以往多见,故治疗上应审时令,并在复杂的病证中,依据症状、舌苔、脉象,综合分析,明确湿邪阻滞部位及寒热虚实,使湿祛正安。如对于眩晕的治疗,《素问·生气通天论》:"因于湿,首如裹",湿邪蒙蔽或湿热熏蒸,则头晕沉重,以湿为病因者,我们称作"湿晕",湿晕可发生于四季,尝治患者刘某,男,37岁,于3月份感冒后,出现头晕目眩,视物旋转,时有恶心,经反复治疗不解,求诊于路老,症见:头晕恶心,周身倦怠,头胀,精神萎靡,困倦嗜卧,睡眠可,纳食一般,舌苔白腻,脉濡。问诊发现患者平素嗜酒,有饮冷水习惯。通过四诊合参,路老诊为平素湿邪内蕴,值春季感受风邪,与湿相搏,风湿束于肌表,上蒙清窍所致。治宜散风祛湿,健脾利水法。药用秦艽、防风、防己、蔓荆子、炒蒺藜、葛根、当归、海风藤、大腹皮、大腹子、炒苍术、杏仁等。经服药7剂后,头晕即缓解,继如前法调理而愈。又治患者张某,男,42岁,眩晕已2年,初时发病均在夏季,经治疗头晕未发,只是倦怠无力,睡眠不安,今年又逢夏季,天气炎热,贪凉饮冷,眩晕发作,头胀耳鸣,舌淡苔白,脉弦滑。此属外感暑湿之邪,与内湿相搏而致,仿清暑益气法治疗。药用生黄芪、炒苍术、姜夏、菖蒲、郁金、茯苓、杏仁、薏苡仁、防风、防己、川芎、葛根。药后眩晕即减,诸症亦消。是例体现了路老辨治湿邪,善于审时令,抓主症,灵活达变的治疗思想。

四、先其所因,伏其所主

(一) 先其所因,从湿热论治糖尿病

路老在临证中认为疾病的产生,必有其根本的原因,病机的变化,也有其关键所在,疾病症候虽然繁乱复杂,也有主次真伪可辨,在疾病的发生发展过程中,必然或产生一些与其相关的症状与体征,这些客观的指征是疾病外在的现象,在临诊中运用四诊和辨证辨病相结合的手段,并对其加以综合分析,找出疾病在某一阶段的病变本质,这是审证求因、辨证论治的关键所在。

糖尿病大部分是吃出来的,这一病因基本得到大家的认同。由于饮食结构的改善,膏粱厚味已成为餐饮的家常菜,这样使得糖尿病的发病与过去消

渴病的病因、病机均有不同，其特点并无典型的三消症状，也不符合阴虚燥热的病机特点，反而以湿、热、痰、瘀证候更为突出，因此不属于传统消渴病范畴，不能简单按三消辨证论治，故路老认为不能套用古人消渴病的治疗方法用于现今的糖尿病，提出从湿热论治糖尿病的观点。

路老认为糖尿病的病因主要有三个方面：一是饮食不节，偏嗜肥甘厚味、冷茶、酒辛燥之品；二是起居失宜，痰湿内停；三是情志内伤，劳逸失度，气滞瘀阻。以上原因均可导致脾胃湿热内蕴，机体对体内代谢产物排泄失常而血糖升高。故临床辨证以湿热为中心，首先应辨湿与热的偏重，而后辨别影响到的脏腑。

治疗上清热除湿并举是主要治法。因湿为阴邪，治宜温化；热为阳邪，治宜清解。但在临床上，单清热则湿仍留，单祛湿则热愈炽，唯宜清热与祛湿并举以分消其势，还要结合脏腑辨证，详审涉及脾胃、肝胆、肺、肾各脏腑，治以"祛邪扶正，标本兼顾"为大原则。路老临证常选的方剂是藿朴夏苓汤、甘露消毒饮、黄芩滑石汤等。常用药物有：栀子、黄芩、黄连等解郁热、燥湿浊、清热毒；苍术、厚朴、半夏温燥化湿；菖蒲、砂仁、藿香、佩兰、陈皮芳化醒脾、化湿健运；茯苓、滑石、猪苓、泽泻、茵陈，淡渗利湿、通利水道、疏通壅滞。并强调除湿勿忘佐以宣肺降气，常选用桔梗、杏仁、薄荷、杷叶，启上闸以开水源，开腠理以展气机。

验案 韩某某，男，40岁，民企老板，于2003年7月25日初诊。

主诉：头晕、乏力5年。患者5年前出现头晕、昏重感，伴周身乏力，睡眠差，经多项检查未见颅内及脑血管异常，服用多种药物效果欠佳。近半年发现血糖升高，空腹约8～10mmol/L，血脂亦明显升高，但未服药治疗。现症见头晕昏沉，全身乏力，双下肢尤重，脘闷纳呆，体胖腹大，口干发黏、而不多饮，小便时有涩痛，大便时溏时结，并与饮酒有关，夜寐欠安。舌暗胖，边有齿痕，苔黄腻，花剥，脉左沉弦、右沉细。

辨证：湿浊阻滞，清阳不升，郁而化热。

治则：清化湿热，升清降浊。

处方：桃、杏仁各10g，荷叶10g，蔓荆子8g，柴胡6g，炒枳实15g，蝉衣10g，天麻10g，姜夏10g，炒苏子10g，胆星10g，僵蚕10g，天竺黄6g，炙甘草6g，菊花10g，竹茹12g，葛根12g。鲜竹沥汁30ml为引。7剂，日1剂，水煎服。嘱节制饮食和烟酒，忌摄生冷。

2003年8月3日复诊，诉进上药后，头晕有所减轻，乏力改善，仍食欲

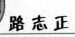

差，夜眠难，伴胃脘不适，喜暖喜按，腰部发冷，会阴部潮湿感，小便涩痛稍减、仍黄，大便如常。舌红，体胖，苔根黄腻，脉右细滑、左弦尺沉小数。既见效机，守法不更，前方进退。上方稍事加减，嘱少食辛辣、烟酒，起居规律。

服上药后，诉头晕消失，仍觉会阴部潮湿不爽，食欲欠佳，夜眠时好时差，小便黄减轻，大便时干时溏。舌胖大，质淡红，苔黄厚腻，脉左弦滑右细滑。其头晕已止，而中焦湿热尚炽，治以芳化畅中，清热祛湿法。处方"藿朴夏苓汤"加减，水煎服，14剂。

至此药后，已无头晕，全身乏力明显改善。唯易于感冒，现觉咽部微痛，有痰，脘闷纳呆，眠欠安，大便时结，便出不畅。但复查血糖血脂均恢复至正常。舌胖大，质暗红，苔黄厚腻，脉沉滑。辨其感冒虽愈，而湿热中阻，仍气机不畅，治守前法，转以"三仁汤"加减。

此后，守上法继予清化湿热和健脾益气、化浊渗湿为大法，诸症均渐见改善，精神和体力明显恢复，饮食睡眠及二便如常，血糖、血脂一直保持正常。并嘱尽量注意生活、饮食有节，少食烟酒，劳逸结合，方能巩固治疗。

[按语] 2型糖尿病病因病机关键是因实致虚，在生活、起居失常的基础上，加以肺脾肝肾等脏腑功能失调，从而引起湿热内停为患。可兼见气虚、气滞、阴伤、血瘀、痰浊等病变。故其早期治在调气，法当祛邪为首务，兼以顾本，以祛湿清热为主，辅以调理脏腑功能。该患者病情尚属早期，故治在肺、脾、胃，而与肝、肾相关，重当调理脏腑气机。如病延后期可伤血及络，则应气血同治，基本治则在于调畅各相关脏腑的内在机能，恢复机体对各种代谢及病理产物的清除排泄能力，从而维持以致恢复机体正常的新陈代谢和内环境的相对稳态平衡。同时强调适当调整生活方式，注意预防养生调护的重要作用，尤其是饮食宜忌，调畅心理情志，做到精神愉快，戒恚怒等。

（二）伏其所主

路老在治疗疑难病证的临床实践中，突出体现《内经》中"必伏其所主，而先其所因"的学术思想，强调辨证施治，治病求本，审证求因，病情复杂时，必须抓住重点，抓住主要矛盾，击中要害，这样才能用药中的，收桴鼓之效。下面介绍两则路老辨证求本的病例。

1. 从肺论治盗汗

盗汗是指人体阴阳失调，营卫失和所致腠理开合失常，津液外泄，睡中汗出，醒来即止为主要症状的病证。路老认为，盗汗之证，系营卫不和，腠理开合失司所致，腠理开合与脏腑功能活动有关。在辨证中不能一味强调阴虚盗汗，应结合五脏辨证来详审阴阳。由于肺主皮毛，肺气通于表，主汗孔的开合，故盗汗与肺的功能关系更为密切。肺的气阴不足，肌表不固，汗孔开合失度；或痰湿阻肺，肺气不利，均可影响汗孔的开合，导致盗汗。故治疗盗汗，应以肺为重点，肺气虚者应补肺，肺气不虚，也不要忘记理肺。

验案 吴某某，男，31 岁，汉族，已婚，北京市人，主因盗汗 3 个月，于 2010 年 3 月 12 日初诊。

患者 4 个月前患胸腺瘤，因不宜手术，予放疗 2 次后出现盗汗，夜间可见呼吸气促，晨起湿透被褥，纳寐可，面色萎黄，双目无神，大便日 1~2 次，舌淡苔薄，脉弦滑小数。

辨证：肺气阴两伤，痰湿内阻。

治则：益气扶正，宽胸涤痰，和胃降浊。

处方：西洋参 10g（先煎），瓜蒌皮 15g，半夏 10g，浙贝母 10g，郁金 12g，黛蛤散 12g（包煎），石菖蒲 12g，旋覆花 9g（包煎），炒杏仁 9g，炒薏仁 30g，石见穿 15g，醋莪术 12g，葶苈子 15g（包煎），生谷芽 30g，生麦芽 30g，建曲 12g，水红花子 10g，炙草 8g，生姜 1 片。14 剂。

结合茶饮方：竹节参 12g，功劳叶 15g，姜夏 9g，枇杷叶 12g，水红花子 9g，炒三仙各 12g，炙百部 12g，生牡蛎 30g（先煎），海藻 10g，竹沥汁 30ml 为引。14 剂。

药后盗汗即止，大便正常，睡眠轻浅，白天困乏，夜间口渴，面色萎黄，爪甲色暗，舌体瘦，舌质淡，苔薄白，脉弦细，肝功能检查轻度异常。

二诊：以上方去黛蛤散、醋莪术、石菖蒲、葶苈子、水红花子，加丹参 12g，炒白芍 15g，炒枣仁 20g，炒白术 15g，茯苓 20g。茶饮方加当归 10g，夜交藤 15g。药后睡眠改善，已无明显不适症状，盗汗之证告愈。

[**按语**] 张仲景《伤寒论》中首次提出盗汗之名，并认为盗汗有表、里、虚、实之不同。张介宾在《景岳全书》中指出："自汗、盗汗亦各有阴阳之证，不得谓自汗必属阳虚，盗汗必属阴虚也。"说明盗汗的病机比较复杂，非阴虚所能概括。本案患者盗汗严重，系由于放疗损伤而引起，伴有呼吸气促，肺气阴两伤之证，虽没有痰湿症状，但原有胸腺瘤，加之放疗肺损伤，肺失宣发，汗孔开合失司而致盗汗，治疗应以补益肺气，化痰开胸为主。方中用西洋参，炙草补肺益气；瓜蒌皮，半夏，浙贝母，郁金，石菖蒲，葶苈子宽胸化痰散结；旋覆花，炒杏仁降肺气；炒薏仁，石见穿，醋莪术，水红花子

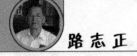

祛湿活血消瘀；生谷芽，生麦芽，建曲，生姜健脾消食和胃；黛蛤散清肝肺之热，降逆平喘促。全方针对盗汗的机制，重在补肺之气阴以敛汗，又祛除痰湿以复肺肃降之职。由于用药中的，故一诊盗汗即告愈。二诊鉴于有肝损伤，故去虎狼之药，加以健脾益气养血之品，以养肝护肝，并巩固疗效。

（2）从肝论治咳嗽

《素问·咳论》曰："五脏六腑皆令人咳，非独肺也。"说明五脏六腑功能失调均可导致咳嗽，肝主疏泄，调畅气机，肝气上升于左，肺气下降于右，形成气机的循环，咳嗽乃肺气上逆所致，是气的循环障碍的结果，肺气上逆，不仅与肺功能失调相关，还与肝气升降调节有关。《素问·咳论》指出："肝咳之状，咳则两肋下痛，甚则不可以转，转则两肋下满。"说明肝咳系咳嗽伴有肝经气不利的症状。《万病回春》指出："自古咳嗽十八般，只有邪气入于肝"，说明肝咳在临床是十分常见的，因此咳嗽治肝是一个非常重要的治法。近贤秦伯未指出："治肺止咳，佐以调肝"，说明了咳嗽治肺调肝的重要性。路老吸纳前人的临床经验，在咳嗽的治疗中，常结合疏肝、清肝、滋肝的方法。

路老认为肝主疏泄，以升发条达为顺，调畅全身气血津液的运行，肺为娇脏，主一身之气，其气以通调肃降为顺。肝主升，肺主降，肝肺升降相因，协调平衡，则肝气不郁，肺气不壅，气机升降出入均衡，气血平和，呼吸平稳。若肝气郁结，失其疏泄条达，一方面直接影响肺的宣降，导致肺气上逆而为咳；另一方面，肝气郁结，津液输布障碍则停聚为痰为饮，血行不畅则为瘀阻，痰瘀阻滞清道，反过来又影响肺之宣降使咳嗽加重。另外肝与肺经络相连，从疾病传变角度看，人体感受外邪，不能表散，病由太阳经传入三阴经时，常需经过半表半里之少阳经。少阳属胆，但隶属于肝，当邪气不能长驱直入，正气也不能祛邪外出，相持不下时，肝胆之气受到影响，咳嗽迁延不愈。所以肝和肺经脉相连，功能上也互相影响，肺病可牵涉肝，肝病亦可影响肺而发生咳嗽。

肝、肺失调所致咳嗽，临床可见咳嗽伴有肝经的症状。如咳嗽伴有胸胁胀满疼痛，是肝气郁滞，气机不畅，肺失宣降所致，治以疏肝解郁，肃肺化痰止咳。咳嗽伴肝郁，在宣肺止咳基础上，应加入柴胡、郁金、香附、佛手、旋覆花、橘核等疏肝解郁之品；若咳嗽伴口苦，胸胁胀满，头痛目赤，月经提前量多，急躁易怒等，为肝火犯肺，木火刑金所致，治疗应加入菊花、桑白皮、羚羊角、黛蛤散、丹皮、黄芩等清肝泻火之品；若咳嗽伴有口唇青紫，舌下瘀斑，胸腹胀满，月经有血块，痛经等，是久病伤肝，肝血不畅，瘀血内阻的表现，应在止咳基础上，加入柴胡、牛膝、桃仁、红花、预知子、娑罗子、水红花子等活血化瘀之品。

验案 王某，女，34岁，汉族，已婚，山西人，于2008年8月12日初诊。

主因咽部不适，咳嗽，咳痰半年。患者半年前感冒后，出现咽部不适，咳嗽，咳痰稀白，经治疗感冒愈，而咳嗽，咳痰症状始终未能缓解，咳痰以晨起明显，吃辛辣、油腻食物，咳嗽加重，伴有心烦易怒，口苦，胸胁胀满疼痛，睡眠不佳，纳食可，大便正常，舌体胖，质紫暗，苔薄黄，脉弦细。患者3个月前查出甲状腺瘤，诊断为冷结节，欲中医一起治疗。

中医诊断：咳嗽、瘿瘤。

治则：清肝解郁，健脾肃肺化痰。

处方：素馨花12g，厚朴花12g，生、炒苡仁各20g，半夏10g，菊花10g，胆星8g，僵蚕8g，当归12g，赤、白芍各12g，郁金12g，茜草12g，茯苓30g，黛蛤散10g（包煎），枳实12g，杷叶15g，桃、杏仁各9g。14剂。

药后患者咳嗽减轻，咳痰也减少，饮食正常，二便调，舌质淡暗，苔薄白，脉沉细小弦。

治宗上方，疏肝解郁，宣肺化痰加散结软坚之品，上方加海藻15g，山慈菇12g，醋莪术10g。14剂，水煎服。

药后咳嗽基本消失，自觉甲状腺瘤较前略有减小，饮食正常，心情不舒畅，二便调，舌质淡红苔薄白。继以上法调理，以治疗甲状腺瘤为主。

[**按语**] 本案患者咳嗽半年，伴有心烦易怒，口苦，胸胁胀满疼痛，睡眠不佳，舌体胖，质紫暗，苔薄黄，脉弦细等症，并患有甲状腺瘤。证属肝气郁结，肝郁化火，木火刑金而咳嗽，故治以疏肝解郁，宣肺降逆止咳。药用素馨花，郁金疏肝解郁；菊花、黛蛤散清肝热；胆星、僵蚕、杷叶清肺化痰；桃仁、赤芍、当归、茜草活血清心肝之火；厚朴花、生苡仁、半夏、茯苓、枳实健脾渗湿以绝生痰之源，杏仁降肺气以止咳。诸药从肝、脾、肺入手，调肝气，降肺气，使气机升降顺畅，上下相宜，则咳嗽之证得以缓解，兼以健脾祛湿，以杜绝痰之来源。由于用药得法，咳嗽很快就平息了。继而尊上法加散结软坚之品治疗甲状腺瘤，也获得较好的效果。

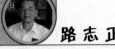
五、升阳除湿治杂症

升阳除湿法始创于金元时期大家李东垣，之前张仲景"治湿利小便"，李东垣的老师张元素也认为："治湿不利小便非其治也"，李东垣结合当时的发病情况，提出不同的看法，他认为：①湿为阴病，利湿为阴药，治湿利小便，复益其阴而伤其阳，可损伤脾阳；②脾虚湿盛，湿易伤阳气，脾阳升则水湿行；③升阳除湿可升清降浊，水湿之邪尽除；④可去除内外之湿。基于以上几点，李东垣认为升阳除湿是治疗脾虚湿盛的有效方法。正常情况下，脾气健运，通过脾阳的蒸化作用，将水湿等物质输送全身，"充实皮毛，散于百脉。"如阳气不升，则水湿停留为患，可出现多种病症。如湿邪上扰清明而头晕；扰于鼻窍可出现鼻炎；湿邪下注可泄泻；湿邪化热扰心可不寐；湿热蕴结，津液不能下行则便秘。如此多种病症，均是由脾胃内伤，湿浊内生所引起，故治疗均可用升阳除湿法。李东垣升阳除湿，升阳除湿汤，以防风、升麻、柴胡、苍术、猪苓、泽泻、羌活、陈皮、半夏、甘草、大麦、神曲、益智仁、升阳除湿、和胃安中。还有升阳汤升阳除湿举陷；升阳散火汤升阳除湿、发散火郁；升阳益胃汤升阳除湿益肺；以及补中益气汤、清暑益气汤等，皆有升阳除湿的作用。

路老临证十分推崇李东垣的观点，并融会贯通，善于在临床灵活运用。路老认为，湿本为水，养育人间万物，也是维持人体生命活动的重要物质，但湿伤人则为邪气，外湿因感天地之湿而发，内湿则是脾脏虚衰所致。湿性重浊黏滞，易阻滞气机，使病情缠绵难愈。湿性弥漫，伤人也呈多元化特点，无处不到，"害人最广"，故在临床一些复杂、难治性疾病，要考虑到湿邪的危害，从湿来论治。

路老将李东垣的升阳除湿法，广泛应用于临床，如治疗上焦病变如头晕、头痛、鼻炎、干眼症、口疮、耳鸣等；中焦病变如胃脘痛、呃逆、腹胀、泄泻、便秘等；下焦病变如带下、崩漏、肝肾囊肿、肾虚腰痛、肾炎等；全身病变如湿疹、发烧、失眠等。凡湿邪内蕴，湿困脾胃，或弥漫三焦，皆可升阳除湿法治之。下面列举几个路老的临床验案。

（一）升阳除湿治眩晕

《素问·生气通天论》云："因于湿，首如裹"，后世朱丹溪《丹溪心法》则提出"无痰则不作眩"，并对于"伤湿头晕"者，给予"除湿汤"治疗。后世尤在泾也认为脾虚湿盛可致眩晕，他指出："中土虚衰，不能下蔽真阳，则上乘清道"，因而发生头晕。路老认为，今人多食肥甘厚味，过度饮酒如常，导致脾胃损伤者多，脾虚湿盛，运化失职，脾精不布，水湿停留，湿邪上蒙清窍则眩晕，中阻则腹胀，纳呆，下注则白带臭秽，湿邪为病可发生在上、中、下三焦，但总的病机是脾虚湿盛所致，湿盛的部位可以是偏于上，偏于下，治疗上或侧重于上，或侧重于下，但总以升阳健脾祛湿为主。如女性患者眩晕伴有白带增多者，使用升阳健脾祛湿止带法治疗，可使阳气升而浊阴降，眩晕、白带均随之缓解。

验案 张某，女，40岁，公司职员，北京人，2005年6月8日初诊。

主诉眩晕6年，患者6年前出现眩晕，经中西药治疗，症状不减，今有加重趋势。症见头重如裹，头沉如物压状，甚时天旋地转而不能行走，阴雨天加重，伴心悸失眠，胸闷气短，善太息，神疲乏力，下肢沉重，口干不欲饮，纳食一般，大便时干时溏，月经正常，经前有烦躁，乳房胀痛，经色紫暗，白带量多，质稀，或黄稠有味，面色晦暗，皮肤粗糙，舌质淡，苔白滑，脉弦细数。

证属脾虚湿盛，湿浊上蒙清窍而眩晕，湿浊下注而白带量多。

治以升阳健脾渗湿，清热止带，调理冲任。

处方：太子参12g，炒苍术12g，炒白术12g，炒防风8g，山药15g，黄柏12g，车前子15g（包煎），椿根皮12g，鸡冠花12g，醋香附9g，茯苓30g，生龙牡各20g（先煎）。

二诊：药后眩晕减轻，白带亦减少，唯腰痛酸楚，四肢乏力，舌淡，苔白，脉弦细。此中焦湿浊已减，下焦湿热未尽，继以上方加川、怀牛膝各12g，14付。

三诊：药后眩晕，白带量多继减，腰痛乏力，肢体沉重亦有好转，睡眠改善，精神状态转佳，皮肤细润，舌淡，苔白滑，脉沉滑。治以益气健脾，温阳补肾。

处方：太子参12g，生黄芪12g，炒苍术12g，炒白术12g，茯苓20g，川断12g，桑寄生15g，当归12g，柴胡10g，锁阳10g，炒杜仲12g，制乌药8g，炒枳实12g，黄柏8g。14剂。

药后眩晕除，白带正常。其他症状基本消失。

[**按语**] 本案眩晕伴有头沉重如物压状，阴雨天加重，还可见胸闷，下肢沉重，便溏，白带量多，从审证求因角度看，证属湿浊弥漫三焦所致。患者便溏，食纳不佳，说明以内湿为主，脾失运化，湿浊内生，湿邪下注而白带

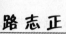

多，上蒙清窍而头晕，辨证要点为湿，不论湿邪伤在上与下，均以祛湿为主，使用升阳健脾祛湿法，以李东垣的升阳除湿防风汤加淡渗利湿、疏肝理气，清利湿热之品，药用太子参健脾益气；炒苍术、炒白术、山药培土燥湿；防风升阳胜湿；茯苓、车前子淡渗利湿；椿根皮、鸡冠花祛湿止带，又配合黄柏清利湿热；醋香附疏肝行气除湿；生龙、牡、山药调理冲任，固带壮督。经用升阳健脾除湿止带治疗后，上下焦之湿已去大半，故眩晕、白带多之症随之缓解。之后又以益气健脾，温阳补肾为法治疗，意在固本调理冲任，巩固疗效，以防眩晕再犯。

（二）升阳除湿治头痛

李东垣将头痛分为内伤和外感两种，主张根据不同经脉、脏腑引起的头痛而分经论治。若感受风湿之邪，侵及头部，致头部清阳不展，气血运行受阻，亦可发生头痛。由于湿性重浊，故症状特点为头痛如裹，伴有肢体沉重，食少便溏等。由于风湿之邪，侵及经脉，经气被邪气所遏，郁而不行，故治疗当以升阳疏风祛湿法，以风药升阳，使阳气升腾于经脉，同时风药胜湿，湿邪祛而经气畅通，则头痛可愈。

验案 李某某，男，57岁，汉族，已婚，北京市人，主因头胀痛5年，于2007年7月3日初诊。

患者于5年前开始出现头面部发胀沉重，以下午为甚。自觉面部发热，两颊、口唇周围拘紧不适，经多方治疗效果不佳。近日来头面部胀痛发烧，晨起即发，口干不欲饮，口黏腻，自觉流口水，纳可，大便干燥，日一行，寐安，平素喜饮茶。既往有血管性头痛，脑供血不足病史。下眼睑坠胀，双目乏神，舌偏胖，质暗，边有齿痕，苔腻而厚，脉沉涩。

西医诊断：神经性头痛。

中医辨证：风湿上扰，清阳不展，气血运行受阻。

治则：升阳疏风祛湿。

处方：羌活8g，藁本12g，蔓荆子10g，荷叶12g，天麻10g，藿、苏梗各10g（后下），炒蒺藜12g，炒杏仁10g，炒苡仁20g，砂仁10g（后下），厚朴花12g，茯苓30g，生白术12g，泽泻15g，黄芩12g，防风10g，防己15g，川牛膝12g，生姜1片为引。14剂，水煎服。

服药后头胀大为减轻，面部发热亦不明显，仍有面部发紧，口黏，舌胖质暗，苔腻，脉沉细。既见效机，上方出入，原方去黄芩，加苍术10g，继用14剂。药后随访，头胀基本消失，续以茶饮方调理善后。

[按语] 本例患者，头胀有年，本次发病为夏季，暑湿伤人，头胀伴有口干不欲饮，口黏腻及舌胖苔腻等水湿内停之象。故诊断为风湿上扰清阳而致头痛。湿邪郁表，经脉不通，上扰于头而头痛，由于湿邪伤人，阻滞气机，弥漫三焦，故兼症较多，病久不愈。治以升阳疏风祛湿法。方中以羌活、蔓荆子、荷叶、藿苏梗、佩兰、防己祛除肌表之风湿；防风、炒蒺藜、苏叶升阳祛湿散风；白术、炒苡仁健脾祛湿；茯苓、泽泻、玉米须淡渗利湿；杏仁降肺气通调水道；生姜温散水湿；黄芩、六一散清化湿热；又以牛膝、天麻平肝引血下行，方中融升阳化湿、祛湿、利湿、清利湿热于一炉，以辛苦温升散药与甘药相合，成为辛甘发散之剂，既能升引脾胃清气上行，亦可发散卫表，使能微微汗出，祛除风湿之邪，俾湿邪祛，经脉通畅，则顽固头痛随之缓解。

（三）升阳除湿治不寐

不寐之证，系心神被扰所致，因心为五脏六腑之大主。若心之本脏虚，或心经受邪，或肝胆、脾胃、肺、肾的病变对心的影响，均可使心神被扰而出现不寐。路老治疗内伤不寐，多从五脏论治。随着生活条件的好转，饮食结构的改善，由脾胃功能失常导致不寐的病人越来越多。饮食不节，恣食生冷肥甘，损伤脾胃，脾失健运，内湿停聚，外界湿邪易乘虚而入，与内湿相和为患，湿邪扰动心神可致不寐。也是我们常说的"胃不和则卧不安"。此不寐的特点是常伴有脾胃功能失调的症状，因病发为湿，内伤在脾，故可用升阳健脾除湿法。

验案　胡某，男，51，已婚，北京市干部。2008 年 5 月 17 日初诊。

主诉多梦早醒 2 年。患者缘于 2 年前因工作紧张，出现不寐、多梦早醒，平素喜甜食、冷饮，饮水多为冰白水，心烦，晨起少痰，痰黏，四肢沉重，容易疲劳，头昏蒙不清，胸闷，大便稀溏日 3~4 次，食油腻后口气较重，既往有痛风病史。舌质暗，苔白腻，脉沉滑。

辨证：脾失健运，湿浊内停，扰动心神。

治则：升阳健脾祛湿。

处方：竹节参 12g，藿、苏梗各 10g（后下），厚朴花 12g，半夏 12g，炒苍、白术各 15g，炒杏仁 10g，茯苓 30g，荷叶 12g，升麻 8g，砂仁 10g（后下），草蔻仁 9g（后下），陈皮 12g，车前草 18g，炒枳实 15g，六一散 20g（包煎），益智仁 10g（后下），生、炒苡仁各 30g，玉米须 30g，荷叶 15g（后下）。14 剂，水煎服。

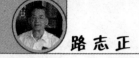

二诊：药后头昏蒙减轻，时头脑清醒，睡眠质量较前提高。大便日1～2次，四肢沉重亦减。服药已见效，上方去车前草加生山药12g，继服。

三诊：患者已能入睡，诸症亦缓，继如法调理，3个月后患者不寐基本消除。

[按语] 本案患者不寐，从病史看，原有痛风病史，又平时喜甜食、饮冰白水、生冷肥甘，损伤脾胃，致脾失健运，内湿停聚，再是发病在夏秋之际，虑有外湿为患，从临床症状看，如四肢沉重、头昏蒙不清、便溏、口黏、苔腻脉沉滑等，皆脾虚水湿内停之象。故辨证为内外湿合，湿邪内扰心神而致不寐。故治以升阳健脾祛湿为法，方用藿朴夏苓汤合清震汤加减。以藿梗、苏梗、荷叶芳化湿浊；炒苍、白术，草蔻仁健脾燥湿、化湿；厚朴花、半夏、炒枳实、砂仁、生炒苡仁、陈皮健脾和胃降浊；升麻、防风升阳胜湿；六一散清利湿热；炒杏仁降肺通调水道；茯苓、车前草、玉米须淡渗利湿；益智仁补肾助气化。全方芳化湿浊，升阳健脾，又结合燥湿、化湿、利湿之品。使内外之湿邪祛则头清神安，睡眠得到改善。本证体现了路老辨证宗体质，辨病位、病性，抓主症的灵活辨证思想及法活机圆的治疗特点。

（四）升阳除湿治泄泻

脾胃虚弱，清阳不升，浊阴则有余，湿盛为患，湿邪留于肠道，则可出现泄泻。临床可见大便泄泻、肠鸣腹痛、身体困重、四肢倦怠、乏力等症。也是中气不足，脾湿下陷的表现。对此治疗李东垣提出，不能用淡渗分利之剂，因为脾气已经下陷，又分利之，这是"降之又降，复益其阴而重竭其阳也，则阳气愈削，而精神愈短矣，阴重强而阳重衰也。"应该用升阳之药，如羌活、独活、升麻、柴胡、防风、炙甘草等味，或升阳除湿防风汤、升阳除湿汤等，着重用风药升阳。因为风药气温味辛，其气升浮，具有生发清阳，舒展经络之气的作用。张元素在《医学启源》中将风药概括为"风、升、生"。作为主药，风药可使阳气升腾，则浊阴自化；而风药又能胜湿，阴湿除，则泄泻可止。因此"升阳除湿"法，是东垣治疗脾虚泄泻的常用方法。路老在临证治疗脾虚泄泻，善于使用升阳除湿法，

验案 李某某，男，44岁，教师，汉族，已婚，山东省东营市人，主诉大便次数增多已10年，于2006年5月6日初诊。

患者10余年来大便次数增多，2004年在某医院经结肠镜检查诊断为：结肠炎伴肠黏膜管状腺瘤。来诊时可见大便日3～4次，成形，左侧腹部有时隐痛，尿频，睾丸或会阴部有时痛，乏力，容易疲劳，舌体胖，质暗红有齿痕，

苔白腻，脉沉弦而缓。

西医诊断：慢性结肠炎。

中医辨证：脾虚泄泻，中气下陷。

治则：升阳除湿，健脾益气，升提止泻。

处方：太子参15g，生黄芪15g，当归12g，陈皮12g，仙鹤草15g，炒防风12g，茯苓30g，白芍15g，赤石脂（先煎）15g，升麻8g，广木香10g（后下），炒苍术12g，炙甘草10g，炒白术12g，14剂。

药后大便次数为日2次，左腹隐痛不明显，大便成形，便爽，食纳有进，眠可，尿频，小便排便时无力，舌体胖大，舌尖稍赤，质暗红，苔薄白。

上方加炒莱菔子15g（打碎），14剂。

药后大便每日1~2次，基本成形，通畅，胃部隐痛也好转，胃纳转佳，尿频，仍有双小腿乏力，湿邪渐退。

以前方佐入温中之品。加入炮姜6g，14剂，水煎服。

药后腹泻基本消失，食欲好转，腹痛不明显，泄泻基本痊愈，仍有时尿频，而后的中医治疗以前列腺为主。

[**按语**] 本案患者泄泻已有10年，伴有乏力、疲劳、腹部疼痛，舌苔白腻。证属脾虚湿停，中气下陷之象。故治以升阳除湿、健脾益气、升提止泻法；以东垣升阳除湿防风汤和补中益气汤加减，方中以太子参、生黄芪、炒白术健脾益气；苍术燥湿健脾；茯苓健脾渗湿；升麻、防风升举脾胃阳气，除肠道湿邪；陈皮、木香调理脾胃气机；当归、白芍、仙鹤草和血缓急止泻；赤石脂固涩止泻。全方以生阳益气除湿为主，使下陷之清阳生展，湿浊化，则不需固涩，泄泻自止。全方体现了李东垣生阳补脾，祛湿止泻的调理脾胃思想。

（五）升阳除湿治便秘

脾虚湿停，湿浊不化，湿阻气机，气机壅滞则大肠传导失司，腑气不利，可致便秘。此便秘又称为湿秘。《古今医统大全》指出："湿秘者，湿热蕴结，津液不行而秘涩也"。湿邪内结，湿阻气机，津液不行，湿邪郁久化热，又可灼伤阴津使便秘加重。路老认为，此不同于其他便秘，治疗上滋润攻伐，清泻外导均不适宜，由于湿邪阻滞，脾胃升降失司，运化失常，可致清气不升，浊气不降而致便秘，治疗应以升阳健脾祛湿导浊通降为主，使脾胃功能恢复，湿邪祛，则大便自通。

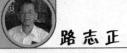

（六）升阳除湿治鼻炎

鼻为肺窍，鼻病当责之肺，但人体是一个以脏腑经络气血阴阳为整体的平衡体，凡病当需整体辨证，以求其本。一般认为鼻炎乃脏腑功能失调，加之外感风寒，邪气侵袭鼻窍所致。在《素问·通评虚实论》中指出："头痛耳鸣，九窍不利，肠道之所生也。"说明脾胃与鼻窍的病变也有关系，脾肺气虚，湿蒙清窍，可发生鼻塞不通，不闻香臭，头额昏沉，涕泪眵多等症。治以升阳除湿法，以风药升阳胜湿，令清气出于鼻窍，更用甘温之品，补益元气，使阳气升腾发散，走于孔窍，则鼻塞可通。

验案 瞿某某，男，54，作曲家，汉族，主因冬季反复发作鼻炎2年。于2006年12月5日初诊。

患者在2年前冬季受寒后出现感冒，鼻塞流涕，伴发烧，经治疗后愈。但以后每遇辛苦劳累即感冒发烧，尤其到冬季常反复发作鼻炎，伴口干不欲饮，胃胀，乏力，双膝关节疼痛，睡眠差，难眠易醒，大便稀溏，日3～4行，小便稍黄，形体丰腴，脱发，舌质红，苔薄白，脉沉弦。

西医诊断：慢性鼻炎。

中医辨证：脾虚失于健运，湿浊内停，鼻窍不利，气虚卫外不固。

治则：益气升阳固卫，健脾祛湿。

处方：太子参12g，炒白术12g，防风10g，生、炒苡米各20g，苍耳子15g，苍术12g，升麻12g，炒山药15g，莲肉15g，茯苓18g，焦三仙各12g，内金12g，炒枳实15g，炙草6g。14剂。

药后体力较前增加，大便成形，次数减少，日2次，饮食正常，睡眠安，患者准备过几天去台湾，因台湾湿度较高，旅途疲劳，易受潮湿，故于上方去山药、太子参，加葛根20g，西洋参10g（先煎），14剂。服药后大便已成形，每日2次，乏力减轻，感冒次数减少，关节痛减轻，鼻炎发作减少，且发作症状已不明显，继以上法调理到2007年春季。

2007年3月2日复来诊，诸症已明显减轻，反复感冒、鼻炎发作冬季明显缓解，鉴于立春后，阳气上升，万象即将更新，应顺肝脾生理之性，治以疏肝健脾益气，舒降相因，兼以补益。

处方：南沙参15g，西洋参8g（先煎），厚朴12g，藿、苏梗各10g（后下），生谷、麦芽20g（各），半夏12g，柴胡10g，炒白术15g，五爪龙20g，防风10g，丹参15g，白芍12g，玫瑰花12g，车前草15g，炒枳壳12g，甘草6g，14剂。

药后症状已不明显，嘱调畅情志，放松精神，适量运动以巩固疗效。

[按语] 本案患者每冬季遇冷则发感冒、鼻炎，平时乏力，胃胀，睡眠差，系脾胃升降失常，气血生化不足，营卫失和，卫外不固，故每受寒则感冒，鼻为肺窍，然气血不足，阳气不能出于鼻窍则鼻塞流涕。故治以益气升阳固卫、健脾祛湿法。药用太子参，炒白术，炒山药，炙草健脾益气；防风，苍耳子，升麻升阳除湿通鼻窍；生、炒苡米，茯苓健脾淡渗利湿；苍术健脾燥湿；莲肉养血；焦三仙，内金，炒枳实健脾消食。诸药升阳益气，补气固卫，健脾除湿。使阳气升发而外固于肌表，上通于鼻窍，故感冒，鼻炎之证随用药而愈。

（七）升阳除湿法的临床应用法则

1. 升降结合

叶天士：脾宜升则健，胃宜降则和。升阳除湿以升清降浊为中心，但胃气不降则脾气不升，因此在升脾阳的同时要注意降胃，配合降胃气的药物一起使用。临床在使用黄芪、防风、柴胡、升麻、葛根等升药的同时，还要结合木香、枳实、厚朴、旋覆花等主降药物。

2. 升补结合

脾虚湿盛，升阳通过补益脾气体现出来，脾主升清，脾气充足方可体现升清之力，故应升补结合，适当加以黄芪、党参、白术、山药等药。还要酌情加入补肾药物，先天补后天。李东垣常用益智仁；路老善用仙茅、仙灵脾、补骨脂等药。

3. 升利结合

升阳祛湿法，通过升阳达到祛湿的效果，但为了提高疗效，可适当结合利湿法，如茯苓、泽泻、猪苓、薏米、玉米须、葫芦等，湿邪较重的路老善用虫类药祛湿，如土狗、蟋蟀等。

4. 升泻结合

脾虚湿盛，湿郁化热，多伴有湿热的情况，李东垣对此多加入黄柏、黄连等清利湿热药。路老对于湿热相见者，多加入晚蚕沙、萆薢、土茯苓等。

5. 升散结合

脾虚阳陷所致的火郁，如四肢发热如烙、肌肤干燥无汗等，以及阳虚不达所致的麻疹隐伏不透，表证发汗不应等症。当升发清阳、托邪外出，发散火郁，常用方剂为东垣升阳散火汤、火郁汤等，药用防风、柴胡、升麻、葛根等，升阳发散药物。还可配合人参、黄芪等补元气之品。

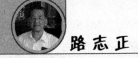

6. 风药的配合

李东垣善用风药，以风药具有祛风、升提阳气、发散火郁、化解内外湿邪、祛湿降浊的作用。路老认为："治脾以燥药升之"，风药即风燥升阳药，具有升发，疏散的作用。东垣全书中以升麻、柴胡、防风、羌活应用最多。路老常用的风药有：

①祛风升清：僵蚕、蝉衣、羌活、芥穗、蔓荆子、天麻、葛根、白芷、白蒺藜。

②升阳止泻：苍术、防风、芥穗、柴胡、葛根、升麻、桔梗、荷叶、白术、补骨脂。

③发散火郁：僵蚕、升麻、柴胡、防风、蝉衣、青蒿、黄芩、栀子、郁金。

④祛风通络：威灵仙、桂枝、羌活、独活、防风、海桐皮、乌梢蛇、葛根、桑枝、天麻。

⑤祛湿降浊：防风、僵蚕、升麻、苍术、草决明、柴胡、枳实、荷叶、生麦芽、生谷芽。

六、"善治水者，不治水而治气"

水液代谢是以肺、脾、肾三脏为主进行的，但肝胆、胃、三焦均参与其中，因为肺为水之上源，通调水道；肾为水之下源，调节水液排泄；脾运化水湿，上以达肺，上转枢肾，故相当于制水之大坝，起到转枢的作用。肝胆虽不直接参与水液的代谢，但肝胆主疏泄气机，气机调畅则三焦水道通利，上下有度，各行其道，在整个水液代谢中，脾之制水大坝的作用最为重要，而脾功能的发挥与肝胆的疏泄有直接的关系，肝脾不调，水液的转枢排泄就会失常，水液停聚而形成水肿。说明水液的转枢与排泄，离不开气的调节作用。故尤在泾指出："气行即水行，气滞即水滞"，说明了水肿病机的关键点。后贤吴鞠通在尤在泾思想基础上，进一步申明治水之旨："善治水者，不治水而治气也"。说明治疗水肿，关键是调节脏腑的气化功能。路老深刻领悟古人的治水思想，在治疗水肿病证时，从脏腑的气化着手，上以治肺，提壶揭盖，中以治脾，把握权衡，下以治肾，开合有度。但不忘调肝，注意疏泄气机，以气行水，消除水肿。下面就路老治疗水肿的特点予以总结。

（一）立足五脏气化，宣肺、健脾、补肾治水肿

在整个水液代谢过程中，肺为水之上源、肾为水之下源，脾居中为枢纽，

形成以三焦为通道的蒸化、输布、排泄过程。在这一过程中，上、中、下任何一个环节出现问题，都可造成水液代谢的障碍而发生浮肿，如肺、脾、肾三脏都出现问题，水液不循常道，则会造成水湿泛滥，病情发展为危重阶段。当肺脾肾三脏都出现问题时，应立足整体，从肺脾肾入手，恢复脏腑的功能，促使水肿消退。

验案　刘某，女，17岁，主因腰以下水肿7个月，于2008年7月29日初诊。

患者于2008年1月出现感冒，咳嗽，咽痛，继而出现双上眼睑浮肿，下肢水肿。经当地医院检查，初步诊断为：狼疮性肾炎。经在西医院住院，疗效不佳而转来中医治疗。就诊时症见腰以下水肿，无汗，怕冷，咳嗽有痰，色黄质黏，食欲欠馨，寐安，月经前后不定期，量少，色淡红，大便3～4日一次，不成形，小便微黄，每日排尿量约800ml。口渴欲饮，但因水肿，自行控制饮水量，每日约饮200ml左右，时感疲劳，平卧时胸闷，小便有泡沫，望诊可见面色微黄，双目乏神，眼睑浮肿，满月脸，舌体胖，质淡，尖边红，苔薄花剥少津。脉沉缓，尺弱。

西医诊断：系统性红斑狼疮；狼疮性肾炎；肾性贫血。

中医辨证：肺、脾胃、肾三焦脏器受损，水液代谢失常。

治则：宣肺、健脾、益肾，三脏同治，重在治脾。

处方：五爪龙20g，功劳叶15g，浙贝母12g，前胡12g，苏叶10g（后下），苦桔梗10g，炙百部12g，炒杏仁9g，炒苡仁30g，炒白术20g，炒山药15g，生二芽各30g，炒神曲12g，桑寄生15g，炒杜仲12g，益智仁9g（后下），茯苓30g，益母草30g。14剂，水煎服。

药后水肿明显消退，咳嗽症减，食欲好转，睡眠改善，小便量较前增多，大便基本成形。舌胖苔薄，脉沉缓。

病情已大有改善，继以上法，去前胡、苏叶，加玉米须30g，黑大豆30g，西洋参10g，14付，水煎服。

药后浮肿继减，乏力，胸闷也有改善，咳嗽等症已不明显。贫血改善。经治疗后，肺、脾胃、肾功能有所恢复，水液代谢即行运转，继以上法为主调理2个月，患者水肿消退，诸症明显改善。

[**按语**]本案病人因感冒后出现水肿，系感冒风寒之邪入肺，肺通调水道功能失常，水湿泛于肌肤而肿。又见食欲不佳，大便稀溏等，为脾运化功能失常，中焦制水不利，水液失控而泛滥。又见患者水肿至腰，小便不利，尿

少，是肾脏受损的表现，因此肺、脾、肾三脏受损，水液代谢障碍，故出现腰以下水肿。治疗此水肿，应重在恢复三脏的气化功能，故以宣肺、健脾、益肾的方法，从整体调节入手，促进水液的代谢。药用苏叶疏风宣肺；功劳叶、浙贝母、前胡、苦桔梗、炙百部、炒杏仁等宣肺、清肺、降气以通调水道；炒苡仁、茯苓、五爪龙、炒白术、炒山药、生二芽、炒神曲等健脾助运，恢复脾胃制水的功能；桑寄生、炒杜仲、益智仁补肾助气化，以促进水液的排泄；益母草活血利水。药后即收到明显的治疗效果。而后又加强利水消肿的力量，加补气、补肾行水的药物，如玉米须、黑大豆、西洋参。用药仅2个月，全身水肿即告消退。是法辨证着眼于整体，不是见浮肿就予利水，而是立足气化，从恢复肺、脾、肾三脏的功能入手，抓住了根本，故收到明显的效果。

（二）顾护中焦，健脾益气治尿失禁

以上谈到，脾胃为水液代谢的枢纽，相当于水渠的大坝，起到控制、调节水量的作用。这一作用在整个水液代谢中至关重要，如脾不能控制水液，水液壅阻于肾，肾的排泄就会受到影响，脾病及肾，肾气化功能障碍，就会造成排泄不畅，甚或排泄失禁的状况。此时应以治脾为主，健脾益气可制水。

验案 高某某，女，19岁。因尿失禁7年，于2004年9月6日初诊。

患者及其母述，于1997年秋末冬初时，无明显诱因，患尿频、尿急，每15～40分钟上厕所一次，若强忍则可尿湿衣裤，夜间睡眠时多尿床。患者极为痛苦，影响学业，而被迫休学。曾辗转各地求医，未能确诊。遍服中西药物，罔效。患者不能上学，情绪低落，羞于见人，痛不欲生，经人介绍慕名求路老诊治。症见：尿频、尿急，时有尿失禁，夜间多尿床，口渴不敢饮，困倦不敢睡。伴神疲乏力，纳少，便溏日2次，形体瘦小、面色萎黄、憔悴，舌淡、苔少，脉细弱无力。路老看到病例后，沉思片刻，写到：遵吴鞠通先生之旨"气虚下陷，门户不藏，加减补中益气汤主之"，拟以补中益气汤加减治疗。

处方：黄芪20g，党参12g，当归10g，焦白术12g，炒山药12g，升麻6g，炒枣仁15g，菖蒲10g，远志6g，内金12g，金樱子15g，桑螵蛸15g，生龙牡各30g（先煎），炙甘草6g。7剂，每日1剂，早晚分服。

另处方：五倍子（焙）30g，硫黄15g。共为细末，每次取5g，取大葱白15g捣烂，与药粉混匀，每晚敷脐部，外用塑料布、胶布固定，每日1次。并对患者进行精神鼓励，嘱其能食即食，想饮即饮，树立病愈信心。

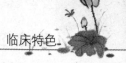

二诊：2004 年 9 月 14 日，服上药 7 剂，纳稍增，大便已成形，尿频明显减轻，能坚持 1～2 个小时上一次厕所，已无尿失禁，偶有遗尿、尿急感，精神较前好转，舌淡苔薄白，脉细数较前有力。

既效仍宗原法不变，上方去枣仁加覆盆子 12g，乌药 6g。再进 7 剂，诸症基本消失，纳食正常，面转红润，舌淡红，苔薄白，脉细较前有力。上方去生龙牡加太子参 12g，再进 14 剂，诸症未复。嘱用补中益气丸以善其后。如此 7 年顽疾，路师仅用 1 个月时间使之皆除。

[按语] 本例患者尿失禁 7 年，一般认为系肾的病变，但从临床症状看，患者形体瘦小，伴有神疲乏力、纳少、大便溏等脾胃虚弱症状，系先天不足，后天失养，而以后天失养为主，尿失禁乃脾虚失制，久之影响肾气化功能所致。脾、肾同病，治以健脾益气，升提阳气为主，兼以养心、固肾。方用补中益气汤加减，方中用参、芪、术、草、升麻健运中气，升阳举陷；取山药、金樱子、桑螵蛸、益智仁、内金健脾益肾固摄；当归、枣仁、菖蒲、远志、龙牡宁心安神，外用五倍子、硫黄、大葱温阳固涩，诸药配合，内外合治，使 7 年顽疾 1 个月而除。

（三）治肝补肾消除脑水肿

肾藏精，精生髓充于脑，肾气化功能失常，则会影响到大脑的循环，致水液代谢障碍，形成脑水肿。肝与肾同居下焦，肝藏血，肾藏精，"肝肾同源于精血"，故有"肝肾同源"之说。脑水肿的发生，病在肾，但关乎肝，所以治疗上恢复肾气化的功能，不忘调肝。《医宗必读》曾指出："东方之木，无虚不可补，补肾即所以补肝；北方之水，无实不可泻，泻肝即所以泻肾。"指出了肝肾应该同治的原则。路老治疗脑水肿，在治肾的同时，十分重视治肝的作用。

验案 古某某，男，79 岁，北京市人。

主诉：走路缓慢 3 年，脑水肿 8 个月，行走不稳 3 个月。于 2007 年 11 月 9 日初诊。3 年前无明显诱因逐渐出现走路缓慢，2007 年 3 月 12 日在协和医院行头部核磁共振检查示：双侧侧脑室旁多发缺血灶，脑积水；天坛医院诊为轻度脑积水。近 3 个月来出现站立不稳。就诊时症见：血压高，急躁易怒，遇事激动则血压升高，纳食一般，食甜食易泛酸，腹胀，大便日 1 次，初干，小便调，睡眠不实，经常要吃半片安定。面色潮红，稍遇紧张情况则心动过速，舌体胖质暗，苔薄根腻微黄，脉沉弦而滑。

西医诊断：脑水肿。

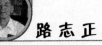

中医辨证：已过古稀之年，肝肾亏虚，肝阳上亢，肾虚水泛，痰瘀互结，阻滞脑络。

治则：清肝、补下元，健脾和血引水。

处方：蝉衣10g，炒蒺藜12g，牛蒡子12g，粉葛根15g，蔓荆子10g，钩藤12g（后下），胆星6g，白僵蚕8g，天麻10g，炒杏仁9g，炒苡仁30g，泽泻12g，当归12g，半夏10g，生白术15g，炒杜仲12g，豨莶草15g，寄生15g，茯苓30g，川牛膝12g。14剂，水煎服。

药后便秘改善，步伐稍稳健，急躁有减。血压140～135/85～50mmHg，纳馨，入睡难，寐安，夜尿1～2次。大便日1～2次不成形，小便可。舌体胖，质暗红。苔薄腻微黄。脉弦滑小数。

上方生白术改炒白术12g，14剂，继服。药后自觉行走缓慢好转，便秘好转，日1次。饮食不适后胃稍有不适，纳可，入睡较前稍有好转，仍需服半片安定，小便调。口角小泡。舌体中，色淡暗，苔中部黄腻，左脉弦，右脉沉滑。前方照服14剂，药后走路不稳，行走缓慢诸症状明显改善，继如法调理同前。

[按语] 本案老年人脑水肿，系肾精不足，气化不利，导致脑脊液循环障碍，伴有高血压、性情急躁易怒，纳呆，腹胀等，系肝郁气滞，肝阳上亢，肝脾不和的表现，故治疗以清肝火，补肝肾，调脾胃为法。药用蝉衣，葛根，蔓荆子、牛蒡子、炒蒺藜疏风清散头面之热；天麻、钩藤、胆星清肝热，平肝阳；白僵蚕、炒杏仁、半夏化痰，降肺和胃；炒苡仁、泽泻、茯苓、生白术健脾益气，淡渗利湿；当归、川牛膝和血引血下行；炒杜仲、豨莶草、寄生补肾助阳化气。全方清肝祛风，化痰降肺和脾胃，健脾化湿，利水消肿，温肾助阳化气。见水肿不治水而治气，清肝理肝气，补肾助气化，药合病机，因而有良好的疗效。

第四章

经典验案

一、调理脾胃治疗杂病验案

路老在《内经》"人以胃气为本"，和张仲景"四季脾旺不受邪"、"保胃气、存津液"学术思想指导下，深刻领会李东垣升阳益气、叶天士保胃存津的调理脾胃思想，临证十分重视调养后天脾胃。并从当今社会人们的膳食结构、生活条件、生活习惯的变化入手，深入研究了现代常见的冠心病、糖尿病、高血脂、高血压、痛风等疾病的发病机制，认为饮食失调损伤脾胃是这些现代病发病的关键因素。脾胃损伤常见气虚、血少、湿蕴、痰阻、瘀血、气机紊乱等病证。辨证要着眼于发病的根源，调理脾胃是其治本之道，提出："持中央，运四旁，怡情志，调升降，顾润燥，纳化常"的调理脾胃十八字方针，并在临床灵活运用调理脾胃法治疗各种病症，取得很好的疗效，下面将部分调理脾胃治疗杂症的验案予以总结。

1. 健脾益气治疗眩晕

眩晕是目眩与头晕的总称。目眩即眼花和眼前发黑，视物模糊。头晕即感自身或外界景物旋转，行走站立不稳。眩晕多属肝的病变，《素问·至真要大论》："诸风掉眩，皆属于肝"，也有感邪致病者，《灵枢·大惑论》："故邪中于项，因逢其身之虚，…入于脑则脑转，脑转则引目系急，目系急则目眩以转矣。"《灵枢·海论》还指出可因虚而致眩："髓海不足，则脑转耳鸣，胫酸眩冒。"张仲景在《伤寒论》中认为痰饮可致眩晕，并提出温痰化饮治眩晕的方法。路老认为辨识眩晕，首要辨清虚实，眩晕多属本虚标实之证，肝肾不足，气血虚弱为其本；痰、瘀、风、火为其标。治疗的重点在于肝，但不能寓于肝，若忧思劳倦或饮食失节，损伤脾胃，脾胃虚弱，气血生化不足，清窍失养而致眩晕者，当以健脾补气为主。

验案 滕某某，女，38，干部，汉族，2006年8月22日初诊。

主诉：自述2年前开始头晕、头昏不清，站立不稳，如坐舟车，无耳鸣

111

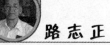

及视物旋转。间断发作，症状进行性加重，每次发作须静点倍他司丁、甘露醇等药方能缓解，当地医院诊断为颈椎病，颈性眩晕。

现病史：近10天来，头晕频繁发作，西药不能缓解，遂求中医诊治。纳食可，二便调，眠欠安。X线：颈椎生理曲度改变。临证可见：形体较瘦；面色红润，舌体瘦，质暗淡，苔薄白，脉沉细。

中医诊断：眩晕。

西医诊断：颈椎病，颈性眩晕。

中医辨证：气血两虚，清窍失濡。

治则：健脾益气，养血安神。

处方：太子参12g，西洋参10g（先煎），葛根15g，天麻10g，炒蒺藜12g，当归12g，川芎9g，白芍12g，胆星8g，僵蚕8g，生白术12g，茯苓20g，竹茹12g，清夏10g，炒枳壳15g，甘草6g。7剂。

2006年8月29日二诊：药后头晕发作一次，与生气紧张有关，发作时间较短，程度减轻，舌略胖质淡、苔薄白。"百病皆生于气"，肝郁气滞，怒则气上，更易导致头晕发作。

处方：前方去蒺藜、竹茹，加柴胡12g，黄芩10g，竹沥汁30g（分2次饮），14剂。

三诊：头晕未作，睡眠差，大便稍溏，日1次，腹中隐隐作痛，食欲差，余无明显不适，舌淡红，苔薄白，脉细弦。

既见效机，2006年8月22日方加减。上方去太子参、炒蒺藜、竹茹、炒枳壳、白芍改炒白芍15g，加炒芥穗10g、炒枳实12g，21剂。

药后3个月随访眩晕未发。

[跟师体会] 本证路老的辨证依据是：①患者属气血两虚，清窍失养所致眩晕。因气血两虚，清窍失养故头晕眼花，站立不稳，由于气血不足故见形体消瘦，脉沉细等；②脾胃为气血生化之源，脾胃虚弱，气血生化不足，营养物质不能上荣于脑，故见头晕、眼花等症，本证的根本在于脾胃生化不足，故治疗应以健脾益气补中为大法。

本证以健脾益气养血为法，方中用白术、葛根、僵蚕、川芎等健脾益气升清化痰；竹茹、半夏、炒枳壳等和胃降逆；茯苓、半夏、白术等健脾燥湿；太子参、西洋参、葛根益气养阴生津。一诊后，虽眩晕大减，但生气紧张时，仍有发作，知其病与肝气不舒有关，故在上方基础上，加入柴胡、黄芩疏肝、清肝之品，所谓肝脾同调。二诊后，患者眩晕未作，但大便溏，食欲差，腹痛隐作，知其脾湿仍盛，气机不畅，故去太子参、炒蒺藜等润降之品，加入升药炒芥穗祛风除湿，生白芍改炒白芍，取其健脾柔肝而不助湿，炒枳壳改炒枳实，增强其理气止痛之力。全方肝脾同调，升降相依，燥湿相济，脾气得健，气血得生，清窍得养，诸症悉除。

2. 调中治疗心肾失交不寐

心主火位于上，肾主水位于下，生理情况下，心火下温于肾，使肾水不寒，肾水上济于心，使心阳不亢，心肾水火既济，阴阳互补，称为心肾相交。心肾精血互生、互化，为心肾相交的物质基础。路老治疗心肾失交之证，不忘照顾中州。

验案 李某，男，35岁，2008年9月16日初诊。

主诉：不寐1年。症见1年来睡眠不佳，每晚2～3点方能入眠，且多梦易醒，伴见心悸乏力，面色萎黄，食纳不香，口干苦，心烦急躁，腰酸软无力，头晕，大便时干，小便正常，舌质暗红，苔薄白，脉弦滑。既往有心肌炎病史。

中医辨证：不寐，其病机为肾阴亏损，肾水不足，不能上济心阴，心火扰动，加之中焦脾胃化源不足，上不能养心、下不能滋肾，致心肾失交，引发不寐。

治则：健脾和胃，泻南补北，交通心肾。

处方：黄连阿胶汤、交泰丸合温胆汤加减。

太子参12g，生白术30g，厚朴12g，半夏10g，茯苓20g，炒谷、麦芽各30g，胆星8g，肉桂3g，黄连6g，夜交藤20g，鸡子黄12g，阿胶12g，黄芩10g，赤芍12g，炒枳实15g。14剂。

药后睡眠改善，能入睡，心悸头晕改善。

[跟师体会] 路老认为，五脏功能失调皆可发生不寐，其中心肾不交者较为多见。本案不寐伴见心悸乏力，口干苦，心烦急躁为心火内盛的表现；腰酸软无力，头晕为肾阴不足，清窍失养所致；大便时干，面色萎黄，食纳不香为心肾失交，影响脾胃升降，脾虚运化失常所致，诸症表现为上下心肾不交，中焦脾虚的症候。故以交通心肾，健脾补中之法。

本案以太子参、茯苓、炒谷麦芽、半夏、炒枳实健脾益气和胃，调理升降以使心肾相济，并向上引阴，协同黄连、黄芩、胆南星、赤芍以清心火，向下益精，助阿胶、鸡子黄滋肾阴以补肾水，药后不寐即明显改善。对此法之机制，清末名医张聿青阐释为："心在上，肾在下，上下相交，惟胃中为交通之路，然后可以接合。"阐明心肾之中枢在于脾胃，心肾失交者，乃"坎离相交之道阻梗，遂致水火不能相媾"，欲交通心肾，必以中焦脾胃为媒介，"通其道以成水火既济之功"。因此心肾失交之症方平。

3. 调中治疗肺肾虚喘

肺主气，司呼吸，肺宣发肃降正常，则气道通畅，呼吸调匀。若外邪侵袭，或他脏病气上犯，皆可使肺失宣降，肺气张满，壅阻气道，以致呼吸不利而喘。肾助肺司气之摄纳，肾元亏虚，摄纳失常，致气不归原，气逆于肺，则入少出多，喘促不利。脾胃主运化水湿，脾失健运，聚湿生痰，痰浊水饮上犯于肺，肺气壅塞，宣降不利，可致咳喘痰浊。肝气逆乘，肝肺不和，升降失职，亦可致喘。无论外感、内伤，导致肺失宣降，肺气上逆，气无所主，肾失摄纳，皆可引发喘证，一般来说，内伤致喘，多为虚喘，虚喘多与肺肾有关，但与脾胃关系也很密切，脾胃虚衰，运化无力，则聚湿为痰，停饮积水，正所谓"脾为生痰之源"，痰浊壅阻气道，肺气上逆而为喘，肾不摄纳而为促。喘促的发生，涉及上、中、下三焦，可以说在于肺，关乎脾胃，根在肾。治疗喘促之证，应从肺、脾胃、肾三藏入手，本上下同病取其中的原则，当以补脾益气、温运中州为主，兼顾肺肾。盖脾气健运，痰蠲喘平，精气自复，在补脾之中寓培土生金，助肾纳气之义。孟河医家费伯雄治疗肺肾亏虚之咳喘之症。谓之必以"金水两调，和中镇逆"，方能缓解。而立"平调中土，顺气涤痰"法治之，咳喘之症即平。说明了肺肾同病，调取脾胃的重要性，路老治疗肺、脾、肾同病之虚喘，亦常以取其中治的原则，收到较好的效果，试举例说明。

验案 王某，女，54岁，2008年9月16日初诊。

主诉：胸闷气短，喘息23年。缘于23年前流产后出现胸闷气短，喘息，后每遇换季、感冒后诱发。症见喘息、喉中有痰鸣，咳嗽痰多，色黄质黏，胸闷气短，夜寐欠安，夜尿频多，腰酸，乏力，纳差，时见烘热汗出，心烦急躁，大便日1次，偶干结，舌质紫暗，苔花剥，脉弦滑尺弱。中医辨证为哮喘。病发起于流产后，气血损伤，脾气虚衰，化源不足，痰湿内停，渐致肺肾两虚，肺虚失于肃降，肾虚失于摄纳，痰阻气壅，上逆而喘，喘证日久，肺脾肾三脏皆虚，当以健脾益气、宣肺化痰、益肾纳气法，上、中、下同治。

处方：太子参12g、生芪12g、浙贝12g、炒杏仁9g、炒苡仁30g、姜半夏10g、百部12g、炒白术15g、茯苓20g、仙灵脾12g、补骨脂12g、盐知柏各8g、南沙参12g、僵蚕12g、炒苏子12g。药后咳喘即减，继以上法调理半年，咳喘未见复发。

[跟师体会] 本证辨证依据是：①患者咳喘已20余年，最初因流产而咳喘发作，气血不足在先，脾胃虚弱，化源不足，脾失健运，痰湿内生，痰湿上犯于肺，故见咳喘痰多，乏力纳差之证；②因咳喘已久，出现夜尿多，腰酸等，说明肾气已虚，喘证日久，肺脾肾三脏皆虚；③由于肺、脾、肾皆虚，元气不足，卫外之力差，故每到冬天，气候寒冷之时，体内阳气愈发不足，导致咳喘复发。

本案咳喘日久，已成虚喘，病机以肺、脾、肾三脏虚为主，根据上下同病取其中治的原则，治疗以调理脾胃为主，兼顾肺肾。方中以太子参、黄芪、白术补脾气；茯苓、半夏、炒苡仁化痰祛湿，和胃降逆。浙贝、僵蚕、炒杏仁、炒苏子化痰降气以治肺，补骨脂、仙灵脾温肾纳气。此法从中焦入手，调理脾胃之升降，使肺得清肃，肾得受纳，则喘自平。患者入冬后竟未发作，说明虚喘从脾论治乃治病求本之法。

4. 健脾化痰治耳鸣

耳是五官九窍之一，十二经脉、三百六十五络，其气血皆上于面而走空窍，会聚于耳，耳与五脏六腑均有联系，如肾开窍于耳，耳为心之客窍，胆经其支者从耳后入耳中，出走耳前。故肾、肝胆、心的病变，均可引发耳鸣。《素问·脏气法时论》云："肝病者…虚则目无所见，耳无所闻"，"肝病者，气逆则头痛，耳聋不聪"，说明肝之虚证、实证，均可致耳窍失养出现耳鸣。路老认为耳为清阳之窍，对外界的影响尤其敏感，当受到风寒之邪的影响，或内脏的气血阴阳虚而不能上荣，或脏腑功能失调产生的虚火、痰火、郁火上扰或瘀血阻滞气血运行，均可影响于耳而致耳鸣，非局限于肝肾的病变。若脾胃虚弱，运化失职，痰湿内生，阻滞耳之脉络致耳鸣者，当以健脾化痰为大法，标本兼治，攻补兼施。

验案 李某，男，46岁，汉族，已婚，职员，北京市人，2006年7月25日初诊。

主诉：耳鸣、耳内有积液4月余。患者从今年3月开始出现耳鸣、耳内有积液，经治疗不见好转，后在301医院检查：确诊为鼻咽癌。目前正在化疗，已做完第一个疗程。

刻下：耳鸣，晨起咳痰带血丝，胸闷，疲乏易困倦，皮肤瘙痒，易起风团疹，纳谷一般，眠可，大便黏滞，小便有泡沫，舌质红，舌体胖，苔薄，脉沉弦小滑。

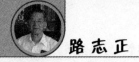
中医诊断：耳鸣。

西医诊断：鼻咽癌。

中医辨证：脾气虚弱，痰阻肺窍。

治则：益气健脾，肃肺化痰，佐以抗癌。

处方：①太子参15g，南沙参15g，功劳叶15g，苍耳子8g，胆南星8g，浙贝母10g，杷叶15g，旋覆花（包煎）10g，黛蛤散（包）8g，小蓟12g，桃、杏仁各9g，半边莲20g，六月雪15g，山萸肉12g，枸杞子10g，生牡蛎（先煎）30g，炒薏仁30g。7付。②犀黄丸1.5g／次，2次／日。③医嘱：调情志、忌辛辣。

二诊：2006年8月1日，服药后无不良反应，咳痰已不带血，耳鸣减轻，易困倦，多汗。纳食大便正常，小便泡沫多，睡眠可。舌质暗红，苔黄厚腻，脉沉弦小滑。（居处卑湿，夫妻二人均有皮肤瘙痒，起荨麻疹史）

宗前法，原方加减。①方去太子参、浙贝，苍耳子改炒苍耳子10g，加西洋参（先煎）10g，川贝10g。14付。②五爪龙30g，半枝莲50g，白花蛇舌草40g，鸡血藤30g，三七8g。煎水熬甲鱼100g，7付。

三诊：2006年11月4日，停药3个月。现放疗33次，上周化疗1次。刻下：口腔溃疡反复，乏力，易感冒，咳嗽少许黄痰带血丝，不易咳出。耳鸣、流水已减轻。面肿，双下眼睑及下颌水肿，纳食可睡眠安，大便3～4日一次，干结。体重下降20kg。面色黧黑，张口困难。舌瘦质嫩红、苔薄白，脉细弦。

治疗益肺气以固卫、清内热以化痰、泻脾胃郁热以治口疮。

①五爪龙20g，功劳叶15g，桃、杏仁各10g，杷叶15g，胆星8g，僵蚕8g，紫菀12g，黛蛤散8g（包煎），旋覆花10g（包煎），防风10g，地肤子15g，黄芩10g，甘草6g。14剂。②茶饮方：五爪龙30g，半枝莲60g，白花蛇舌草60g，鸡血藤30g，三七8g，煎水熬甲鱼100g。分2次服用。

药后电话随访，耳鸣已不明显，唯情绪激动时轻度耳鸣，流水减少。嘱其续服原方，注意调节情志，定期复诊。

［跟师体会］本证的辨证依据是：①耳的病变与肝胆、肾关系密切，但由于十二经脉的气血皆可走空窍，故经络气血的病变皆可导致耳鸣，凡气血虚弱，或因外邪，或内脏功能失调产生的虚火，痰火，郁火上扰或瘀血阻滞气血，均可影响于耳而致耳鸣。②本案耳鸣伴胸闷，咳痰有血丝，证属脾胃虚弱，痰湿内生，痰阻肺窍所致。

本案治以益气健脾，肃肺化痰为法，药用太子参、炒薏仁健脾益气；浙贝母、杷叶、杏仁、南沙参、覆花、功劳叶清肺、降肺化痰；苍耳子肃肺通窍；胆南星、黛蛤散清胆化痰；山萸肉、枸杞子滋补肝肾；桃仁活血；半边莲、六月雪解毒；小蓟止咳血；生牡蛎收敛止咳，潜镇降火。服药后，稍见效机，但又经第2次化疗，正气复伤，故复以益气固表，佐清热化痰之法而收功。体现了路老辨证灵活，在病情的不同阶段，紧紧抓住病机演变和病势趋向，灵活用药，故收到较好的效果。

5. 健脾化痰平癫痫

癫痫是一种发作性神志异常的疾病，以发作时神情恍惚，甚则昏仆、口吐涎沫、两目上视、四肢抽搐，或口中有声如猪羊般叫，移时苏醒，醒后如常人为临床特征。路老认为本病的发生虽有多种原因，但总与脾胃虚弱、痰浊内生、壅滞神机密切相关。诚如朱丹溪云："痫证有五……，无非痰涎壅盛，迷闷心窍。"《证治汇补》指出："阳痫，痰热客于心胃，……阴痫本乎痰热，因用寒凉太过，损伤脾胃变而为阴。"总之本病多与痰蒙心窍有关，而脾为生痰之源，故治疗上多采取健脾化痰的方法。

验案 吕某，女，44岁，医生，北京西城区人，于2005年11月20日初诊。

主诉：心悸10余年，不省人事发作1次。患者于10余年前发生心悸，经中西药物治疗（具体不详）症状好转，2005年11月5日乘车中向右转头看时即不省人事，口吐血沫，二便失禁，约10分钟后缓解，清醒后自觉记忆力下降，头痛，当时送到医院时，发现心律不齐，MRI示多发腔系性脑梗死，TCD椎动脉供血不全，给予西药治疗（具体不详），来诊时症见：夜间心慌，心悸，心烦易惊，入眠困难，多梦，心情烦躁，郁闷，食欲差，呃逆，餐后肠鸣，腹泻，大便不成形，时有口干不欲饮，疲乏无力，舌紫暗苔黄厚腻，脉结涩。

中医辨证：脾虚生痰浊，痰蒙心窍，神机失用。

治则：健脾益气，化浊祛湿，温胆宁神。

处方：五爪龙18g，西洋参10g，藿梗10g（后下），荷梗10g（后下），炒白术12g，厚朴花12g，郁金10g，焦楂曲各12g，茯苓18g，葶苈子12g，姜夏10g，炒柏子仁15g，胆星8g，醋元胡12g，炒枳壳12g，炙草8g，苦参6g，14付。

药后心慌、烦闷诸症减轻，睡眠安，大便好转，癫痫未见发作，继以上

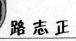

方进退调节，半年后多年心悸之症亦消失，癫痫未发。

[跟师体会] 路老认为，癫痫的主要病机为痰蒙心窍，神明扰乱所致，发病与心、脾关系密切，心主神明，病发生在心，神机失用则短暂意识丧失，病因为痰，脾为生痰之源，故病之源头在于脾。本案癫痫发作伴有心悸失眠易惊、食欲差、腹泻等心脾两虚症状，系脾虚生痰，痰蒙心窍所致。

本案以健脾益气，化浊祛湿，温胆宁神为法。治疗重点在于健脾化痰，药用西洋参、炒白术、茯苓、炙草四君子汤健脾益气；姜夏、葶苈子、胆星、郁金、厚朴花、藿梗、苏梗芳化湿浊，化痰逐饮；炒枳壳、焦楂曲健脾消食以绝生痰之源；元胡、胆星疏肝利胆以调节脾胃升降；柏子仁、苦参养心以改善心律失常。全方以痰湿为中心，以调理脾胃为重点，佐疏肝调脾之法，故药后痰浊清，心神安，癫痫得以控制。

6. 健脾化浊祛湿治口疮

如今，随着气候和饮食谱的改变，湿证日见增多，非独夏令及梅雨季节，一年四季皆可见之，无论内湿外湿，首先侵犯脾胃，脾主运化水湿，脾虚失运则湿浊内生，脾胃升降失常，清气不升，浊气不降，反复浸淫熏蒸口舌，可导致口疮的发生。由于湿性重浊、黏滞，故可伴见纳呆，胸闷，头昏沉等症状。由于是湿浊为患，口疮常反复发作，缠绵难愈。此证治疗当以健脾化浊祛湿法，方选藿朴夏苓汤加减。

验案 安某某，男，46 岁，汉族，已婚，山西平遥人，2008 年 4 月 9 日初诊。

主诉：口腔溃疡反复发作多年。症见口腔多发溃疡，疼痛，纳呆，胸闷，睡眠不佳，入睡难，易醒，次日头昏沉，每天需服安定药物入睡，饮食二便正常，有时口黏，口干，舌体胖，舌质红，苔黄腻，脉沉细。

从患者口疮反复发作，伴纳呆，胸闷，口黏等症状分析，证属湿浊不化，困于中焦，上熏口舌而致。

治则：芳香化浊，健脾祛湿。

处方：藿梗 10g（后下），苏梗 10g（后下），佩兰 10g（后下），炒杏仁 9g，炒薏仁 30g，厚朴花 12g，姜夏 9g，茵陈 12g，茯苓 30g，黄连 6g，生谷芽 20g，生麦芽 20g，萆薢 15g，车前草 15g，益智仁 6g，六一散 20g（包煎）。

药后口腔溃疡明显减轻，睡眠亦改善，纳食渐佳，遂以原方去益智仁加枇杷叶 12g，续进 14 剂，药后口疮即消。随访半年未复发。

[跟师体会] 口疮的发生多见于湿热、火热、湿浊、寒湿之邪，熏蒸口腔

黏膜所致，如今随着生活条件的改善，肥甘油腻，膏粱厚味，饮酒为常，往往损伤脾胃，形成脾胃升降失常，湿浊内生的病状，湿浊熏蒸口舌，可发生口疮。本例口疮反复发作多年，伴有纳呆、胸闷、睡眠不佳、头昏沉、口黏、口干，苔黄腻等症，为湿邪在里，弥漫上、中、下三焦为患，故以三焦同治，宣畅肺气，健运脾胃，分利湿浊为法。本案药用杏仁、枇杷叶宣肺降气，用藿梗、苏梗、佩兰芳香化湿，厚朴、半夏健脾燥湿，茯苓、薏仁、车前、六一散、草薢、益智仁淡渗利湿，茵陈清热利湿、黄连清热燥湿，生谷芽、麦芽健脾消食，调脾胃升降，如此上下内外，宣、化、燥、渗、利、清结合，使湿浊化，湿热去，脾胃功能恢复，则口疮自愈。

7. 健脾祛湿治便秘

脾主运化，胃主降浊，脾升胃降，维持着肠道的传导功能。如素体脾湿内停，或感受湿邪，或饮食不节，或过服寒凉药物，损伤脾胃，气化失司，脾不能为胃行其津液，湿邪停留肠道，脾胃升降受困，大肠传导失职，可导致便秘。《素问·至真要大论》云："太阴司天，病阴痹，大便难。"李东垣《脾胃论》指出："湿从下受之，脾为至阴，本乎地也。有形之土，下填九窍之源，使不能上通于天，故曰五脏不和，则九窍不通。"又云"谷气闭塞而下流，即清气不升，九窍为之不利。"以上均说明脾虚湿盛可致便秘。脾虚湿阻肠道，气机不利，可表现为虽有便意，但排出不畅，黏滞不爽，伴胸闷腹胀，纳呆，口黏，舌苔白腻，脉濡等。治疗应以健脾祛湿导滞法。

验案 彭某某，女，60岁，汉族，已婚，2007年3月27日初诊。

主诉：便秘2年。2年前出现便秘，一般2～3日一行，黏滞不爽，常喝芦荟茶，保持排便每日1次，不喝则便秘加重，下午可见腹胀，头昏沉，睡眠尚可，口黏，舌体胖，质暗，边有齿痕，苔薄白腻，脉沉弦小滑。既往有胆囊炎病史3年。

辨证：脾虚湿浊内停，气机阻滞。

治则：健脾祛湿，理气消胀。

处方：生白术30g，炒苍术12g，西洋参10g（先煎），生黄芪12g，炒苡仁20g，厚朴花12g，黄连6g，炒三仙12g（各），茯苓30g，木香10g（后下），素馨花12g，车前草15g，砂仁6g（后下），六一散15g（包煎），7剂。

药后大便通畅，每日1次，腹胀亦明显好转，偶有右胁下疼痛，舌质暗红，苔薄，脉沉弦。服用上方后，脾气恢复，湿邪渐去，因原有胆囊炎病史，肝胆疏泄不利，故于上方去苍术，车前草，六一散。加醋元胡15g，川楝子

12g，丹参15g，炒枳壳15g，以疏肝理气止痛，以调畅气机。用药14剂后，便秘缓解，诸症亦随之消除。

[跟师体会] 便秘为肠道传导失职所致，肠道的传导因于脾胃的升降功能，如感受湿邪，或饮食不节，或过服寒凉药物，损伤脾胃，致脾不能为胃行其津液，湿邪停留肠道，导致大肠传导失职，可出现便秘。本案便秘伴有腹胀，头昏沉，口黏，舌体胖，边有齿痕，苔白腻等症，系脾虚湿滞，肠道传导受阻所致。本案治以健脾祛湿，理气消胀为法，药用苍、白术，薏苡仁，茯苓，车前草，砂仁，黄芪健脾益气、燥湿、渗湿；黄连、六一散清热利湿；西洋参益气养阴，以助脾运之力；厚朴、木香健脾行气；素馨花调肝理气，协助肠胃升降。全方以健脾益气、燥湿、渗湿、利湿、行气助运为主，肝脾同调，使湿祛脾胃升降得复，肠胃气机通畅，大便自调。方中用生白术30g，盖白术炒用补益脾气，炒焦健脾止泻，生用则健脾燥湿利水之力雄，故路老治疗脾虚湿停便秘，多用大剂量生白术取效。《本草通玄》云："白术补脾胃之药，土旺则能健运，土旺则清气善升，而精微上奉，浊气善降，而槽粕下输。"生白术虽非通下之剂，但通过健脾助肠运，可达通下之功。

8. 健脾益气、补血益肾治头痛

头痛有虚实之分，虚者，首当责之脾肾。肾为先天之本，主骨生髓，脑为髓海，髓海不足，清窍失养则痛。脾为后天之本，气血生化之源，且能培补先天，脾胃不足，气血不能上荣清窍，亦可为头痛，《内经》曰"脾胃不足，九窍为之不利"。若长期工作紧张，劳心过度，久思伤脾，气血暗耗，累及肾精，未老先衰，脾肾两虚，气血不足，清窍失养可致头痛。治疗当以益气养血，健脾补肾为大法。

验案　陈某某，女，42岁，汉族，已婚，干部，2006年9月2日初诊。

主诉：经期头痛3年，双膝关节痛2年。久居香港7年，常用电脑工作，经前经期前额痛，平素头晕，记忆力减退，脱发，偶有胸闷，曾出现心率每分钟30次。双上肢可触及结节，双膝关节及腰骶部隐痛。月经量少，经色暗，末次月经8月29日～至今，第1天量可，后量减少，第3日头痛剧。平素白细胞偏低，视力听力下降，盗汗，大便不规律，纳寐可。有高血脂，糖尿病病史，宫颈涂片有病变，乳腺增生及肿块，外痔，浅表性胃炎，慢性咽炎，鼻炎。舌体中，质紫暗，苔薄黄而干，脉细弱。

中医诊断：经期头痛。

中医辨证：脾肾两虚，气血不足。

治则：益气健脾，补血益肾。

处方：五爪龙 20g，西洋参 10g（先煎），天冬 12g，黄精 12g，当归 10g，炒柏子仁 15g，莲肉 15g，炒山药 15g，石斛 12g，寄生 15g，炒杜仲 12g，紫河车 10g，炒菟丝子 12g，焦楂、曲各 12g，生白术 12g，茯苓 20g，醋香附 10g，生龙牡各 30g（先煎）。14 剂。

二诊：2006 年 09 月 28 日，服药 26 天，药后头痛明显减轻，关节痛亦减，仍腰脊颈疼痛，胸闷痛，寐差，舌瘦偏红，苔少，脉细弱。

治宗上法，原方去白术、莲肉，加枳实 15g、莲心 10g，14 剂。

三诊：2006 年 10 月 14 日，本次服药后，末次月经后两天，右侧前额目内眦剧烈疼痛，经量少，余症同前，纳可，二便调，夜寐尚安，舌质淡红，苔薄白，脉沉弦。

治宗前法，结合时令。

处方：菊花 10g，金蝉花 12g，葛根 15g，白芷 8g，钩藤 15g（后下），夏枯草 20g，天麻 12g（先煎），当归 12g，生地 12g，赤、白芍各 12g，胆星 8g，僵蚕 9g，生白术 12g，茯苓 20g，醋香附 10g，生龙、牡各 30g（先煎）。14 剂。

四诊：2006 年 11 月 17 日，近 1 个月，头痛未作，唯近日外感，咳嗽无痰，近 1 周有痰，呈黄绿色，口干，咽痒，咳声重浊，流黄涕，自服多种治感冒、止咳、消炎等药物效果差，舌瘦、暗红少苔，脉沉弦小滑。

治宜润燥止咳，清热化痰。

处方：北沙参 15g，青果 10g，麦冬 10g，桃、杏仁各 10g，桑叶 8g，川贝 10g，白芍 12g，黄芩 10g，胆星 8g，僵蚕 8g，黛蛤散 8g（包），旋覆花 10g（包），薄荷 10g（后下），金钱草 15g，炒苏子 12g，芦根 20g，桔梗 10g，甘草 8g。14 剂。

药后随访，外感已愈。头痛未再发。

[跟师体会] 头痛之疾，有虚实之别，虚者责之气血不荣，实者责之，病邪上扰。本案患者已近不惑之年，加之长期工作劳累、紧张，致脾肾两虚，气血不足，清窍失养而出现头痛，由于气血不足，故伴有头晕，记忆力减退，脱发等，气血不能上荣于头，下充于胞宫，故多见月经之前头痛。本案以益气健脾，补血益肾法治疗。药用五爪龙、西洋参、生白术、茯苓、炒山药健脾益气；天冬、石斛、黄精、紫河车补充阴血；当归、莲肉养血活血；炒柏子仁、生龙、牡养心安神；寄生、炒杜仲、炒菟丝子补肾益精；焦楂、曲健

脾消食；醋香附疏肝解郁。诸药健脾益肾，补充阴血，肾亏不能养肝，多致肝血不足，肝气不舒，故以疏肝养血之品，药后头痛减轻，但仍有脾肾不足之象，故继以健脾益肾药物增损。三诊头痛以目内眦疼痛为主，为肝胆火盛，故以健脾清肝利胆补肾之法，药后疼痛即消。后遇感冒，恐头痛复作，与宣肺止咳清化痰热之法，主治感冒，俟感冒愈而头痛未发。整个病案体现了灵活辨证论治的思想。

9. 健脾化痰疗闭经

育龄期妇女月事不来 3 个月以上可诊为闭经。闭经致病因素多，病情复杂。中医辨证可分为虚实两种，虚证多责之于气血不足、肝肾亏虚、阴虚血燥；实证多由气滞血瘀、痰湿内阻、寒湿凝滞所致。由于脾胃为气血生化之源，气机升降之枢纽，脾胃功能正常，则气血生化有源，气机升降有序，若脾失健运，化源不足，则血海空虚，气机升降失常，从而出现闭经。《兰室秘藏》指出："妇人脾胃久虚，或形羸气血俱衰，而致经行断绝不行"。若脾气不足，不能运化水湿，湿聚成痰，痰浊下阻胞宫也可导致闭经。《万氏妇人科》亦提出："妇人女子，闭经不行，一则脾胃损伤，饮食减少，气耗血枯而不行者。一则躯肢迫塞，痰涎阻滞，而经不行者"，指出了脾虚失运，痰浊阻滞是导致闭经的病因病机之一。因于当今饮食结构的改变，过食肥甘、生冷如常，导致脾胃损伤者日众，加之生活、工作压力加大，忧思伤脾者越来越多，脾胃受伤，水湿代谢障碍，痰湿内停，阻滞气血的运行，可发生闭经，治疗应以健脾化痰祛湿为主，使气血充足，经脉通畅，则闭经可缓解。

验案 张某，女，21 岁，学生。于 2006 年 2 月 18 日初诊。

主诉：因闭经半年。患者自月经初潮至 2005 年月经尚正常，自 2005 年 5 月来经量略有减少，8 月份学习健美操后量更减少，后到南京旅游，奔波劳顿，心身疲惫，致经停不至，曾服中药不效。

刻下症见：神疲腰酸，睡眠轻易醒，四肢不温，口干欲饮，饮不解渴，纳差，大便稍干，一日一行，夜尿 2～3 次，带下色黄，平素性情抑郁寡欢。西医 B 超示：子宫小，长 3.4cm，体积 8.8cm^3。舌体瘦小，质红绛，苔薄，脉弦滑。

患者就诊时正因疹腮而服用中药，现风火渐除，而阳明胃热尚炽，故治以清肺热、益气阴，仿竹叶石膏汤进退：南沙参 15g，麦冬 12g，姜夏 10g，生石膏（先煎）20g，茵陈 12g，枇杷叶 15g，桔梗 10g，葛根 20g，乌梅 10g，玉竹 12g，黄连 8g，茅芦根各 20g，佛手 10g，生谷、麦芽各 20g，炒枣仁

15g，知母 10g，紫石英（先煎）18g。8 付，水煎服，日 1 剂。

二诊（2006 年 3 月 4 日）：药后自觉神疲稍减，仍口干，睡眠改善，但梦多易醒，四肢发凉减轻，夜尿仍多，多时可达 4~5 次。

既见效机，仍以前方加减：去南沙参、枇杷叶、茅芦根，加太子参 15g，五味子 6g，生龙牡各 30g（先煎）。14 付，水煎服。

三诊（2006 年 3 月 18 日）：睡眠转佳，虽仍梦多，但不再易醒，夜尿减为 1 次，口干稍减，胃纳见振，唯矢气频转，味臭秽，两耳低鸣，腰酸，月经未来，乳房、小腹没有胀满等经来信息，带下仍稍黄，舌体瘦，质红绛，苔少，脉沉弦小滑。

此为气阴未复，胆胃失和所致，治以益气阴，清虚热，温胆和胃。

处方：南沙参 12g，西洋参（先煎）8g，麦冬 10g，玉竹 10g，生山药15g，莲肉 15g，石斛 10g，生谷麦芽各 18g，焦、楂曲各 10g，炒枣仁 15g，知母 10g，菟丝子 12g，枸杞子 12g，生龙、牡（先煎）各 30g，夜交藤 15g。14付，服法同前。

四诊（2006 年 4 月 2 日）：睡眠进一步改善，四末已温，口渴有减，大便不干，体力较前有增，近日食后自觉肚脐带脉处有气滚动，得矢觉舒，味臭，月经未至。舌体瘦，质暗红，苔中稍黄而干，脉细弦。

仍以清胆和胃为治：太子参 12g，西洋参（先煎）12g，金蝉花 15g，生谷、麦芽各 18g，鸡内金 10g，茯苓 18g，预知子 12g，砂仁 6g，薏苡仁 30g，黄连 6g，炒枳实 15g，红花 12g，甘草 6g，生姜 2 片。14 付继服。

五诊（2006 年 5 月 3 日）：药后月经仍未行。脐部已无气体滚动现象，眠安，口渴除，食纳进，脘腹舒，偶有矢气，便黏腻不爽，白带量稍多，色微黄。舌体瘦，舌质红，尖赤，中根部苔薄黄，脉沉弦。

此为气阴见复，脾虚湿热，带脉不固之证。治以健脾益气，祛湿止带。

处方：太子参 12g，五爪龙 15g，炒苍术 12g，炒山药 15g，土茯苓 18g，车前子（包）15g，椿根皮 10g，乌药 9g，泽泻 12g，醋香附 10g，芡实 12g，生龙、牡各 20g，当归 10g，炒苡仁 20g，炙甘草 8g，炒三仙各 12g。21 剂，水煎服。

六诊（2006 年 6 月 1 日）：今日月经来潮，但经量不多，色淡暗，有血块，余同前。治以健脾益气，养血调经。

处方：太子参 12g，生白术 12g，炒山药 15g，莲肉 12g，厚朴 10g，茯苓15g，当归 12g，川芎 8g，桂圆肉 8g，炒柏子仁 15g，广木香 10g，醋香附 9g，

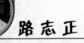

炒三仙各 10g，阿胶珠（烊化）6g，炙甘草 6g。14 剂，水煎服。

经进一步调理，月经按时而至，随访患者学习、生活已步入正常。

[跟师体会] 闭经的原因分为虚实两种，虚证多责之于气血不足、肝肾亏虚、阴虚血燥；实证多由气滞血瘀、痰湿内阻、寒湿凝滞所致。本案患者为年轻女性，由于身心疲惫，损伤脾胃，脾虚生湿，故见纳差、白带较多等症，由于外出感受风热之邪，热入阳明，耗伤胃阴，故见口干、便秘、痄腮等，故先以散表邪，清胃热为法。至五诊时，脾虚湿盛之证显现，又以健脾益气、祛湿止带之法，祛湿浊、通血脉，药用太子参、五爪龙、炙甘草健脾益气以生气血；炒苍术、炒山药、炒三仙、茯苓、车前子、炒苡仁、泽泻健脾祛湿、渗湿，只有湿邪祛，气机调畅，经脉方能打通；故以椿根皮、芡实、生龙、牡收敛固涩止带，白带是湿邪的重要标志，白带祛，方能湿邪清；乌药、醋香附、当归调肝活血，以疏通水湿代谢之通道。全方补气血而非滋腻，祛湿浊而不温燥，通血脉而着重祛湿，故药后血脉通畅，经血来临，说明辨证用药，切中病机，故长达半年闭经因此缓解。

10. 健脾祛湿治疗脱发

脱发之证，多责之肾精不足，或血虚失养。《内经》云："肾者，主蛰，封藏之本，精之处也，其华在发，其充在骨。"又，"发为血之余"。然精血的化生，全赖脾胃运化的水谷精微，若脾胃虚弱或饮食不节、情志内伤、久病伤脾胃，脾胃化生的气血不足，也可导致脱发。故治疗脱发不唯在肾，从脾胃治疗也是常用之法。

验案 姚某，女，33，已婚，北京市某单位职工。2009 年 10 月 12 日初诊。

主诉：脱发 4 个月。半年前，出现周身关节疼痛伴红斑，曾在某医院确诊为系统性红斑狼疮。给予激素、免疫抑制剂等治疗，症状好转，但出现严重脱发，伴神疲乏力，面部浮红肿胀，向心肥胖，白带增多，欲求中医治疗。自发病以来，口干，纳呆，睡眠多梦，二便调，舌体胖，边有齿痕，质暗尖红，苔白滑略黄，脉沉细小数。

辨证：湿浊内盛，气阴两伤。

治则：健脾祛湿，益气养阴。

处方：①五爪龙 30g，太子参 12g，天冬 12g，预知子 12g，炒苍、白术 15g（各），土茯苓 30g，炒山药 15g，炒薏仁 30g，荷叶 12g，椿根皮 12g，车前子 15g，鸡冠花 12g，炒白芍 15g，醋香附 12g，生龙、牡 30g（各）。14 剂。

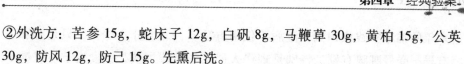

②外洗方：苦参 15g，蛇床子 12g，白矾 8g，马鞭草 30g，黄柏 15g，公英 30g，防风 12g，防己 15g。先熏后洗。

二诊：药后关节疼痛未作，红斑已退，脱发明显，白带略减，质稀，味腥，面色仍浮红，肿胀减轻，舌脉如前。

上方去天冬、杷叶、荷叶、香附，加芥穗 10g，当归 12g，泽泻 15g，14 剂。

三诊：药后，脱发明显减轻，白带亦明显减少，面部肿胀消失，但仍有浮红，舌胖，质暗，苔薄白腻，脉弦细滑。因近日感冒，既见效机，仍宗上方，再进 14 剂，药后脱发愈，白带止，关节疼痛、肢体红斑未作，随访至今未发。

[**跟师体会**] 脱发之证，为精血不足之象，精血的化生，全赖后天脾胃，若饮食不节，或情志内伤，久则伤脾胃，脾胃升降失常，水湿内停，气血化生不足，可导致脱发。本例患者患系统性红斑狼疮，经激素和免疫抑制剂治疗，狼疮虽好转，但气阴已伤，故脱发，伴神疲乏力，口干，面浮红肿胀，气虚脾胃运化失常，故见纳呆，白带增多，舌胖有齿痕等症，一派湿浊内盛，兼有伤阴之象。本案以健脾化湿，益气养阴为法治疗，方以完带汤加减。方中土茯苓、薏仁、苍术、白术、荷叶、椿皮、车前子、鸡冠花等清化湿浊；以五爪龙、白术、山药健脾补气；太子参、天冬养阴；生龙牡养阴安神；预知子、白芍、香附等疏肝；取健脾必疏肝之意。俟湿浊去，脾健得复，毛发得养，故脱发止。二诊后，诸症减轻，遂以原方加减，去天冬、杷叶、荷叶、香附，加芥穗祛风生湿，泽泻利水渗湿，当归养血和血，再进 14 剂后脱发止，余症悉除。本案体现了路老圆机活法的辨证特点，对于脱发伴湿浊偏胜者，可临床参考用之。

二、从湿论治杂病验案

湿本为水，有外湿、内湿之分，外湿是大自然环境不可缺少的物质，内湿则是维持人体生命活动的重要物质，但湿邪过盛，对人体造成了损伤，就成为邪气了，如外界的云、水、雾、露、雨、雪过盛，体内的津液代谢失常，均可形成水湿为患，造成湿病。对于湿病的论述，早在《内经》就有："卑隰之土，易于聚湿"的说法，金元时代的医学大家朱丹溪提出，人体感受六淫之邪患病，"六气之中，湿热为重，十常八九"，清代叶天士根据江南水乡，湿热熏蒸，人易得湿病的特点，指出"吾吴湿邪害人最广"的论点，路老通过多年的临床实践认识到，湿病不仅南方独多，北方亦不少见，只是感邪途径有异，受侵脏腑有别。特别是现代人们工作节律加快，饮食失节，饥饱不调之人增多；随着生活水平的提高和饮食谱的变化，过饮茶酒，嗜食肥甘之人日多；冰箱、冰柜的普及，恣食生冷者随处可见。致使脾胃受损，中阳困遏，水湿停聚之症有增无减，屡见不鲜。随着人们居处环境、工作条件的改善，身体素质的提高，抵御外邪的能力明显增强，外湿致病明显减少。饮食不节，损伤脾胃而导致的内湿病证明显增多。这也是湿病在当今社会发病学上的特点。所以很多内伤疾病，路老都注重从湿论治，均收到意想不到的效果。路老治疗湿病的用药特点是，药贵在轻灵活泼，恰中病机。即药量不宜过大，药味不可过多过杂，量大药杂味厚气雄，难以运化，脾胃不伤于病而伤于药。活泼即药物要选辛散芳香流动之品，不可壅滞滋腻，壅滞则涩敛气机，滋腻则有碍脾运，助湿生痰。轻灵之药多轻清宣肺，芳香流动之品以活泼醒脾，调畅气机，推陈致新。路老常说补而勿壅，滋而勿腻，寒而勿凝，疏其气血，令其调达，而致和平。肺气畅，脾胃健，则湿邪可祛。即便味厚气雄之药，使用方法不同，亦可改变其性。同时还应重视饮食调理，饮食宜清淡，忌辛辣油腻、寒凉壅滞之物，做到饮食有节，饥饱适度。路老重视湿邪，治好了许多疑难病症，今取部分医案以窥其全貌。

1. 芳化湿浊治不寐

华岫云指出："湿为重浊有质之邪，若从外而受者，皆由地中之气升腾，从内而生者，皆由脾阳之不运"。长夏季节，阴雨潮湿，外感时邪，必夹湿为患，湿邪外受，著于经络，渍于肌腠之间，"如其人饮食不节，脾家有湿，脾主肌肉四肢，则外感肌躯之湿亦渐次入于脏腑矣。"（华岫云）湿邪入里，损伤脾胃，运化失司，内湿停聚，外湿与内湿相和，湿郁化热，内扰心神，导致"胃不和，则卧不安"。其症见夜不寐，多梦早醒，头昏蒙不清，身重困乏，胸闷脘痞，腹胀便溏，舌苔白腻或苔微黄腻，脉濡等。治以芳香化浊，健脾化湿。

验案　胡某，男，51岁，2008年8月17日初诊。

患者于2年前因工作紧张，出现不寐，久治未见好转，近1周因外感不寐加重，求治中医。诊时见：夜难安寐，多梦易醒，晨起咳嗽少痰，肢体疲劳，四肢沉重，头昏蒙不清，胸脘满闷，大便稀溏，日3～4次，且不爽，平素喜甜食、冷饮，舌质暗，苔白厚腻，脉沉滑。

路老根据患者平素喜甜食、饮冷水，嗜食肥甘，内湿已蕴，脾胃运化受

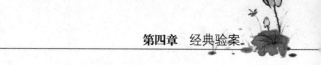

阻，时值仲夏，暑湿正盛，感受暑湿，内外合邪，湿热内扰，神不得安。

故治以芳香化浊，健脾祛湿，外治肌表之湿，内除体内之湿。

处方：竹节参12g，藿梗10g，苏梗10g（后下），厚朴花12g，半夏12g，炒苍术15g，炒白术15g，炒杏仁10g，茯苓30g，茵陈12g，黄连8g，砂仁10g（后下），草蔻仁9g（后下），陈皮12g，车前草18g，炒枳实15g，六一散20g（包），益智仁10g（后下），生苡仁30g，炒苡仁30g，玉米须30g，荷叶15g（后下）。

服上药14剂后，睡眠质量较前提高，头昏蒙减轻，四肢已感清爽，大便也见成形。

既见效机，仍以前方加减，上方去车前草，加炒白术15g。

继服14剂，患者已能入睡，睡眠时间延长，诸症亦缓，继如法调理，3个月后诸症基本消除。

[跟师体会] 不寐可由外感、内伤所引起，凡外感六淫之邪，或五脏功能失调，扰动心神，皆可引发不寐。本证发病在夏季暑湿季节，暑热夹湿为患，著于经络，渍于肌腠之间，湿邪入里，损伤脾胃，运化失司，内湿停聚，外湿与内湿相和，湿郁化热，内扰心神，导致"胃不和，则卧不安"，引发不寐。其症见夜难安寐，多梦易醒，晨起咳嗽少痰，肢体疲劳，四肢沉重，头昏蒙不清，胸脘满闷，大便稀溏，日3~4次，平素喜甜食、冷饮，舌质暗，苔白厚腻，脉沉滑。为暑湿内扰，脾胃运化受阻，内外合邪，湿热内扰，神不得安之象。

由于本证系内、外湿合而致不寐，路老采取内外湿邪同治的方法，湿在表宜芳化，在里宜健脾祛湿。藿梗、荷叶、苏梗、砂仁芳化湿浊；厚朴花、半夏、炒苍术、炒白术、草蔻仁健脾燥湿；茯苓、生苡仁、炒苡仁、玉米须、车前草淡渗利湿；茵陈、黄连、六一散清利湿热；陈皮、炒枳实疏肝理气化湿；炒杏仁通调水道利湿；益智仁、竹节参补肾温脾益气以助气化。全方重在除湿，俾外湿除，脾气健，则湿邪尽祛，心神自安，睡眠得以改善。体现了路老宗体质、审时令、辨病位、辨病性、抓主症的灵活辨证思想。

2. 芳化湿浊治便秘

湿浊不化，蔽遏气机，气机壅滞则大肠传导失司，腑气不利，可致便秘。由湿浊所致便秘称为湿秘。《古今医统大全》指出："湿秘者，湿热蕴结，津液不行而秘涩也。"湿邪内结，湿阻气机，津液不行，湿邪郁久化热，又可灼伤阴津从而导致大便燥结。此不同于其他便秘，治疗上滋润攻伐，清泻外导

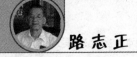

均不适宜，当以温中宣清导浊为主，由于湿邪阻滞，脾胃升降失司，运化失常，可致清气不升，浊气不降而致便秘，治疗应以健脾助运，和胃通降为主，使脾胃升降功能恢复，湿邪祛，则大便自通。

验案　方某，女，15岁，学生。2006年1月25日初诊。

主诉：便秘3年。患者3年来无明显诱因出现大便干燥，每日1次，未予治疗，近来大便干硬成球，数日一行，自行服用麻仁润肠胶囊不效。临证可见面部雀斑，双腿踝上部可见硬币大小褐色皮疹，有点状出血，皮疹处瘙痒，纳可，眠安，小便黄，平素喜食生冷，月经周期正常，量稍多，白带量偏多，舌淡，苔薄黄，脉沉弦。

患者素嗜冷食，寒积于中，致腑气不利，秽浊之气浸淫，而致面部雀斑，踝部点状血疹。

辨证：湿浊中阻。

治则：温中宣清导浊。

处方：太子参12g，生白术15g，炮姜6g，当归12g，桃杏仁各10g，火麻仁12g，砂仁（后下）6g，晚蚕沙（包）15g，皂角子（炙酥）8g，炒莱菔子10g，甘草3g。7剂。

药后便秘改善，每日一行，大便干硬减轻，双下肢足踝部皮疹服药后消失，停药后又复发。时有腹痛，带下量仍多，纳眠可，小便调，舌体稍胖，质红，苔薄，中有裂纹，脉沉弦。

前用温中宣清导浊法，大便得畅，唯过去脾胃损伤，湿浊仍盛，拟健脾祛湿固带为治，仿傅青主完带汤意化裁。

处方：炒芥穗10g，炒苍术各12g，柴胡10g，醋香附10g，茯苓18g，车前子（包）15g，防己12g，炒苡仁20g，椿根皮12g，鸡冠花12g，白果10g，生龙牡（先煎）各20g，炒三仙各12g，甘草6g。

上方进14剂，药后患者大便通畅，带下亦止，3年之疾告愈。

[**跟师体会**]　本案患者为学生，素食冷食，便秘伴有白带量多，乃是饮食生冷伤脾胃，脾胃运化失职，湿浊内生，津液不行而致便秘；便秘伴有白带量多，是湿邪中阻的一个特征，曾服苦寒通便药物损伤脾胃，又喜冷食，可造成中焦虚寒，脾胃运化功能进一步障碍，导致腑气下行不利，便秘加重；脾虚湿阻所致便秘，非健脾化湿所能奏效，故以温中宣清导浊之法治疗。故本案首诊以理中丸合皂荚丸加减，太子参、白术、炮姜、甘草奉理中汤补气健脾、和中散寒之旨；皂角子取《金匮》皂荚丸之意，辛散走窜，可除痰涤

瑕，逐秽涤垢，融释湿滞而治大便燥结。李时珍谓其"治风热大肠虚秘……能通大肠阳明燥金，乃辛以润之之义"，李东垣谓能"和血润肠"。砂仁平调脾胃，有"治痰先治气"之意，合蚕沙以祛湿；当归、桃杏仁、火麻仁润阳明之燥，三药与砂仁相合，使太阴湿土，得阳而运，阳明燥土，得阴则安。杏仁又可降肺气而通大肠，莱菔子消食导滞，顺气化痰，《医学衷中参西录》称其"顺气开郁，消胀除满，此乃化气之神品，非破气之品"。二诊便秘有减，带下仍多，乃既往脾胃损伤未复，湿浊尚难尽除，仿完带汤意，二术健脾祛湿燥湿，香附行气化湿，补而不滞，茯苓、车前子、防己、苡仁利湿化浊，椿根皮、鸡冠花、白果、生龙牡固涩止带，三仙消食和中。全方寓补于散之中，寄消于升之内，开提肝木之气，则肝血不燥，不至下克脾土；补益脾土之元，则脾气不湿，故可分消水气，因是便秘之症随之缓解。

3. 清热利湿、化痰降浊法治耳鸣

耳鸣是指病人自觉耳内鸣响，如闻蝉声，或如潮声。有关耳鸣的论述最早见于《内经》，《内经》中认为，气不足，肾精亏，髓海空虚，感受外邪是耳鸣的主要原因，如《灵枢·海论》："髓海不足，则脑转耳鸣"。《灵枢·口问》："故上气不足，脑为之不满，耳为之苦鸣……"后世朱丹溪认为耳鸣皆属于热，明代王伦秉承朱氏之说，进一步指出耳鸣多是"痰火上升，郁于耳中而为鸣"。清代王清任认为瘀血阻滞可致耳鸣。路老认为，今人工作压力较大，情志伤肝，肝郁化火之症随处可见，又因饮食结构的变化，过食肥甘厚味，烟酒过度，造成湿热内生，痰浊内盛，上扰清窍而致耳鸣者，颇为多见。此类患者治疗上应以清热利湿，化痰降浊为法。

验案 覃某某，男，55，干部，北京市人。2008 年 3 月 14 日初诊。

主诉：头晕、伴耳鸣 1 年。平素嗜酒，酒后鼻塞、口干苦，遇冷则咳，痰白质稀。近 1 年时见头晕，伴耳鸣，午后多发，寐纳馨，晚餐后小腹胀气，矢气少，大便酒后不成形，日 3～4 次，停酒后正常，小便可。平素喜肉食，舌扁平，尖边红，苔腻色灰黑，脉沉滑而数。

西医诊断：神经性耳鸣。

中医诊断：耳鸣。

中医辨证：湿热内阻，痰浊上犯。

治则：清热利湿，化痰降浊。

处方：茵陈 15g，黄芩 10g，连翘 10g，苍耳子 8g，藿香（后下）10g，佩兰（后下）10g，胆南星 9g，炒杏仁 9g，炒薏仁 30g，六一散（包）20g，车

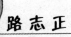

前子（包）15g，石菖蒲 10g，大腹皮 10g，大腹子 10g，茯苓 30g，广木香（后下）10g，炒三仙（各）12g。7 剂。

二诊：2008 年 3 月 22 日。服药 2 剂后鼻塞明显，流清涕，午前咳嗽，痰多，色白味重，口干欲饮冷，舌扁平，苔干黄根腻、少津。脉右寸浮，左弦而数。

治以清热利湿化痰、疏风解表。

处方：藿香（后下）10g，佩兰（后下）10g，炒杏仁 9g，炒薏仁 30g，厚朴花 12g，竹半夏 9g，蝉衣 10g，枇杷叶 12g，苍耳子 8g，胆南星 8g，浙贝母 10g，炒二芽各 20g，炒枳实 15g，茵陈 15g，黄芩 12g，金银花 15g，大腹皮 10g，大腹子 10 g，金钱草 20g，茯苓 30g。7 剂。

三诊：2008 年 4 月 2 日。药后耳鸣已不明显，咳嗽痰多，色白质黏稠，头晕头胀，午后加重，头重如裹，寐多梦，汗以枕部为主，左手时感麻木，困倦。晨起鼻塞，餐后腹胀，矢气少，小便黄，气味重。大便不饮酒时日 1～2 次，成形，饮酒后大便次数多，不成形，舌扁平，质暗，苔薄黄，脉弦滑小数。

既见效机，上方加入健脾消食之品。上方去苍耳子、二芽、金银花加砂仁（后下）5g，生三仙（各）12g。14 剂。

食疗方：大米适量，生薏仁 30g，红小豆 20g，黑大豆 20g，玉米须 60g。上药先用玉米须煎水，取汁加入余药煮粥食之。14 剂。

四诊：药后耳鸣消失，头晕头胀，头重如裹，多梦，困倦，腹胀之症明显减轻，继如法调理。

[跟师体会] 耳鸣的病因多见于髓海不足、感受外邪、痰火上扰、湿热、瘀血内停等。本案患者平素嗜酒和肥甘厚味，痰湿内生，日久化热，痰浊阻于肺脏则咳痰，阻于胃肠则腹胀便溏不爽，痰热扰心则不寐，痰浊上犯清窍则头晕耳鸣。故治疗以清热利湿，化痰降浊为法。方以茵陈、黄芩、六一散清化湿热；炒薏仁、茯苓、藿香、佩兰、车前子芳香化湿，淡渗利湿；胆南星、石菖蒲、炒杏仁化痰降浊；连翘、苍耳子解毒通窍；大腹皮、大腹子、广木香、炒三仙健脾理气，和胃化湿；俾痰浊一去，则肺气降，脾胃和，心气舒，耳窍清利，则诸证自除。

4. 从湿论治头痛

《灵枢·厥病》有厥头痛之病名。《素问·生气通天论》指出："因于湿，首如裹"，说明了由于湿引起头痛的症候特点。由于湿所引起的头痛也称作湿

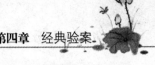

厥。《东医宝鉴》指出："湿厥头痛，冒雨伤湿，头重眩痛，阴雨则甚"，说明了本病因湿而发，湿邪蒙蔽清阳，症状以头沉重疼痛伴头眩为主，遇阴雨天气则加重。湿邪往往与寒邪、风邪相伴为病，因"风为阳邪，易伤人上部"，故风易与湿相合，风湿伤于头部，蒙蔽清阳，导致头痛。治以疏风祛湿，芳香宣化之法。

验案 李某，男，57，已婚，北京市工人。2009 年 7 月 3 日初诊。

患者于 5 年前开始出现头痛，涉及全头部，头昏沉重，以下午为甚。自觉面部发热，两颊口唇周围拘紧不适，曾经多方治疗效果不佳，近日来头痛加重，面部发胀发烧，晨起即发，口干不欲饮，口黏腻，自觉流口水，纳可，大便干燥，日一行，寐安，平素喜饮茶。既往有血管性头痛，脑腔梗椎动脉供血不足史。望诊可见眼睑坠胀，双目乏神，舌偏胖，质暗，边有齿痕，舌苔厚腻，脉沉涩。

辨证：湿厥头痛，风湿上扰，清阳不展。

治则：疏风祛湿，芳香化浊。

处方：羌活 8g，蔓荆子 10g，荷叶 12g（后下），天麻 10g，藿、苏梗各 10g（后下），炒蒺藜 12g，炒杏仁 10g，炒苡仁 20g，佩兰 10g（后下），砂仁 10g（后下），厚朴花 12g，茯苓 30g，生白术 12g，泽泻 15g，黄芩 12g，防风 10g，防己 15g，川牛膝 12g，生姜 1 片为引。14 剂。

茶饮方：西洋参（先煎）8g，炒苡仁 20g，玉米须 30g，荷叶 15g，苏叶 12g（后下），绿萼梅 10g，绿豆衣 12g，金钱草 15g，佛手 10g，六一散 20g（包）。代茶饮，14 剂。

药后头胀大为减轻，面部发热亦不显，仍有面部发紧，口黏，舌胖质暗，苔腻，脉沉细。

既见效机，上方出入，原方去黄芩，加苍术 10g，茶饮方继服 14 剂。

药后，头胀基本消失，嘱其续饮茶饮方善后，共进药月余收功，随访 3 个月未发。

[跟师体会] 头为诸阳之会，外邪入侵，首先侵犯于头，感受湿邪，蒙蔽清阳，可出现头痛伴有头晕沉重为特点的症状，湿邪又往往与风寒之邪合并伤人。本案以头昏沉重疼痛为主，下午为甚，伴口黏，舌苔厚腻。证属湿邪为患，蒙蔽清阳而致头痛，又兼有面部烘热发胀，系风湿为患。故以疏风去湿，芳香化浊为法。方用羌活胜湿汤和藿朴夏苓汤加减。药以羌活、蔓荆子、防风祛头风为君；杏仁宣肺利湿；藿香、佩兰芳香化湿；白术、苍术、厚朴

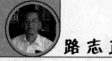
苦温燥湿宽中；黄芩燥湿清热；茯苓泽泻淡渗利湿；全方以宣上、畅中、渗下祛湿之法，内外和治，治湿为主，辅以祛风，使风祛湿除，5年头痛顽疾，经过月余治疗得以缓解。

5. 清利湿热法治口疮

过食肥甘厚味，辛辣酒醴，日久酿湿积热，阻于中焦，脾胃湿热蕴结，熏蒸口舌，而出现口疮。湿热证口疮，可反复发作，伴口疮疼痛进水加重，纳呆，大便黏滞不爽，舌质红，苔黄腻，脉弦数。治以清利脾胃湿热。方选半夏泻心汤，甘露消毒丹等。至中期邪实而正气已虚时，可清化湿热，酌加益气之品；口疮消失后，又可侧重益气养阴。

验案 徐某某，男，42岁，汉族，已婚，北京市人。2007年10月30日初诊。

主诉：口腔溃疡11年。11年来，常发口疮，开始为口唇部，其后为口腔黏膜及舌，逐渐严重。曾用激素治疗缓解约半年，之后用中药治疗，效果不佳，就诊时症见：口舌生疮，此起彼伏，疼痛异常，悬雍垂处可见溃疡，进水时疼痛加重，目眵较多，伴有头痛，口不干，纳寐可，大便黏滞不爽，形体偏瘦，口唇内有硬结，舌体偏胖，质暗滞，苔黄腻，脉弦滑。

依据口疮反复发作，大便黏，苔黄腻等症，辨证为脾胃湿热，蕴结中焦。遵仲景泻心法以清利湿热。

处方：五爪龙20g，炒麦冬12g，半夏12g，炮姜10g，西洋参10g（先煎），黄连8g，炒黄芩10g，焦栀子8g，生石膏30g（先煎），炒防风12g，生苡仁30g，茵陈12g，升麻10g，醋香附10g，甘草8g。

药后悬雍垂处溃疡即消，余症亦减轻，遂以上方进退，2个月后口腔溃疡未在复发，多年顽疾消除。

[跟师体会] 口疮的发生于饮食有关，过食肥甘厚味，辛辣酒醴，日久酿湿积热，阻于中焦，脾胃湿热蕴结，熏蒸口舌，而发生口疮。本证伴有头痛，大便黏滞不爽，形体偏瘦，舌胖质暗，苔黄腻，脉弦滑等症，系湿热蕴结脾胃，循经上扰所致。故以清利湿热为法，药用黄连、黄芩、石膏、栀子苦寒燥湿清热解毒；防风、升麻发散郁火；炮姜、半夏和苓、连辛开苦降；薏苡仁、茵陈、五爪龙清热利湿、导湿下行；甘草清火解毒；麦冬养阴，香附调气以利升降。诸药燥湿、清热、散火、解毒、辛开苦降、养阴、调理升降，使湿热清，脾胃功能恢复，则多年顽症治愈。

6. 清化湿浊治疗痛风

痛风归于历节病范畴，其发病多因肝肾亏虚，营卫气血涩滞，或正气不足，复感于外邪，风寒湿热之邪乘虚袭入，阻遏营卫，壅滞经络，深入筋骨，使病情加重。路老认为，由于现今生活条件的改变，痛风病逐渐增多，其发病原因也与以往有所不同，主要是饮食所伤，过食膏粱厚味，嗜酒如常，导致湿浊内生，湿热痹阻经脉而成此证。治疗应以健脾祛湿化浊，疏风通络为法。

验案 蔡某，男，31 岁，已婚，保定市人。2008 年 11 月 5 日初诊。

主诉：痛风 9 年。缘于 9 年前饮酒后出现手足关节疼痛，左手指如山核桃大，红肿痛，左足大趾热痛，于当地医院化验尿酸偏高（800 以上），诊断为痛风。服用秋水仙碱、别嘌呤醇、吲哚美辛等，6 年前患十二指肠球部溃疡，西药不敢再服用，故而求中医诊治。就诊时症见：纳眠可，便调，舌体胖，质紫暗，苔薄黄腻，脉弦滑。

中医诊断：历节病。

辨证：风寒湿侵袭，郁而化热，湿浊中阻，痹阻脉络。

治则：益气固卫，疏风和血，理脾祛湿，通利关节。

处方：金雀根 20g，炒苍、白术 12g（各），生、炒薏仁 20g（各），防风 12g，防己 15g，灵仙 12g，秦艽 12g，山甲 10g，皂刺 10g，青风藤 15g，胆星 10g，金钱草 20g，土茯苓 20g，郁金 12g，三七片 10g，桂白芍 12g，醋香附 10g，鸡血藤 30g。14 剂。

二诊：药后肿退，痛止，化验尿酸仍偏高。原方去灵仙，加萆薢 15g，再进 30 剂，避免食用含嘌呤偏高食物。

三诊：尿酸降至正常，肿痛未作。嘱原方再进 14 剂巩固疗效。随访 3 个月未发。

[跟师体会] 痛风病发在关节，古称历节。其发病多因过食膏粱厚味，导致湿浊内生，湿热痹阻经脉而成此证。本案患者为公务员，社会应酬较多，经常饮酒，致湿热内蕴，复受风寒之邪，湿热阻滞经脉关节，故见手足关节红肿、热痛，伴舌质紫暗，苔薄黄腻，脉弦滑等症。病机为湿热中阻，气血阻痹筋脉关节所致。故治以清化湿浊，疏通经脉为法。方用防己茯苓汤加减。方中以防己、土茯苓、薏仁、胆星、苍白术、金钱草等清化湿热降浊，郁金、白芍、香附疏肝以调理气机，同时重用防风、灵仙、秦艽、青风藤、桂枝、山甲等风类药祛风通络，同时用其升散之性，升阳祛湿，调节升降，使水液运行如常，则湿浊自去。本案以化湿降浊药与祛风药同用，取风类药物辛味升阳以除湿，祛风通络以止痛的功效，又以化湿降浊之力，使经络关节风湿

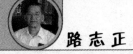

热之邪随药而解。此法作为痛风病治疗常法，可参酌化裁使用。

7. 升阳除湿治眩晕

眩晕多由于外感、内伤所引起，外感多与风、寒、湿有关，内伤不外气、血、阴、阳之虚，痰浊，瘀血阻滞所致。眩晕发病的脏腑，通常认为与肝胆、肾有关，《内经》中记载："诸风掉眩，皆属于肝"，又指出："髓海不足，则脑转耳鸣"。说明了眩晕与肝肾的关系。路老认为，头为诸阳之汇，头脑的清醒赖清阳之气的滋养，若清阳不升，湿热、痰浊中阻，上蒙清窍，就可发生眩晕。此眩晕与脾胃升清降浊的功能密切相关，脾胃升降失司，痰湿内停，蒙蔽清阳，使清阳不升，浊阴不降，清窍失养，导致眩晕发作，治以调理脾胃升降，升阳除湿，化痰降浊法。

验案 孔某，男，50，已婚，干部，北京市人。2009 年 3 月 16 日初诊。

患眩晕多年，发作时天旋地转，甚至仆倒，影响正常工作。曾与北京某大医院诊断为内耳病变，并实行手术及中西药物治疗，未见寸功，且病情逐渐加重。来时见其面色萎黄，精神不振，眩晕时作，工作劳累时加重，甚则跌仆，伴有耳鸣如蝉，纳差，眠不安，便调，舌体胖，质紫暗，苔薄腻，脉弦弱无力。

辨证：清阳不升，浊阴不降，清窍失养。

治则：升阳除湿，化痰降浊。

处方：

①内服法：炒芥穗 8g，葛根 15g，蔓荆子 10g，炒蒺藜 12g，姜半夏 12g，天麻 12g，茯苓 30g，生白术 15g，胆星 10g，僵蚕 10g，炒杏仁 9g，炒苡仁 30g，苏荷梗各 12g，茵陈 12g，炒枳实 15g，生龙牡各 30g。

②茶饮方：荷叶 6g，苍术 8g，升麻 3g，炒苡仁 20g，清半夏 8g，茯苓 15g，竹茹 10g，玉米须 15g，佛手 6g，甘草 2g，生姜 1 片。

服上药 7 剂后，眩晕大减，耳鸣稍减轻，但疲劳时可加重，知其为肾精不足，宗上法进退，方去茵陈、蔓荆子、胆星，加杜仲、寄生、黄精，取"滋下清上"之意也，14 剂后，眩晕止，耳鸣明显减轻，平日工作精神转佳，无明显疲劳感，遂嘱其宗上方续服 14 剂，同时注意生活规律，饮食调养，随访至今未发。

[**跟师体会**] 本案眩晕已发多年，经手术药物治疗未见明显效果，已属疑难病症。从眩晕发作症状及舌脉分析，患者平素劳心过度，精血暗耗，髓海失养，经云"上气不足，头为之苦倾，脑为之耳鸣，目为之眩"。患者年届中

年，工作繁忙，喝酒等场合应付较多，饮食过盛，损伤脾胃，造成中焦失运，湿浊内停，上蒙清阳而致眩晕。故眩晕伴耳鸣、纳差、睡眠欠安等症，治疗主要在于疏泄肝胆，调理脾胃升降。使用清震汤（升麻、荷叶、苍术）合芥穗、葛根、僵蚕等风类药，助阳以升清气；佛手、茵陈、薏仁、白术、茯苓、玉米须、生姜、甘草疏肝调脾利湿；半夏、胆星、枳实、竹茹、苏梗、杏仁化痰降浊；蒺藜、生龙牡潜阳降肝平肝，全方以升清阳为主，佐以降浊，采取疏肝以助升发，降胃以泄浊的方法，可谓升降相依，使清阳得生，浊阴得降，眩晕得止。二诊后，加入补肾填精之品，乃病发多因于劳累，取补肾固本之意。因治疗得法，多年眩晕顽疾，应药而愈。

8. 从带下论治眩晕

《素问·至真要大论》："诸风掉眩，皆属于肝"，指出了眩晕多发自肝的病变，在临床上，眩晕也多从肝论治。究其眩晕的病因，可有外感、内伤两个方面，内伤之中，又以肝肾为多见。路老认为，今人多食肥甘厚味，过度饮酒如常，导致脾胃损伤者多，脾虚湿盛，运化失职，脾精不布，水湿停留，湿蕴日久化热，湿热上蒙清窍则眩晕，湿热中阻则腹胀、纳呆，湿热下注则白带臭秽，病变发在上、中、下，病机总由脾虚湿盛所致，湿盛的部位可以是偏于上，偏于下，治疗上或侧重于上，或侧重于下，都以健脾祛湿为主，如女性患者眩晕伴白带增多者，侧重于健脾祛湿止带，不用特别治疗眩晕而眩晕可随之而解。体现了审机辨证论治的思想。

验案 张某，女，40岁，公司职员，北京人。2005年6月8日初诊。

主诉：眩晕6年。患者出现眩晕已6年。经中西药治疗，症状不减，今日有加重趋势。症见头重如裹，头沉如物压状，甚时天旋地转而不能行走，阴雨天加重，伴心悸失眠，胸闷气短，善太息，神疲乏力，下肢沉重，口干不欲饮，纳食一般，大便时干时溏，月经经期正常，经前烦躁，乳房胀痛，经色紫暗，白带量多，质稀，或黄稠有味，面色晦暗，皮肤粗糙，舌质淡，苔白滑，脉弦细数。

辨证：脾虚湿盛，湿蕴化热，湿浊上蒙清窍而眩晕，湿浊下注而白带量多。

治则：健脾渗湿，清热止带，调理冲任。

处方：太子参12g，炒苍术12g，炒白术12g，山药15g，黄柏12g，车前子15g（包），椿根皮12g，鸡冠花12g，醋香附9g，茯苓30g，生龙牡各20g（先煎）。

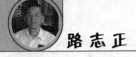

二诊：药后眩晕减轻，白带亦减少，唯腰痛酸楚，四肢乏力，舌淡，苔白，脉弦细。此中焦湿热已减，下焦湿热未尽。

既见效机，以上方加川、怀牛膝各12g，14剂。

三诊：药后眩晕，白带量多继减，腰痛乏力，肢体沉重亦有好转，睡眠改善，精神状态转佳，皮肤细润，舌淡，苔白滑，脉沉滑。

治以益气健脾，温阳补肾为法。

处方：太子参12g，生黄芪12g，炒苍术12g，炒白术12g，茯苓20g，川断12g，桑寄生15g，当归12g，柴胡10g，锁阳10g，炒杜仲12g，制乌药8g，炒枳实12g，黄柏8g，14剂。

药后眩晕除，白带正常。其他症状基本消失。

[跟师体会] 本案眩晕伴有头沉重如物压状，阴雨天加重，还可见胸闷、下肢沉重、便溏、白带量多，从审证求因角度看，证属湿浊弥漫三焦所致。患者便溏，食纳不佳，说明以内湿为主，脾失运化，湿浊内生，湿邪下注而白带多，上蒙清窍而头晕，辨证要点为湿，不论湿邪伤在上与下，均以祛湿为主，湿祛则诸症皆可消除，本案为女性，湿邪下注，白带量多为突出症状，故以祛湿止带为主，湿祛则清窍通利，眩晕自然解除。治以健脾渗湿，清热止带，调理冲任。抓住重点，先祛除下焦之湿，傅青主曾云："带者，乃湿盛而火衰，肝郁而气弱，则脾土受伤，淡土之气下陷，是以脾精守，而不能化荣血以为经水，而反变为白滑之物。"说明白带乃脾虚湿盛所化，与眩晕的病机是一致的，今下焦湿盛，故不治上而治下，先以健脾祛湿止带为主，湿祛则眩晕可减。药用太子参健脾益气；炒苍术、炒白术、山药培土燥湿；茯苓、车前子淡渗利湿；椿根皮、鸡冠花祛湿止带，又配合黄柏清利湿热；醋香附疏肝行气除湿；生龙、牡、山药调理冲任，固带壮督。经健脾除湿止带治疗后，下焦之湿已去大半，故眩晕、白带多之证随之缓解。之后又以益气健脾，温阳补肾为法治疗，意在固本调理冲任，巩固疗效，以防眩晕再做。

三、疑难病诊治验案

路老治疗疑难杂症，临床思路灵活，方法得当，每能圆机活法，恰到好处，故使很多病人药后转危为安，在平凡之中收到神奇效果。总结路老的辨证思路，有以下特点。一是注重审证求因，依据临床症候，结合时令气候，情志因素，体质状况全面分析，写出病因病机及治疗法则。二是注重治病求本，从脏腑的生理病理，邪正盛衰来审识病症，从脏腑的气血阴阳、虚实寒热来辨证，制定补与泻的原则，并权衡法度，总以和为法，以平为期。三是天人相应，总以三因制宜，路老在审病因病机的同时，遵循因时、因地、因人制宜的原则，每个人都要问居处工作环境，饮食习惯，心情境地如何，在综合分析，辨证立法。四是怪病久病，从湿、痰、瘀入手，作为解决疑难杂症的解决方法。五是脾胃一伤，百病丛生，故立足脾胃辨证，与脾胃有关者，立足脾胃，无关者也要顾护脾胃。以下例举几个杂症的治疗，以说明路老的临证思路。

1. 从肝论治咳喘

喘证有虚、实之分，实喘多发自肺，系由寒、热、燥邪，或痰浊、痰湿、痰热犯肺，肺气壅滞而致；虚喘多系内脏功能失调，肺虚、脾虚、肾虚等所引起。《丹溪心法》认为喘证有气虚、气实之分，气虚乃肺、脾、肾诸脏之虚，导致肺失和降，肾失摄纳而致，气实乃肝失于疏泄，肝气上逆，胃失和降而致肺气不降，肺气上逆而喘。宋·朱肱所谓："气有余则喘"，则是指气实致喘而言。气实而喘出自肺、肝，盖肝主疏泄，肝气升于左，肺气降于右，肝气不升则肺气不降，肺气上逆而喘。此种咳喘临床颇为多见，一般与情志因素相关，精神紧张，影响肝之疏泄，导滞肺气不降而喘。治以疏肝解郁，降肺平喘。

验案 高某某，女，41岁，汉族，已婚，职工，家住北京市朝阳门内南小街。

初诊：2005年12月3日。有咳喘病史10余年，每冬季发病，近日感冒后诸症加重，症见：咳嗽喘促，痰稠难咯色白，入夜尤甚，影响睡眠，有时咳则遗尿，伴畏寒感，颜面浮肿，性情急躁易怒，舌质紫暗，口唇紫绀，脉沉细滑。

治则：宣肺化痰，疏肝降逆平喘。

处方：麻黄根6g，竹沥半夏10g，葶苈子15g，川贝10g，紫菀12g，地龙12g，桃红10g，杏仁10g，功劳叶15g，太子参15g，炒莱菔子12g，胡桃肉12g，醋香附12g，预知子15g，白果8g，甘草6g，黛蛤散8g。7剂水煎服。

二诊：2005年12月10日。服上药后自觉咳喘好转，仍晨起痰多，颜浮肿消失，自觉口干，舌痛，舌尖滑腻，急躁好转，记忆力差。此为喘已好转，肺气肃降，痰湿得去，有阴伤之象。

治以宣肺降气化痰，补肾为法。

处方：南沙参15g，功劳叶15g，麦冬10g，玉竹10g，桃、杏仁各9g，杷

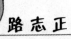

叶12g，浙贝10g，桔梗10g，木蝴蝶6g，寄生15g，旱莲草12g，女贞子15g，山萸肉10g，怀牛膝12g，佛手9g。14剂，水煎服。

药后咳喘继减，晨起少量痰，精神状态好，其他症状已不明显，继以上法调理3个月，冬季安全渡过，未见发作。

[跟师体会] 本案患者有咳喘病史已10年，咳喘咳吐白痰，颜面浮肿，为肺失肃降，痰湿内停之象；由于肺气之肃降与肝气的疏泄关系密切，常谓肝气生于左，肺气降于右，本证咳嗽伴有睡眠差，性情急躁易怒，舌质紫暗，口唇紫绀，脉沉细滑等，为肝气失于疏泄，肺气不降所致；本证既有肝气不调，又有肺气失降，病机为肺、肝同病，"木火刑金"而致咳喘。由于肝气不调而致咳喘，治以疏肝降逆平喘，以治肝为主。药用醋香附、预知子、黛蛤散疏肝、清肝，复疏泄之职，调升降之气；杏仁、半夏、葶苈子、麻黄根降肺平喘；川贝、紫菀、地龙、炒莱菔子宣肺化痰；胡桃肉、白果补肾纳气；太子参、甘草补脾肺之气；桃红、功劳叶活血清肺；诸药在于疏肝气，降肺气，待咳喘平息后，又以养阴补肾为法，以求治本。由于用药对症，紧紧抓住了肝气不调而致咳喘的病机，故咳喘之证得到缓解。

2. 调和营卫治疗产后痹

"产后痹"是指妇人产后气血亏虚，复感风寒湿之邪，痹阻经络，流注于肌肉关节所致。早在唐代就有产后中风的记载，如《经效产宝》中指出"产后中风，身体疼痛，四肢弱不遂"。民间称为产后风、产后关节痛，是临床多发病。由于妇人产后血虚，复感于寒，其症状与正常人感寒所发风寒湿痹症有所不同，并且病情缠绵难愈，治疗颇为棘手，故路老于20世纪70年代，提出产后痹的病名诊断及辨证施治。路老认为，此病不同于寻常之痹症，盖产后气血亏虚，营卫失和，复受风寒湿邪，导致经脉痹阻，血行不畅，风寒湿流注关节肌肉，发为产后痹，故治疗当以补气养血，调和营卫为主，再兼以祛风除湿通络药物。盖脾胃化生气血充养营卫，脾胃调则营卫和。故李东垣的弟子罗天益，治疗营卫失和之证，多从调理脾胃入手，重用甘辛之剂。甘能补脾益气，辛则发散风寒，如但用大剂辛散祛风燥湿之品，徒伤阴血，反致病邪愈加胶结难去。下面举路老治疗产后痹的病案以说明。

验案 李某，女，38，已婚，干部，吉林长春人。

初诊：2007年7月7日。主因产后关节疼痛8年。缘于8年前产后受凉，出现肘、膝关节疼痛，因夏季、气候变化、外感时加重。在当地医院检查：抗"O"阳性，曾服中西药物，疗效不著。刻下：恶风寒，微汗出则舒，入睡难，多梦，双目痒甚，微红，曾行过敏检查，诊为过敏体质。食欲尚可，餐后腹胀，矢气少，呃逆，经期周，经前乳房胀，少腹微痛，量中，有血块，末次月经2007年6月13日。大便2～3日一行，服中药后便秘改善，成形，溲黄，舌体中，质暗尖红，苔薄少苔，脉沉弦小紧。

辨证：气血两虚，营卫不和，脾失健运。

治则：益气健脾，调和营卫。

处方：五爪龙20g，太子参12g，桂枝8g，赤、白芍12g（各），当归12g，川芎9g，生地12g，炒苍术15g，厚朴花12g，旋覆花10g（包），姜半夏10g，炒三仙12g（各），夜交藤18g，伸筋草15g，鸡血藤15g，枳实15g，生龙牡（先煎）各30g，生姜2片，大枣2枚为引。14剂。

二诊：2007年7月28日。服药后关节疼痛症状明显缓解，眠差怕冷，汗多腹胀、呃逆等症状亦都改善，但停药后症状复发。刻下：关节疼痛以双膝关节疼痛明显。眠差多梦，头痛。经前乳胀，行经腹痛，周期正常。末次月经2007年7月15日，大便正常。舌中质淡略暗，苔薄白。脉沉弦细，尺数。

治宗上法，上方去太子参，姜半夏。加防风10g，片姜黄12g，海桐皮12g，地龙12g，甲珠10g。14剂。

三诊：2007年8月11日。服上方14剂双肘关节疼痛，畏风寒减轻，已能穿短袖上衣，出汗减少，刻下：仍有双肘关节轻微疼痛，畏风，右肩背明显，服药后半小时出现腹胀，偶有头痛，纳食不馨，饮水较前减少，夜寐较前好转。舌体中，质红，苔薄白，脉沉细。

治以益气和血，祛风通络。

处方：五爪龙15g，生黄芪20g，当归12g，川芎10g，生地12g，赤白芍各12g，桂枝8g，半夏10g，夜交藤18g，厚朴10g，甲珠10g，乌蛇10g，炒三仙各12g，炙草6g，豨莶草15g，炒枳实12g，炒苍白术各12g，14剂。

四诊：2007年9月1日。服上方21剂，加味保和丸1袋，每日2次。刻下：诸症较前明显减轻，双膝、肘关节在受风及阴雨天时似有疼痛，平素已无明显疼痛，右肩背疼痛恶风明显减轻，已无头痛不适。服药后约半小时仍有轻度腹胀，程度和时间均减。近日常有畏寒，汗出，喜凉食，但进食凉饮胃胀加重并出现双膝和双肘关节疼痛。纳食有增，饮水可，夜寐好转，大便日行1～2次。已无大便干燥，小便调。2月份体重增加2kg。舌体中，质淡红，苔薄白，脉沉细小弦。证属时转初伏，燥邪渐生。

前方出入，上方去川芎，生地改15g，豨莶草改鸡血藤15g，加忍冬

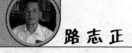

藤18g。

五诊：2007年9月15日。服上方14剂后，已无明显不适，嘱原方再进14剂以善其后。随访至今未发。

[跟师体会] 本例患者因产后受凉出现关节疼痛8年，平素畏寒，因气候变化，感寒后症状加重，系产后气血不足，感寒而病，我们称之为产后痹；病状感寒而发，得微汗则舒，知其为气血不足，营卫失和，复感风寒所致，与伤寒论中桂枝汤汤证颇为相似，《伤寒论》"太阳中风，阳浮而阴弱，阳浮着热自发，阴弱者汗自出，啬啬恶寒，淅淅恶风，翕翕发热，鼻鸣干呕者，桂枝汤主之"；本例关节疼痛，伴有食后腹胀，乏力，睡眠欠佳，月经失调等系产后气血两虚，营卫不和，脾失健运所致，虽为痹症，但以虚为本，疼痛为标，为本虚标实之证。

因本证病机为气血两虚，营卫不和，脾失健运。遂以桂枝汤调和营卫，四物汤养血活血，因其平素腹胀、呃逆，经前乳胀，知其原有肝胃失和，又以平胃散合旋覆花、当归、白芍、枳实理气、养血、柔肝，同时加夜交藤、生龙、牡安神，伸筋草、五爪龙祛风活络，太子参益气养阴，服药14剂后，关节疼痛有明显缓解，然本证属本虚标实之证，不可求速效，须缓图之，遂在原方基础上，酌加山甲、乌蛇、地龙等虫类药，增强其通络之力。本证用药重在补气血，调营卫，通经络，有根据兼夹症状，佐以疏肝和胃，养血安神之品，标本兼顾，法度严明，故药后收到很好效果。

3. 和胃降浊治疗胃心痛

心和胃经脉相属，功能相连。心经起于心，出属心系，下膈，络小肠，与胃肠相通，胃直行的经脉，经乳头，循行于心之分野。《素问·平人气象论》："胃之大络，名曰虚里，贯膈络肺，出于左乳下，其动应衣，脉宗气也"即说明了心与胃在经脉的分布、络属方面有一定的联系。心和胃在功能上相互影响。胃主收纳，腐熟水谷，化生气血，上输以养心。如胃的功能失常，化源不足则气血亏虚，心失所养，从而出现心痛、心悸怔忡等；忧思过度则伤脾胃，"思则气结"气结于中，胃失和降，心神扰乱，气血运行受阻，可引发心痛；过食肥甘厚味，内生湿热，痰湿内停，心脉瘀阻可发为心痛；饮食过饱，食滞不化，胃胀满疼痛，心受累可引发心痛；胃失和降，浊气上逆，壅阻心脉，也可发生心痛。心为血腑，属火主升，推动血液运行，胃为水谷之海，主降，化生气血。二者一脏一腑，一升一降，心火下温于胃，使胃发挥腐熟水谷的功能，胃气下降以防浊阴上扰于心。二者脏腑相连，相互配合，相互为用，共同主宰一身之气血，胃失和降，浊气上逆，可影响心血的运行，故《灵枢·经脉》篇云："胃足阳明之脉，…是动则病…心欲动……"说明了胃病可见心系症候，同时心病也可见胃系的症候，如《灵枢·邪气脏腑病形》篇指出："心脉微急，为心痛引背，食不下"。心与胃功能相连，因胃功能失调导致浊气上逆而引发的心痛称为胃心痛。胃心痛虽病在心，但由胃的病变而引起。其症状可见胸闷，胃痛，呈憋闷胀痛，或钝痛及剧痛，伴恶心欲吐，食后加重，嗳气吞酸，舌淡或晦暗，脉沉细小滑或沉迟。或胃中灼热隐痛，知饥纳少，疼时伴出冷汗，持续半小时以上，舌红少津，脉细数无力。胃心痛相当于冠心病心绞痛兼有胃的症候。对于胃心痛的治疗应以和胃降逆为主。

验案 王某，男，65岁，退休职工。

患者素有胃病史，半年前突发心前区疼痛，遂到医院就诊，经检查诊断：急性下壁心肌梗死。经治疗后缓解，但每饮食过饱即出现胸闷疼痛，伴心悸头晕，脘腹胀满，纳呆嗳气，口干口苦不欲饮，舌质暗，苔薄黄腻，脉弦缓。

辨证：胃失和降，运化失司，浊气上逆，阻滞心脉。

治则：和胃化浊降逆，健脾助运消食。

处方：藿、荷梗各9g，清半夏10g，茯苓15g，竹茹12g，炒枳实12g，香橼9g，太子参10g，炒白术10g，炒谷、麦芽各15g，炒神曲15g，炙甘草6g，莲子心6g。

药后胸闷疼，脘腹胀诸症消失，饮食恢复，食后未再出现胸痛。继以上方加减，3个月后复查，心电图S–T段也恢复正常。

[跟师体会] 本例为胃心痛案，因胃功能失调导致浊气上逆而引发的心痛称为胃心痛。患者素有胃病史，心前区疼痛发作伴心悸头晕，脘腹胀满，嗳气，并于食后加重，证属胃失和降，浊气上逆，脾失健运，影响心窍所致。故属于胃心痛范畴。胃心痛虽病在心，但由胃的病变而引起，治疗应以和胃降逆为主、健脾助运为主。方以藿荷梗芳化湿浊；半夏、茯苓、竹茹、白术和胃健脾祛湿；炒枳实、炒谷麦芽、炒神曲、香橼皮理气消导，引浊气下行；莲子心清心安神；太子参、白术、茯苓健脾益气以培本。药后浊气下降，饮食消导，气机条畅，则心神安宁，心痛之症亦随之消失。

4. 疏风清热治疗狐惑病

狐惑病是一种与肝脾肾湿热内蕴有关的口、眼、肛（或外阴）溃烂，并有神志反应的综合征。狐惑病首载于《金匮要略·百合病狐惑阴阳毒篇》：

"狐惑之为病，状如伤寒，默默欲眠，目不得闭，卧起不安，蚀于喉为惑，蚀于阴为狐，不欲饮食，恶闻食臭，其面目乍赤、乍黑、乍白、蚀于上部则声嗄，甘草泻心汤主之"。指出本病以脾胃湿热为主要病机。究其原因不外外感、内伤两个方面，外感可由感受风热而发，内伤则以情志不舒，饮食所伤，久病体虚为主。或有外感内伤复合病因所致者。总以内热为患，湿热之毒内侵所致。或湿热蕴久伤阴，出现湿热、阴虚为主体的病势趋向，治疗应以清热祛湿为主，佐以疏风散热，养阴凉血之法。

验案 秦某某，男，53岁，工人，汉族，辽宁人。于2006年11月7日初诊。

主诉：因手足面部结节性红斑1年余。患者1年前因手足结节性红斑、疼痛，在协和医院诊断为"白塞病"，间断服用雷公藤每日6片至今，刻下：手足指关节，面部结节性红斑，背部散在大量脓包疮，瘙痒，疼痛，足底痛，不敢踩地，周身关节游走痛，口腔溃疡，痛热不已，视物模糊，干涩，多泪，迎风流泪，纳食二便正常，心烦易怒，偶有头晕，头痛如锥刺，睡眠可，鼠蹊部痛难忍，阴茎刺痒。于1982年在锦州兴城疗养院曾诊为"强直性脊柱炎"。自幼（10岁）开始患口疮，时发时止，诊时可见痛苦表情，面色红斑散布，唇暗红干，舌体稍胖，边有齿痕，舌质嫩红，舌边有溃疡，苔白润腻，脉弦滑小数。

中医诊断：狐惑病。

西医诊断：白塞病。

辨证：肝经风热，复见脾胃湿热内蕴，湿热弥漫，阻滞三焦。

治则：疏风清热，祛湿解毒。仿当归拈痛汤合半夏泻心汤意化裁。

处方：

①内服方：丹参15g，羌活10g，防风10g，防己12g，升麻10g，青蒿18g，黄连10g，黄芩10g，茵陈12g，竹半夏10g，干姜10g，炒苍术12g，知母10g，苦参8g，金银花15g，鸡血藤15g，茅、芦根各20g。10剂，水煎服。

②外洗方：苦参12g，马鞭草20g，防风12g，防己15g，地肤子15g，蛇床子12g，苏木20g，当归15g，芒硝30g，白矾10g，金银花15g，连翘12g，甘草10g。水煎先熏后洗，防烫伤，10剂。

药后头晕，头痛症减，周身关节痛也有减轻，口疮未见新发。

上方去升麻、炒苍术，加虎杖12g，土茯苓20g，14剂，水煎服。

药后面部红斑已减，口舌溃疡均消失，结合外洗药物，阴茎刺痒症消失，用药见效，继如法调理。

上方去羌活、防风，加晚蚕沙 15g，萆薢 12g，天冬 12g，麦冬 12g，14 剂，水煎服。

药后病情平稳，口腔、阴部溃疡未发，其他症状也有减轻，精神状态尚可，继以上方进退，半年后随访，病情已明显好转。

[跟师体会] 狐惑病是一种与肝脾肾湿热内蕴有关的口、眼、生殖器溃烂，并有神志反应的综合征。本案患者以面部红斑及口腔、阴部溃疡为主，从症状特点看属于肝经风热，脾胃湿热内蕴，故治以疏风清热，祛湿解毒法。仿当归拈痛汤合半夏泻心汤意加减，药用羌活、防风疏散风热祛除表湿；升麻升阳祛湿；防己祛除肌肉之湿；青蒿、黄连、黄芩、知母、苦参、鸡血藤、茵陈清肝热，利湿热；半夏、干姜、炒苍术温脾和胃燥湿；金银花、茅、芦根清热解毒凉血；丹参活血化瘀。全方治疗以肝、脾为中心，以祛湿清热为重点，佐以凉血清肝，健脾助运和胃之品，使肝脾调，湿热清，则溃疡得以缓解。

5. 清暑益气治不寐

不寐由外感、内伤所引起。路老认为人感受四时不正之气，均可引发不寐，由于感邪性质、禀赋体质、宿疾的不同，可表现为不同的症候特点。素体元气亏乏之人，在夏暑之季，感受暑邪，暑热乘虚而入，暑与心火同气，暑气通心，心主血属营，暑气内扰于营分，外扰于卫分，致使阳不入于阴，可发生不寐。《灵枢·大惑论》："卫气不得入于阴，…故目不瞑矣"。暑热之气，始受于肺，伤肺胃之气而干于心，心神扰动，不寐可兼见神疲乏力、发热、口干欲饮、饮不解渴、舌红少津等肺胃阴伤之症。暑伏之季，天之暑热炎炎，地之湿浊升腾，故暑多夹湿，暑湿弥漫，困于中焦脾胃，扰动心神，不寐兼心烦郁闷，头身沉重，不欲饮食。夏暑发生的不寐，根据暑邪的性质，应分辨卫气营血，所伤脏腑及暑湿多少，三因制宜而辨证施治。

验案 刘某，女，27 岁。

患者 3 年前因情志不舒，工作劳累，而出现失眠多梦。就诊前 1 周外出郊游伤暑，失眠症状复加重，求诊于路老。诊时症见夜不能寐，多梦易醒，心烦郁闷，纳食减少，口干欲饮，头晕，溲赤，精神紧张时易发便秘，经前乳房胀痛，带下量多，色白无味，舌体胖大，尖边红，苔薄黄少津，脉沉涩小弦。

辨证：暑伤气阴，胆虚神扰，兼有湿热蕴结。

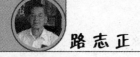

治则：清暑益气，温胆宁心，佐以清化湿热。

处方：五爪龙 20g，西洋参 10g（先煎），麦冬 10g，莲肉 15g，炒苍术 12g，炒白术 12g，荷叶 12g，生石膏 30g（先煎），生苡仁 20g，炒苡仁 20g，知母 10g，石斛 12g，炒扁豆 12g，茵陈 12g，土茯苓 20g，盐黄柏 9g，半夏 10g，炒枳实 15g，生龙骨 30g（先煎），生牡蛎 30g（先煎），14 剂。

药后失眠好转，能入睡，纳食较前增加，仍有多梦，疲劳乏力，口干欲饮，舌质红，苔薄白少津，脉沉弦细小数。

以前方去莲肉、茵陈，荷叶增至 15g，另加丹皮 12g。

又服药 28 剂，睡眠基本恢复正常。虑其原有情志不舒，劳累而发的病史，遂以健脾益气，疏肝调经法调理月余，康复如常。

[跟师体会] 本案患者有不寐史 3 年，因伤暑而加重，病发与暑邪干心有关；平素情志不舒，工作劳累，情志伤肝，劳累伤脾，肝脾不和，元气渐伤是其内在病因；元气亏乏之人，在夏暑之季，感受暑邪，暑热乘虚而入，内扰于营分，致使阳不入于阴，可发生不寐，暑多夹湿，素有脾虚，暑湿之邪，易犯中州，湿热内结，扰动心神，也是暑季不寐的原因。由于本案原有劳伤病史，元气亏乏，时值暑季，暑热伤心而使不寐加重，故治疗当从暑热论治，因暑多夹湿，故以清暑益气，温胆宁心，清化湿热法。以西洋参、生苡仁、炒苡仁、炒枳实健脾益气祛湿；炒苍术、炒白术、炒扁豆、半夏、荷叶健脾化湿燥湿；麦冬、石斛、莲肉养阴血；生石膏、知母清热；茵陈、土茯苓、盐黄柏、五爪龙清利湿热；生龙骨、牡蛎收敛固脱。全方重在清除暑热、暑湿之邪，暑邪通于心，邪去则心神安，故不寐之症得以缓解。又因本证患者有情志内伤的病史，故不寐缓解后，又以健脾益气，疏肝调经法善后，意在治病求本，巩固疗效。

6. 缓中补虚疗积聚

积聚属本虚标实之证，本虚责之肝肾，肾藏精，主骨生髓，肝藏血，精血互生，素体虚弱，肝血不足，精髓内亏是形成积聚的内因；其外因或情志所伤，肝气不调，血行不畅致脉络瘀阻；或饮食不节，损伤脾胃，脾失健运，痰湿内阻，痰阻气滞致血脉瘀阻；或感受热毒，毒热内郁，炼津为痰或毒火煎灼血液，血稠成瘀，痰瘀互结，日久成块。其病机和症状可因肝肾阴虚，阴血不能上荣，出现面色萎黄、头晕、耳鸣如蝉；阴血不能荣养肢体则手足发麻，阴虚内热，则苔薄黄，脉沉细数；瘀血阻络，肌肤失养则肌肤甲错；正虚脉络瘀阻则胁下积块；痰湿上蒙则头重如裹。脾虚湿热阻滞故食欲不振，

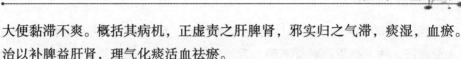

大便黏滞不爽。概括其病机，正虚责之肝脾肾，邪实归之气滞，痰湿，血瘀。治以补脾益肝肾，理气化痰活血祛瘀。

验案 王某，男，42岁，已婚，农民，家住北京市大兴区。2005年10月9日初诊。

主诉：胁下硬块2年。患者于2年前出现消瘦、汗出、低热、腰痛等症状，前往协和医院就诊，当时诊查：胸骨压痛，胸胁苦满，颈项瘰疬如珠，肝脾可触及肿大。血常规化验：白细胞3×10^9/L万，红蛋白120g/L，血小板950×10^9/L，分类计数：分叶核82%，杆状核1%，原始粒1%，中幼粒1%，晚幼粒2%，淋巴7%，嗜酸4%，嗜碱2%。经骨髓检查，协和医院诊断为：慢性粒细胞性白血病。经用西药治疗效果不佳。转中医治疗，经用生地、丹皮、麦冬、青黛、半枝莲等清热解毒、凉血活血药，白细胞曾一度降至12.7×10^9/L，4个月后又复加重，白细胞升至41×10^9/L，血小板高达1050×10^9/L。医者颇感棘手，临证诊查：患者面色萎黄、头晕乏力、头重如裹、耳鸣如蝉、手足发麻、胁下可触及肿块，肌肤甲错，食欲不振，大便黏滞不爽，舌淡红，苔薄黄，脉沉细数。

西医诊断：慢性粒细胞性白血病。

中医诊断：积聚（积证）。

处方：大黄炭3g，桃仁10g，杏仁10g，川断12g，水蛭6g，土元10g，炙鳖甲15g（先煎），旱莲草15g，女贞子12g，丹皮10g，水红花子20g，山甲珠10g，龙葵30g，党参15g，茯苓20g，炒白术10g，7剂，水煎服。嘱禁食生冷、油腻、辛辣食物。

二诊：2005年10月16日。服用前方后，诸症状明显好转，纳食增加，头晕、耳鸣、头重等症减轻，大便通畅，胁下肿块稍有变软，舌淡红，苔薄微黄，脉沉细。血常规化验：白细胞13.9×10^9/L，分叶75%，淋巴25%，血红蛋白140g/L，血小板368×10^9/L。经补脾益肝肾，理气化痰活血祛瘀治疗，气血运行调畅，现正复邪却之象。继以上方加醋莪术8g，14剂，水煎服。

三诊：2005年11月2日。服药20余天，病情日见好转，体重渐增，面色转润，头晕耳鸣诸症消失，胁下癥积已见缩小，血常规化验，白细胞11.8×10^9/L，分叶88%，嗜碱2%，淋巴10%，血小板352×10^9/L。血红蛋白124×10^9/L。诸症好转，病情平稳，前方去大黄炭、川断、龙葵；加薏苡仁20g，生山药12g。21剂，水煎服。

四诊：2005 年 11 月 24 日。患者自觉神清气爽，诸症消失，纳食睡眠好，大便通畅，胁下癥积已触及不到，舌淡红，苔薄白，脉细滑。汤剂不变，仿仲景金匮方，以鳖甲煎丸与大黄蟅虫丸合方加减，配成丸药，峻剂丸服，汤丸并进，"缓中补虚"。

处方：炙鳖甲 60g，射干 20g，黄芩 20g，柴胡 40g，干姜 20g，生大黄 20g，白芍 30g，桂枝 20g，葶苈子 15g，石韦 20g，川朴 20g，丹皮 30g，瞿麦 20g，凌霄花 30g，半夏 15g，人参 20g，阿胶珠 30g，炙蜂房 30g，蟅虫 20g，生地 40g，水蛭 15g，共为细末，炼蜜为丸，每丸 9g，每次 1 丸，日 2～3 次，白水送服。

又服药半年后复查骨髓象，已恢复正常。1 年后随访，病情稳定。

[跟师体会] 本病慢性粒细胞性白血病（CML）是一种起源于骨髓多功能造血干细胞的恶性克隆性疾病，以外周血及骨髓粒细胞明显增生，脾大为特征，伴有 PH 染色体及 BCR－ABL 融合基因的异常。其临床表现为疲乏无力、消瘦、低热、贫血、出血、肝脾肿大、血小板增多等。中医将其归属于"虚劳"、"血证"、"癥瘕积聚"等范畴，属本虚标实之证。其本在于肝肾，肾藏精，主骨生髓，肝藏血，肝血互生，素体虚弱，肝血不足，精髓内亏为本病的内因；其外因或情志所伤，肝气不调，血行不畅致脉络瘀阻；或饮食不节，损伤脾胃，脾失健运，痰湿内阻，痰阻气滞致血脉淤阻；或感受热毒，毒热内郁，炼津为痰或毒火煎灼血液，血稠成瘀，痰瘀互结，日久成块。概括其病机，正虚责之肝肾，邪实归之气滞，痰凝，血瘀。故症状既有消瘦，腰痛等肝肾亏虚之象，又见胸骨压痛，胸胁苦满，颈项瘰疬如珠，肝脾肿大等气滞、痰凝、血瘀之症。故以滋补肝肾为主，佐理气活血、清热解毒为法治疗。方以鳖甲煎丸与大黄蟅虫丸合方加减，配成丸药，峻剂丸服，汤丸并进。"缓中补虚"，祛瘀而不伤正，扶正而不留瘀。严用和《济生方·五脏门》提出正虚"补脾不如补肾"，故以滋补肝肾为主，佐理气活血、清热解毒为法，俾其气血足，血行畅，则抗病能力增强。瘀滞得通，邪毒得解。《金匮要略·血痹虚劳病脉证并治第六》："五劳虚极羸瘦，腹满不能饮食，食伤、忧伤、饮伤、房事伤、肌伤、劳伤、经络营卫气伤、内有干血，肌肤甲错，两目黯黑，缓中补虚，大黄蟅虫丸主之"，又《金匮要略·疟病脉证并治第四》："结为癥瘕，名曰疟母，急治之，宜鳖甲煎丸。"本病脾大与"干血"内结，形成癥瘕积聚之病机颇为一致，血积于中，虚羸于外，必攻补兼施，故以鳖甲煎丸与大黄蟅虫丸合方加减，配成丸药，峻剂丸服，汤丸并进。"缓中补虚"，旨在

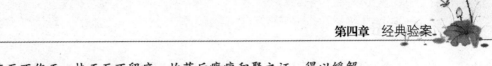

祛瘀而不伤正，扶正而不留瘀，故药后癥瘕积聚之证，得以缓解。

7. 宽胸涤痰、理脾祛湿治痛风

痛风病的病因主要是饮食、劳倦所伤，痰湿体质，或素体阳盛之人最容易发病。饮食、劳倦主要伤及肺、脾胃、肾，引起脏腑功能失调。若饮食不节，姿食肥甘，饮酒过度，损伤脾胃；或劳倦过度，思虑伤脾，脾胃虚弱，升降失司，久则伤及肾气，肾虚则气化不利，清浊不分，水湿内蕴久则化热，再加上外受风寒，涉水冒湿，肺失通调水道之职，内外之邪相引，导致脾胃失运，水湿内停，从而发生痛风。概言之，痛风主要病因是湿、湿热、痰湿，病变以脾胃为中心，伴随肺、肾的损害。治疗应以肺、脾胃、肾为重点，如是肺、脾胃功能失调而致水湿内停者，应以肃肺化痰降气，理脾祛湿为主。脾肾两虚者，宜健脾补肾为主。

验案 邹某某，男，58岁，汉族，已婚，河南郑州人。于2008年4月2日初诊。

主诉：痛风5年。病史：5年前出现左踝关节痛，肿胀，化验尿酸700，诊为"痛风"，口服吲哚美辛后疼痛缓解，尿酸下降，3年来戒酒、肉食，海鲜亦减少，2年来出现右踝关节疼，左踝关节窜痛。2007年6月27日化验尿酸492，3年来出现4次眩晕，摔倒，或因坐位快起，或因睡醒后走动中。刻下：饮食睡眠可，二便正常，大便日1~2次，口唇紫暗，血脂略高，心情急躁。平素时见咳痰，色淡黄，易出，有时胸闷。舌质红，略暗，边有齿痕，苔薄黄，脉弦滑。

中医诊断：痛风。

辨证：脾虚湿蕴，肺失宣降，痰湿内停。

治则：宽胸涤痰，理脾祛湿。

处方：

①内服方：瓜蒌20g，清夏12g，黄连10g，郁金12g，菖蒲10g，炒苍术12g，炒杏仁9g，炒薏仁30g，土茯苓30g，黄柏9g，泽泻15g，生白术15g，川牛膝12g，益母草15g，炒枳实15g，14剂。

②外洗方：马鞭草30g，防风10g，防己20g，青风藤30g，鹿含草20g，车前草20g，马齿苋30g，苏木30g，山慈菇15g，上药水煎，先熏后洗患部，注意水温勿烫伤。

嘱要劳逸结合，加强锻炼；饮食宜清淡，少食肥甘冷饮浓茶；忌恚怒，要保持心情舒畅。

二诊：2008年5月7日。药后左踝关节痛发作1次，半天后缓解，胸闷咳痰症已缓解。既往痛风发作一般持续1周后缓解，最长20余天。发作时服消炎药，1个月来戒海鲜、戒酒。2008年5月4日化验：血尿酸653，甘油三酯2.39，总胆固醇5.59，饮食睡眠可，咳痰大减，吃药后大便次数增多，每日4~5次，稀便，口唇紫，舌暗红，苔薄黄，脉弦滑。此药后痰浊见蠲而脾湿膀胱热尚炽，宜健脾祛湿，清下焦湿浊为治。

处方：太子参12g，生黄芪18g，炒苍白术（各）12g，炒杏仁9g，炒薏仁30g，厚朴花12g，姜夏10g，砂仁6g，防风12g，防己15g，土茯苓30g，草薢15g，晚蚕沙15g，山慈菇10g，车前草15g，青风藤18g，川牛膝12g，14剂。外洗药继用，20剂。

药后踝关节疼痛未发，咳痰已基本消失，大便如常，服药已见效，继以上法调理2周，诸症消失。

[跟师体会]痛风的病因主要是湿、湿热、痰湿所致，以肺、脾、肾功能失调为病变中心，本证痛风症见踝关节肿胀，血尿酸高，伴随症状以咳痰，咳黄痰，胸闷为主，从症状看，主要是痰湿为患，"脾为生痰之源，肺为蓄痰之器"痰湿的产生主要与脾、肺关系密切，本证脾虚生痰，痰湿阻肺，痹阻于关节而致痛风，故以宽胸涤痰，理脾祛湿为法。方以小陷胸汤加减，药用瓜蒌、清夏、黄连宽胸涤痰；郁金、菖蒲、炒杏仁化痰解郁降气；炒苍术、炒薏仁、生白术、炒枳实健脾燥湿、渗湿以绝生痰之源；土茯苓、黄柏、泽泻清利湿热；川牛膝、益母草活血利水，通络止痛。全方以祛湿、化痰为重点，以调理肺、脾胃为中心，俾肺、脾胃功能正常，痰湿去，则痛风之证得以缓解。全方治肺与治脾胃并举，一杜绝痰湿之源，二祛痰湿以条畅气血，故药后痰湿祛，肺脾胃功能和调，则痛风之证缓解。

8. 调中润肺抑肝治疗燥痹

燥痹之证，系多脏器损伤，病症复杂，治疗上往往多脏同调，不寓于一方一法。肺主肃降，以降为顺，肝主升发，以升为顺。肝升肺降，相反相成，维持人体气机的正常运行。若肝升发太过，则肺失清肃，可致"木火刑金"。反之，肺失清肃，不能制肝，也可导致疏泄不利。脾胃居于中焦，为气机升降之枢纽，与肺、肝一起，在津液生成、代谢过程中，起着协调的作用，若三脏中一脏功能失调，均可引起津液代谢的障碍，导致津液亏乏而出现燥证。由于脾胃关乎津液的生成，故治疗肺肝同病的燥证，可通过调理脾胃的方法达到治疗目的。清朝赵海仙治疗抑郁伤肝，肝火犯肺之咳逆频作之证，伴有声音不扬，精神萎靡困顿，饮食减少，大便溏泻，脉弦细而数者。即是运用补土生金泻肝之法，肺肝同病，治取脾胃。以四君子汤加减而取效。通过健脾补中，生化气血而上润肺金、下养肝木，使肺、肝升降相谐而症状得以缓解。根据这一机制，异病同治，路老在治疗燥痹属于肺肝同病者，常使用调中的方法。

验案 张某，女性，51岁。

患干燥综合征1年。症见口舌干燥，眼干、鼻干，关节疼痛，头晕耳鸣，纳食不馨，食后脘部及左下腹胀满不适，腹中肠鸣，大便干燥，睡眠不实，汗出，烦躁易怒，周身乏力，干咳少痰，每日饮水量多，舌暗红，少苔，脉沉细。

辨证：燥痹，路老认为本病系肺津、肝阴、脾胃之阴皆受伤，上下升降失常，如徒降肺气恐碍肝气不升，徒舒肝虑肺燥愈甚。

治则：以健脾润肺生津法佐以舒肝。

处方：太子参12g，南沙参12g，麦冬12g，石斛12g，生白术20g，炒山药12g，炒神曲15g，苦桔梗12g，茵陈15g，生二芽各30g，当归12g，素馨花12g，炒白芍15g，炒枳实15g，夜交藤20g，绿萼梅12g，生苡仁20g，炙甘草8g。

药后症状诸干燥症状减轻，继如法调理数月，病情缓解。

[跟师体会] 燥痹系多脏器损伤所致，病症复杂，由于是津液亏乏而为燥，故凡津液代谢障碍所涉及的脏器，如肺、脾胃、肝、肾损伤皆可为病。本病口舌干燥，眼干、鼻干，从干燥定位看，与肺、肝、脾有关，又见纳食不馨，食后脘部及左下腹胀满不适，腹中肠鸣，大便干燥，周身乏力系脾胃虚弱，升降失常所致；睡眠不实，汗出，烦躁易怒，头晕耳鸣乃肝失疏泄，气郁化火所致；干咳少痰，舌暗红，少苔，脉沉细为肺失清肃，痰湿内停所致。本证涉及脾胃、肺、肝脏器失调，肝失疏泄，"木火刑金"，则肺失清肃，脾胃居于中焦，为气机升降之枢纽，与肺、肝一起，在津液生成、代谢过程中，起到协调作用，若三脏功能失调，均可引起津液代谢的障碍，导致津液亏乏而出现燥证。是证肺肝脾同病，病情复杂，仅治一脏，恐他脏难平，路老采取上下同病取其中的原则，从中焦脾胃入手，俟中气一建，肺肝升降自调。故药用生白术、炒山药、生苡仁、桔梗健脾以升清；枳实、炒神曲消食以和胃；太子参、沙参、麦冬、绿萼梅、白芍润降以养肺肝之阴；素馨花、茵陈、生麦芽生发少阳之气。通过调理脾胃、肺肝之升降，以使脏腑功能调

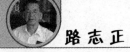

和，以达到"水精四布，五经并行"，使燥痹顽症得以缓解。

9. 清肃肺胃治疗痤疮

痤疮多发于颜面和胸背，为常见的皮肤病。中医认为痤疮的发生，与肺、胃、血热、湿热等因素有关。"肺主皮毛"，肺有宿热，复感风邪，肺热不得外泄而郁于皮肤，久而发生痤疮；如情志内伤，性情急躁，气郁化热，热伏营血，血热发于肌肤亦可形成痤疮；也有因于饮食者，过食肥甘厚味，使脾胃积热，湿热郁于面部皮肤而形成痤疮；或肺胃蕴热，复感外界毒邪，热毒相结，蕴于面部皮肤而引起。痤疮多发于年轻人，由于学习、工作压力较大，加之饮食肥甘厚味，辛辣刺激，导致肺胃郁热者为多。治疗应遵"火郁发之"的原则，清解肺胃郁热。

验案 刘某，男，19岁，未婚，北京市学生。2007年9月22日初诊。

主诉：口唇四周及头部痤疮1年余。2006年4、5月份无明显诱因头部出现脓疱疹，随即到医院诊治，诊断为"痤疮""毛囊炎"，并先后予以外涂及口服中药治疗，病情时轻时重，近2个月口唇四周亦发。初起时发色红疼痛，瘙痒，1~2天后顶部出现白色脓疱，4~7天左右脓疱结痂而愈，但其他部位复起，此起彼伏，诸药无效，伴晨起口苦，纳食可，脘部按压时恶心呃逆，时有疼痛，睡眠安，小便时有黄赤，舌体胖，色淡红，苔薄微黄，脉弦滑小数。

辨证：肺胃郁热。

治则：清肃肺胃，发散火郁。

处方：

①内服方：藿香10g（后下），焦栀子10g，生石膏30g（先煎），枇杷叶15g，茜草12g，黄芩10g，薄荷10g（后下），炒枳实15g，炒三仙各12g，生苡仁20g，防风12g，当归12g，黄连8g，炒苡仁20g，黑元参10g，青连翘12g，蝉衣10g，7剂。

②茶饮方：葛根12g，赤小豆20g，绿豆衣15g，丹皮12g，白茅根30g，芦根30g，炒苡仁30g，六一散30g（包），玉米须30g。代茶饮，7剂，

服药后病情明显好转，口唇四周脓疱消失，红肿亦见好转，虽亦有新发痤疮但发出也减缓。胃脘按压后仍感不适，睡眠可，纳食佳，二便调。舌体胖，有齿痕，质淡红，苔薄白，脉弦滑。下唇殷红。

既见效机，守方不更。上方再服12剂。茶饮：去六一散，加炒神曲12g，12剂。药后随访半年未发。

[跟师体会] 痤疮为颜面皮肤病变，其病与肺、胃、血热、湿热等因素有关。本案患者头面多发痤疮，伴口苦、恶心、呃逆、胃痛、小便黄、舌苔薄黄等症状，系肺胃郁热，湿热内盛所致。本"火郁发之"之理，故治疗以清肃肺胃郁热，清利湿热为法。以黄连解毒汤加减治之。循《内经》"火郁发之"之意，方中加入一些风类药，发散火邪。全方用黄芩、黄连、生石膏、栀子等清热解毒利湿；藿香、生苡仁、炒枳实、炒三仙化湿健脾和胃；赤小豆、六一散清热利湿；防风、蝉衣、薄荷、连翘、葛根等风药，发散火郁，给邪以出路；用枇杷叶清肺热；丹皮、白茅根、茜草凉血清热；当归活血；黑元参养阴。全方重在清利湿热，发散肺胃郁热，佐健脾和胃，凉血养阴，使内热清，湿热祛，则痤疮自行缓解。

10. 疏肝理脾治疗甲亢

甲亢是甲状腺功能亢进的简称，是由多种原因引起的甲状腺激素分泌过多所致的一组常见内分泌疾病。甲亢多因情志内伤，肝气郁结，久郁化火，肝火内动而引发。由于肝气郁结，气滞痰阻，瘀血内停，形成气、痰、瘀三者相交为患的病理变化。本病初起多实，病久则由实转虚或虚实夹杂。肝气郁结，很容易伤脾胃，脾胃升降失常，可导致湿热内停，进而痰气凝结，病势趋向以肝郁、脾湿、痰火为过程。在这一过程中，以肝脾失调为病机，形成湿、痰、瘀等病理产物，痰瘀化火，进而伤阴，造成阴阳气血的失调。治疗上以调和肝脾，理气祛湿化痰为正治之法。

验案 陆某某，女，31岁，汉族，已婚，北京市人。2008年4月1日初诊。

主诉：甲亢8年，患者于2000年出现消瘦、汗出，易急躁，颈粗，协和医院诊断为"甲亢"，指标均高于正常值。口服他巴唑治疗。1~2个月后指标正常，上述症状减轻。半年中体重增加约10kg，减药量继续治疗。2005年检查指标正常，症状基本消失，即停药。停药后1个月再次出现乏力，颈粗，时有恶心，检查甲亢指标又高于正常值，继续服药治疗。刻下：无明显消瘦，颈部稍粗，时有急躁，无明显汗出，体力尚可。纳食正常，饮水正常。睡眠安，近1年颜面、颈背皮肤间断起皮疹，色红，高出皮肤，无瘙痒，偶有脓血分泌物，反复出现。月经经期正常，经前乳胀，量不多色正，时有血块，小腹隐痛，平素带下较多，时有黄带，瘙痒。大便正常，小便黄。现服药：丙硫氧嘧啶每日1.5片，晨起顿服。2008年3月7日化验体检均正常。形体清瘦，面色浮红，颜面散在红色丘疹。舌体瘦，质暗红，尖红，苔薄白，脉弦细小滑。

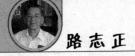

西医诊断：甲亢。

中医诊断：瘿病。

中医辨证：肝气郁结，木克脾土，脾胃失于健运，湿热内停。

治则：疏肝理脾，清热祛湿。

处方：

①内服方：竹节参12g，炒芥穗12g，素馨花12g，炒苍术15g，生白术20g，莲子肉15g，炒山药15g，土茯苓30g，椿根皮12g，炒杏仁10g，炒苡仁30g，鸡冠花12g，盐黄柏10g，乌药10g，醋香附12g，芡实15g，生龙牡（先煎）各30g。14剂，水煎服。

②泡脚方：马鞭草30g，地肤子20g，白矾10g，当归15g，苦参12g，黄柏12g，苏木20g，炙乳没各10g，甘草12g。水煎汤外洗，泡脚30分钟，注意烫伤。

水煎服。药后感觉较好，白、黄带减轻，仍有时急躁。

上方减去苍术，香附，加茵陈15g，预知子15g，14剂，水煎服。

药后急躁易怒症缓，经前乳胀，白带也有进一步减轻，继以肝脾为中心，进一步调理3个月，查甲状腺功能基本恢复正常。

[跟师体会] 甲亢以情志内伤，肝气郁结，久郁化火，肝火内动为重点。由于肝气郁结，气滞痰阻，瘀血内停，形成气、痰、瘀三者相交为患的病理变化。本案主要症状是急躁，颜面、颈背皮肤反复发作皮疹，经前乳胀，月经有血块，小腹隐痛，平素带下较多，时有黄带，瘙痒。证属情志内伤，肝气郁结，肝气犯脾，脾失健运，湿热内停所致，故治以疏肝健脾，清利湿热法。药用醋香附、素馨花、炒芥穗疏肝解郁祛风；炒苍术、生白术、炒苡仁、炒山药、竹节参健脾祛湿；土茯苓、盐黄柏清利湿热；椿根皮、鸡冠花、芡实、生龙牡祛湿收敛固涩止带；炒杏仁降肺化痰；莲子肉益气养血。诸药以肝脾胃中心，疏肝解郁，健脾祛湿，清利湿热，侧重治白带以祛湿，使气机调，湿热除，紧紧抓抓病机的演变，阻断病情的进一步发展，经治疗症状明显减轻，甲亢指标也随之下降。

第五章

师徒对话实录

中国中医科学院要求在站博士后，结合导师的学术思想，专业领域，分阶段进行专题访谈，以深入挖掘导师的学术思想、学术成就的形成脉络及其对专业领域难点、热点问题的认识、学术思考，以传承研究导师的学术经验。根据要求，就如下五个问题对导师进行了专题访谈。

一、关于读书与中医临床

苏凤哲问（以下简称问）：*中医书籍，汗牛充栋，浩如烟海，应该怎样读书？请老师谈一谈这方面的体会。*

路老：中医书籍归纳为四类：一是经典医籍，需要精读，如《黄帝内经》、《难经》、《伤寒论》、《金匮要略》、《温病条辨》、《温热经纬》等。二是历代有代表的书籍，可以结合本人专业和研究方向精选，如研究脾胃病，可选李东垣的《脾胃论》。由于本书长于治脾阳，略于脾阴，尚需结合《慎柔五书》、《不居集》、《先醒斋医学广笔记》等书来补充，还要选读叶天士《临证指南医案》中有关甘凉濡润的论述。再如治伤寒之学，自成无己注解以下数百家，可选其有代表性的著作，如柯琴的《伤寒来苏集》，尤怡的《伤寒贯珠集》等。三是参考书籍，可选书中之精华细览，如《医贯》论命门，《瘟疫论》述杂气等。四是查阅书籍，有疑难问题可随时查阅，如《医部全录》、《珍本医书集成》《名方类证医书大全》、《医方类聚》、《赤水玄珠》之类。

问：*我们也经常阅览一些中医书籍，但往往书读完了，合上书大脑空空，没有融会书中内容，如何读书才能达到较好的效果呢？*

路老：读书要讲究方法，读书的方法主要是：低吟、深思、勤写。低吟即自念自听，咏读数十遍或百遍，若流水行云，出口成诵，形成自然记忆，而高声朗读或强记在心，忘却也快。至今我读过的书，有不少原文如《易经》中的六十四卦序列歌、针灸十四经腧穴歌，仍能朗朗成诵。"读书百遍，其义自见"。低吟之后，要逐渐放慢速度，边读边体会文中含义，务求能懂原文。二是读书要多思、深思，孔子的"学而不思则罔，思而不学则殆"，说明了背诵和理解之间相辅相成的关系。三是读书之时，若有所得，可做读书笔记，提要钩玄。这既能加深记忆，又能帮助理解。长此以往，习惯成自然，知识寸积铢累，日后也就不会有"书到用时方恨少"的遗憾。

另外重要的一点是要有良好的文言基础，中医古籍，文言较多，若无文学根底，阅读困难，理解不易，"文是基础医是楼"，"基深筑高墙"。所以要在古典文学上下功夫，中文是我们的母语，简捷明快，只要肯下功夫，应该不难掌握。

问：中医古典书籍古朴深奥，如何才能理解原书的内容和含义呢？

路老：对于古典书籍，除重点读原著外，还应多读注文，以加深对原文的理解。读原文时可先读序言、凡例，了解作者写书动机、过程。古典医籍原文中，常夹杂注文和眉批小字，其中不乏精辟的论述，极有见地，阅读时应加以重视。如王冰在注《素问·至真要大论》"诸寒之而热者取之阴，热之而寒者取之阳"时，提出了"壮水之主，以制阳光；益火之源以消阴翳"的治则，对临床有极大的指导意义。汪昂《增补本草备要》，其注文博采各家之长，引证广泛，立论公允，文字简明，要言不繁，不仅可以学到许多医家的用药特点和经验，学到不少有效方剂，而且可节省大量的时间，真是一举多得。如黄柏治口疮条下注："治口疮用凉药不效者，乃中气不足，虚火上炎，宜用反佐之法。参、术、甘草补土之虚，干姜散火之标，或噙官桂，以引火归元。"寥寥数语，理法方药竟然一贯，从中可以得到反治法的经验。眉批多数是读者在熟读精思、探明个中三昧后，以最简练的语言提出个人的评价或见解，多是最关键、最吃紧处，使后读者从疑似之间得到正确的理解，具有提纲挈领、画龙点睛之妙，值得后人认真阅读。

问：我个人虽读了几本书，但到临床上却用不上，这是为什么？

路老：要带着问题读书，这样针对性才强。遇到日间疑似难辨、立法处方无把握时，则利用晚间研读有关医籍，即"白天看病，晚上读书"。如遇一妇人二便不通，饮食难进，腹胀难忍，处于极度虚弱状态。晚上读书时，从《本草纲目》中"蛞蝓"、"蝼蛄"条下，得知二药有利大小便之效，便为患者处于蛞蝓、蝼蛄、人参、附子等攻补兼施之方剂。药后二便通利，患者遂获痊愈。另外要想在临床辨证中得心应手，还要多读一些医案，特别是研究《寓意草》、《章楠医案》、《柳选四家医案》、《临证指南医案》等，不仅可从中受到启迪，还可提高辨证分析、处方、用药能力。前贤有"读书不如读案"的说法，值得我们借鉴。

中医药学博大精深，入门易，学精难，做到学用一致、治愈疑难疾病更难。所以要活到老，学到老。立济世救人之志，勤学、勤思、勤问、勤用，忌骄傲自满、浮躁、浅尝辄止，只有这样才能成为学验俱丰的大家。

问： 中医书是读了，方歌也背了不少，可面对错综复杂的病情，常常感到束手无策，或者用药后疗效不好，这又如何是好？

路老： 有人云：古方治今病，医者大忌。是说学古人，用古方，而不加思考，按图求骥，不可能获得好的疗效。学习要与临证相结合，病候虽复杂，但病机则有章可循，抓住病机，结合实际情况，辨证准确，加减施药，定能获效。所以要"知方不能泥方，宗古不能泥古"，同时要精细辨证，开拓思路，才能在临证中提高自己。我曾治一重症患者，患冠心病、心功能不全，病情危重，邀余诊时，患者全身状况不良，贫血貌，喘息，鼻腔出血不止，西医用强心药，止血药等治疗，效果均不好，看完病人后认为是肺胃热盛，仅一剂大黄泻心汤，出血即止，其后又用益气养阴，调理脾胃的方法治疗，病情很快得以控制。又一位冠心病心绞痛患者，曾用活血化瘀治疗均不能控制。余诊后认为是湿浊壅阻，用芳香化浊，和胃降逆的方法治疗，取得了非常好的疗效。再如老年人心痛，伴有肝肾虚损的表现，可归为肾心痛的范畴，从调补肝肾论治，临床都能获得很好疗效，这些都是继承古人的经验，学以致用的结果。

问： 老师，对于经典著作，应怎样读呢？

路老： 首先要明白为什么要读经典。读书的目的是为了继承，继承的目的是为了发扬光大，古为今用。但对古人不能苛求，要用辩证唯物主义的观点，一分为二来看问题，既要学习继承优秀的东西，又要看到片面和局限一面。如《金匮要略》中的狐惑病，是蚀于口、眼及阴部的一种疾病，其状如伤寒，由湿热浊毒而致，从病名来看不科学，但从临床表现来看，比喻恰当，这个病的发现比西方早1500多年，为人类医学的发展做出了贡献。在治疗上创立了具有辛开苦降、清热化湿、和中解毒作用的甘草泻心汤，以及外洗和烧熏的药剂，至今仍在广泛应用。但我们还要考虑到，由于当时的历史条件所限，仲景对本病的认识不可能很全面，我在临床上就发现白塞病（狐惑病），不仅有湿热浊毒的一面，而且不少病人常有肝肾阴虚或气阴两伤的表现，此时采取调脾胃，益气阴的方法治疗，效果十分满意。所以，万万不能一味的刻求古训，拘泥古方，而不思考变化。结合临床进行读书思考是最好的学习方法，我在年轻时就养成了白天看病，晚上看书的习惯，直到今天依然如此，这样可以及时解决临床中时遇到的问题，学习有目的性，印象深记得牢，另外读书时最好能养成记卡片笔记、作简报活页的习惯，持之以恒，不断积累，汲取新知，丰富自己，就定能走向成功之路。

问：如何读透一本书，老师对《难经》较有研究，就《难经》为例，请老师谈谈，如何学好一本书。

路老：《难经》一书，"理趣深远，非卒易了"，因此学习时要讲究方法。

第一要通读原著，参阅注释明文意：一般学习《难经》者，多作选读。但《难经》全文不长，分为八十一节，故我主张学习时不要急于取舍，还是以通读原著为好。只有通读，才能全面了解《难经》之原貌。首先明其句读，然后熟读原文。常言道："书读百遍，其义自见"。有些重要章节，熟到朗朗上口，能够背诵才好。熟读后在借助注释参考书籍，逐节逐章地弄通文意。参考各家注解释义帮助理解原文。在读和释的过程中，要宁拙勿巧，宁慢勿快，宁涩勿滑，不放过一字一词，务在弄通原意。若有所体会，即择其要做好学习笔记。

第二要溯源析流，《难经》是以问难的形式解释《内经》的理论性著作，故学习《难经》要结合《内经》的有关章节，溯本《内经》以探其源。如《难经》的脉学部分，源于《内经》，要参阅学习《脉要精微论》、《玉机真藏论》、《三部九候论》以及《五藏别论》等篇章。《内经》或言而未明，或引端未发，而《难经》或有所发挥，发展了《内经》的理论，对中医学理论的发展和完善做出了贡献。学习《难经》同时还要参考后世各家学说对《难经》的发展发挥以析其流。如学习《难经》有关奇经八脉的论述，则应参阅《十四经发挥》、《奇经八脉考》；学习《难经》有关命门的理论，应结合后世薛立斋、孙一奎、张景岳、赵养葵等人的论述。这样才能了解《难经》在理论上的创新及对后世的影响。再者，《难经》中的有关章节，前后互参，则更易了。

第三要狠抓要点，深钻精研重实践：对于《难经》中的重点内容，即其对中医理论有重大发展的部分，要深入进去，深钻精研，探微而索隐，密切结合临床实践进行学习，或做专题研究。如独取寸口、治损之法、命门理论、三焦元气、七冲门、八会穴、针灸刺法等内容，都应做深入研究。以治损之法为例，其理论渊源是什么？历代医家有何论述、发挥？对临床有什么指导意义？具体有哪些治疗方法、方药，其实用价值怎样？必须一一明悉。"损其肝者缓其中"则可结合学习《素问·藏气法时论》："肝苦急，急食甘以缓之"和《金匮要略·脏腑经络先后病脉证》："夫肝之病……益用甘味之药以调之"，则可知其理论是一脉相承的。

问： 临床内科是各科的基础，如果从事专科工作，又该怎样认识内科与专科的关系呢？

路老： 中医内科在古十三科中，是一门重要的学科，它包括病种广泛，古有"大方脉"之称。说明内科学的理论是各科的基础。

事实上，从事专科的同道，大都在学好中医基础理论和中医内科前提下，再结合个人爱好和兴趣，进而钻研某一专科，由博返约，成为专家的。远在公元前二世纪，齐国名医淳于意从其留下的 25 个诊籍看，病种涉及消化、泌尿、内分泌、妇产、口腔、外科、肿瘤、神经等多种疾病。另外如张仲景、孙思邈、金元四大家、张景岳、王肯堂、陈自明、叶天士等名家，无不深研《灵枢》《素问》《伤寒杂病论》等经典医籍，进而采撷百家，钻研某一专科，如宋代钱乙，既"于书无不窥"，又反对"靳靳守古法"；既"为方博达"，又"不名一师"。临床善于继承，有善于创新，如用麻黄汤治小儿风寒咳嗽，白虎汤治暑毒烦躁，化裁《金匮》崔氏八味地黄丸，去桂附为六味地黄丸，治小儿诸证。专一攻研小儿科四十余年，终于编成《小儿药证直诀》，而名垂千史。南宋人陈自明，三世业医，勤奋好学，博览群书，曾任健康府明道书院医谕，鉴于宋以前妇科书籍内容简略而不系统，影响妇科的发展，遂决心专攻妇科，在学习前人妇科经验的基础上，有借鉴同时代的《经效产宝》等书籍，"补其偏而会其全，聚于散而敛于约"，"集诸家之善，补诸家之不足"，编成《妇人大全良方》一书，共 24 卷，是一部较为全面的妇科专著。清代王维德，幼承家技，以外科名重当时，但他对内、外、妇、儿科无不通晓，从医 40 余年，编成《外科证治全生集》，所制之一些方剂，至今仍为外科医家所常用。近代医学大家如上海中医学院的张赞臣教授，是喉科、外科

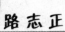

专家，但对内、妇、儿科等均有很高的理论造诣和丰富医疗经验。古今许多医学大家，无不基本功扎实，在精通内科之后，进而专于某科，成为专家。

问：由博到专是一名合格的中医大夫的必由之路，但具体应该怎样做，常常是年轻人所迷惑的，能请您谈谈这方面的体会吗？

路老：现在做一名中医很难，而作为一名真正合格的中医药人员更难。一则中医药理论博大精深，涉及到天文、气象、地理、社会、心理、养生等多方面；二是医籍浩瀚，据不完全统计，约有13000种左右，一人之精力有限，能博览群书，又达到渗透掌握，实际应用，精于某一专科尤难；三是要学一定的西医课程和计算机等等。所以，前人认为："做学问专精不易，博通更难；而博通之中是博不易，通更难；述古不易，创新更难。"这就涉及到博与约的关系问题。做学问一般规律我体会是：始于约，近于博，博而通。约是简略，也可以说从零开始，由浅入深，循序渐进，不积跬步，无以至千里，万丈高楼从地起，要学好基础。旧时代的学者，多从小学开始，即从文字入手，在逐渐扩大范围，终于成为有基础的专家。博是指知识的广博，多才多艺，欲达此目的，就要多读书，与己相关的书更要多读。通是指通晓博识，《易经·系辞》上："一阖一辟之变，往来不穷谓之通。"做学问做到博而能通，才能食而不化。而通又存在着一个纵通、横通、旁通与会通的问题。

纵通，即从古至今，从源到流，上至《五十二病方》、《灵枢》、《素问》、《伤寒杂病论》，下至明、清、民国、现代都应有所了解。

横通，以五脏为中心，与周围事物广泛联系，而构成中医学之学术体系；针灸任脉经穴中脘，与相邻足少阴之阴都、足阳明经之梁门；背部督脉之神通，与足太阳经之心俞、神道；筋缩之与肝俞、魂门穴相通等等相关知识要通晓。另外，还应涉及有关的其他学科的知识。

通而达，通而能达，才能知常达变，不墨守成规。汉·王充的《论衡》中说："通书千篇以上，万卷以下，弘扬雅闲，审定文牍，以教授为人师者，通人也。"

由博返约，博学多识，通晓多科之学，再精究专业之学。即点与面的辩证关系，深度与广度的关系。只有相当博的精，才算真正的精，只有相当的精于专，才算真正的博。浅尝辄止的博不是真正的博，坐井观天的精不是真正的精。只精不博谓之无识，只博不精谓之无根。不广微博难免狭隘之讥，然而不专于某科则流于散漫而无重心，则不能深透。

会通，自古至今，我国学者既善于咀嚼，消化各种优秀文化和思想，吸收外来对我有用的知识，以不断的充实，提高自己的素质。中医学也不例外，如吸收当时的天文、气象、节令、情志、养生等内容，纳入自身的理论之中；眼科中的"地、水、火、风"就是吸收了融合了印度医学的理论；《本草纲目》中有些中药来源于国外，如血竭、番木鳖等，但经过中医药学的消化、吸收、融合、运用之后，对其性味、归经、功能、主治等进行了总结，纳入了我国本草学之中，丝毫看不出外来的痕迹。这是我国优秀文化"和而不同，同则不继续"的具体体现。

问：作为一名医生在辨证准确的前提下，如何用好药物是治愈疾病的关键所在，能谈谈这方面的问题吗？

路老：医和药密不可分，药的历史就是医的历史，医者不识药不可为医；药离医理比失其宗。自古著《本草》者，几乎都是医家所为，可以说中药的传统药理学与中医基础理论中藏象、经络学说以及临床立法、处方等都是统一的，一脉相乘的。用药如用兵，作为一名医生，如果对药物不了解，即使他的理论水平再好，辨证再准确，不能选择切中病机的药物也是徒劳。历代中医大家不仅中医理论造诣深厚，知识广博，且对中药也下过苦功，既有自己独到的见解，又有娴熟的用药技巧、心得体会。如明代的李时珍继承家学，一生著述颇丰，如《濒湖脉学》、《奇经八脉考》等书籍均是他的著作，而他的特殊贡献是他重视本草，曾经考历代有关的医药及相关书籍八百余种，结合自身经验和调查研究，历时二十七年编成了享誉海内外的《本草纲目》一书，这是我国明代以前药物学总结性的巨著，在海内外享有很高的评价。

中医药既有系统的理论体系，又有丰富的医疗经验，是中华民族优秀文化的重要组成部分。医和药密不可分，医必须熟悉药性、组方遣药规律，结合四诊八纲、三因治宜等诊查，始能伏其所主，先气所因，辨证论治。

问：您如何认识对珍稀动物药和毒性药的使用？

路老：中医使用动物药物的理论和经验是对世界人民防治疾病的重大贡献。在漫长的历史中，中医积累了使用动物药和毒性药的药学理论和丰富的经验，许多治疗急症的方剂中都有动物药和毒性药的成分，如具有清热开窍、豁痰解毒作用的安宫牛黄丸，内含有麝香、犀角、牛黄等稀有动物药，又含有雄黄、朱砂等毒性药；具有清热开窍、熄风止痉作用的紫雪丹，内含麝香、

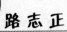

犀角、羚羊角等，也含毒性药朱砂；至宝丹具有清热开窍，化浊解毒的功效，内含麝香、犀角、牛黄等稀有动物药，还含有毒性药朱砂，另外，如象皮、蟾酥等都是较稀有的动物药，这些对于临床急症、重症的抢救都有特殊的功效。香港凤凰卫视节目的主持人刘海若在英国的一场车祸事故中，受伤严重，一度被诊为"脑死亡"，但回国后，经中西医紧密配合治疗抢救，得以康复。在中医的治疗中，运用汤剂和安宫牛黄丸就起到了开窍醒神的重要作用。

问：同一种疾病，在不同的书籍中病名、证名、症状等的描述却不同，为什么会出现这种情况？如何学习理解？

路老：中医发展有一个从不成熟到逐步完善的过程，对病、证的认识也是逐步从不完善到完善，从不成熟到成熟的漫长过程，由于时代、社会、地域、文化背景等方面的不同，也使医家对病、证以及症状的描述存在着较大的差异，读书中应学习一些训诂、历史等知识，并注意前后比较，方能有悟。

辨病和辨证从历史上考察，辨病早于辨证，而病、证结合起来才奠定了中医学的理论体系。成书早于《内经》的《五十二病方》提出了50多种病名，但未见证候名称的记载。在《内经》中记载了300多个病名的同时，也有不少关于证候的论述，并明显地涉及到证候的起因、机制以及临床表现，为证候理论奠定了基础。《伤寒杂病论》发展了《内经》的理论，创立了六经辨证体系和脏腑辨证体系，成为第一部辨证与辨病相结合的临床医学典范。《伤寒杂病论》中每一篇均冠以"辨某病脉证并治"，在辨病的同时，进行辨证，病证结合，指出了"观其脉证，知犯何逆，随证治之"的辨证论治的原则。《千金方》、《外台秘药》等则以证候占首位。唐宋以后，从症状着眼进行辨证超过辨病。如《类证治裁》中说："司命之难也在识证"。《临证指南医案》说："医道在乎识证立法、用方，此三大关键……然三者之中，识证尤为紧要。"这就给后世一些医家重辨证轻辨病带来一些影响，造成了当今病、证、症三者概念含混不清的局面。

问：老师，请您谈谈对中医病、证、症概念的认识和理解。

路老：概念必须具有严格的内涵和外延。病、证、症三者有严格的区别。病，是一个疾病的全过程。每种疾病都有特定的病因、病位、病机和预后、转归，这就构成了一并区别于另一病的显著特征。如肺痨与肺痈，同样以咳嗽、吐痰为主要临床表现，但因其病因病机、临床表现、痰色、痰质、痰味

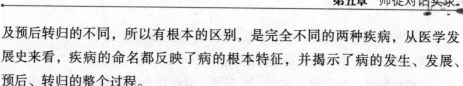

及预后转归的不同，所以有根本的区别，是完全不同的两种疾病，从医学发展史来看，疾病的命名都反映了病的根本特征，并揭示了病的发生、发展、预后、转归的整个过程。

证候则是疾病整个过程中的一个阶段，它反映了这个阶段疾病的病因、病机、病位以及邪正盛衰的状况。标志着这一阶段人体在致病因素作用下，机体产生的病理反应，反映了这一阶段的疾病的本质，成为中医确立治法、遣方用药的依据。

症状是人体对致病因素的侵害所作出的客观反映。其中包括了心理的异常和生理异常两种，它是指患者自身察觉到的各种异常的感觉，或由医生四诊获得的各种外部表现（包括舌苔、脉象等）。症状是医生赖以识病辨证的可靠依据。

问：您刚才谈了中医的病、证、症，可如何认识此三者之间的关系呢？

路老：中医病、证、症的关系，正如徐灵胎所云："病之总者谓之病，而一病有数证"，"盖合之则为病，分之则为证"。所以，病是总纲，代表整个病理过程；证候是机体在致病因素作用下所致疾病某一阶段的本质表现，是病的一个组成部分或分支，它是以某些特有的症状。按一定的形式和结构组成。诸种证候的有机联系及其演变过程，便构成了一种特有的疾病。症状则是最基本的临床资料，通过对症状的认识分析，综合来判断证候，以确定疾病。

证候是连接病与症的纽带。证候的改变，直接影响着疾病的预后转归，故证候是诊断疾病的焦点，是立法处方的依据。治疗只针对病用药则失之笼统，只针对症状用药则抓不住疾病的本质。只有针对具体证候，才能制订恰当治则，如"寒者热之，热者寒之，虚则补之，实则泻之"等，以补偏救弊，"疏其气血，令其调达，以致和平"之目的。这是中医学区别于西医学的显著标志，也是中医学的特点和优势。当然，专病专方则属例外，但从整个中医学角度看，并不占主导地位。

问：在历代古典医籍中病名复杂纷繁，缺乏统一性和规范性，路老您认为中医在病名的规范性方面应做哪些工作呢？

路老：从目前的情况来看，主要有以下几个方面：

对成熟的病名，它符合病的概念，有特定的内涵和外延，并在历史上得以公认，延续至今仍在使用，如麻疹、白喉、疟疾等。这些病的特点是病程

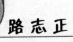
较短，证候演变不甚复杂，容易掌握其规律。这些病较多见于外感和部分内、儿、喉科等疾病，不应是病名规范的难点。

对症状病名，如眩晕、头痛、腹泻等，以症状命名的病名，内涵和外延则含混不清，虚实、外感、内伤均可出现。一名之下，包括了许多本质不同，特性名异的疾病。对于这类病名需给予分化，该独立的可拟定新病名，特别要严格规定其外延，以便于鉴别。

中医古典医籍中有许多类病，如黄疸病，有五疸、急黄、阴黄、阳黄、二十六黄等；痹证，有喉痹、三痹、五体痹、五脏痹、痛风、鹤膝风、肠痹等，内容非常丰富，相当复杂。究其病的本质来看，有的相差甚远，理应予以重新分化，明确其新的内涵和外延。这在中医内科中占有较大比重，成为病名规范的重点。

对不成熟的病名，如"穀气"病名，出自《金匮要略》，是指食气伤中，脾胃之气机失调，而引起功能障碍之胁痛，其发病病理似与土壅木郁近似。按病名概念来要求，远不能构成一种疾病，有待进行归纳或合并。为了审慎起见，不妨暂时挂起，留作今后通过临床实践，系统研究之后，再做取舍。

对冷僻的病名，由于年湮代远，文字变迁，从表面看较为艰涩，不够通俗，但从学术和临床实践方面，迄今仍有很高的指导和应用价值。如狐惑病，名字虽较古僻，经过现代大量临床观察和研究，与"白塞病"极为近似，按治疗狐惑病的方法进行治疗，疗效显著。其他如"走哺"、"解亦"等，均应以认真研究，而不应以其文字艰涩而冒然否定或摒弃。

随着社会的发展和进步，以及环境气候的变化，出现了一些新发现的疾病，如艾滋病、非典、禽流感等，中医过去对此类疾病缺乏认识，现在则可根据当前的实践经验，结合中医理论，给以适当的名称。

有些疾病中西医是互通的，从历史上看自西学东渐以来，所译之病名，不少是根据中医病名翻译而来。随着西医学的不断发展，以及检测技术和设备的不断更新进步，出现了新的情况，如有些疾病有阳性检测结果，但无证可辨，难以给予确切的病名，为了使中医药走向世界，可以借用西医的病名，发挥中医药优势。以中医理论为指导进行辨证论治，赋予新的证候内容，也是中医治疗疾病新的发展趋势。

二、关于中医药的创新研究

苏凤哲问（以下简称问）：中医药学该如何研究，是当前争论较多的话题，您对传统的中医药科研有哪些认识呢？

路老：传统的中医科研内容包括了中医文献整理和名老中医学术思想与临床经验继承总结两个方面。整理中医文献包括了整理古籍、训诂、校刊、注释、汇编资料等方法。这应是中医科研传统方法的重点，中医巨大的生命力来源于他的临床疗效，如张仲景总结了伤寒的辨治规律，写成了《伤寒杂病论》，成为后世辨证论治的准绳。叶天士根据温热病的发生和发展变化，总结出卫气营血四个阶段的传变和预后及转归的规律，著有《温热论》一书，这两种医籍至今仍有效地指导热性病的防治工作。近年来江西防治出血热获国家中医药管理局一级科研成果，就是运用温热病的理论和治疗经验而取的，患者可跳过少尿期而顺利的康复，说明中医治疗急性热病有着广阔的前景和优势。还有当年有关名老中医学术思想和临床经验的总结，如《蒲辅周医案》和专题笔谈等都是老中医行医几十年的经验结晶，其中不少属于疑难危重病案。所有这些从临床入手，逐步升华到较高的理论水平，更好地指导临床，从而推进了中医学术的发展。但只因没有所谓的"客观指标"等原因，而不作为科研成果对待，被拒之于千里之外，应是对中医的偏见，不符合"百花齐放，百家争鸣"的方针。

问：如何评价中医传统研究方法的价值？

路老：科学是非常复杂的，虽然现代科学以惊人的速度在发展，但它一直没有超脱微观的世界，许多生命现象和疑难病证，得不到解释和根治。相反，中医传统研究方法，一直从宏观入手，将人体和自然有机的联系起来，分析人体正邪的恒动变化，通过"司外揣内"去诊断疾病，借助"审因论治"而立法处方，在解决临床实际问题方面。一直遥遥领先，许多西医学无法解释和治疗的疾病，经中医的治疗出现了好的苗头。例如癌症、艾滋病等，有些虽然无法根治，但经过中医治疗，可以减轻症状，延长寿命，甚至治愈。这种报道不胜枚举，说明中医辨证与辨病相结合的科研方法，有着实际的应用价值。

我曾参加对中成药"骨痹通天丸"的技术鉴定，该药是泸州医学院汪新象教授，多年来从事三焦辨证治疗痹症总结出的经验方，治疗骨痹证（包括地方性氟骨病），确有滋补先、后天，调理脏腑功能，增强患者体质，减轻中毒症状和肝肾、骨质的病理损害等作用。氟中毒是严重危害人民健康的地方性疾病之一，全国有 29 个省、市、自治区，1182 个村流行本病，仅四川省就

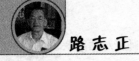
有 12 个地区 38 个村流行，氟病区有 1800 万人受到本病的威胁，但迄今尚无理想有效的药物，严重影响工农业生产。该药的出现为该病的治疗提供有效的药物。所以，我当时积极建议，同意四川省卫生厅（1992）第 0099 号函"骨痹通天丸"初审报告中第 4 页"希望部里考虑这一特殊情况，从实际出发，可否直接批准其试产试销"的意见，也就是先同意药厂批量生产，在本省流行地区试销。这样可以将科研成果及时地应用于临床，更能体现出研究的目的和价值所在。

问：您认为中医研究有待解决的问题有哪些？

路老：中医传统科研方法的具体实施，并不像我们想象的那么简单，前人未留下可以借鉴和成熟的东西，过去有些研究完全按照西医的研究方法，忽略了中医自身的特色，如一病一方的研究，单味药的研究，虽然也取得了一定的成绩，但失去了中医辨证论治的因人、因地、因时制宜的灵魂。如此下去，中医传统不但不能发扬光大，可能还会衰落。中医研究的方法要突出中医特色，在科研设计中注意中医的病和辨证的关系，注意人体 – 自然 – 社会这一整体的恒动模式。具体研究内容应注重以下几个方面。

（1）辨证和辨病的研究：我认为在辨病和辨证的研究中，首先要搞清辨病论治和辨证论治两者有机的结合，突出辨证论治，这是中医学的一大特点。而辨病论治，从医学的角度来讲，要早于辨证论治。

从整体角度考虑疾病，由于每种疾病都有自身的发生发展规律，这种规律是由疾病的自身矛盾所决定的，掌握这个基本矛盾，就可以制订治疗原则，投以有效的方药。但同一疾病由于体质的不同，会发生不同的转归，并出现不同的症状，这是由于每一时期和阶段的主要矛盾所决定的，及时抓住这些矛盾，认真细致的辨证，观察其动态的变化，则任何寒热错杂和虚实夹杂的证候，都不难辨出。由此观之，辨病可以"执简驭繁"，辨证可以"随机应变"，分阶段治疗，通过长期细致深入的观察，就可以逐步摸索到治疗的规律，由此促使中医理论上的升华和飞跃。

另外，内外妇儿都有自身的特点，在科研设计上要注意这些特点。如妇科有经带胎产四大证，儿童脏腑娇嫩，形体未充，不耐寒暑，外邪易侵，易伤脾胃等均应顾及。内科我主张一个病一个病的研究，以临床观察为主，结合季节之多发病，分批分期的进行系统的课题设计，先定出诊断和疗效标准、治疗方案、实施细节、完成人员和时间等。在设计中，要抓住有普遍性的症

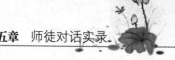

候，如湿热为患，由于侵犯的部位不同，证候会异，但总的病机是共同的，只要去除湿热之邪，病可得解。

（2）中医病名、证候、诊断标准的规范化是急待解决的问题，可以积极开展这方面的研究，要采取争鸣的方式，只有争论才能明理，才能进步和发展。

（3）中医科研必须考虑人、自然、社会的关系，科研设计特别是对癌症、艾滋病、克山病、甲状腺疾病、黄疸等疾病的研究中均应注意季节、气候、地理环境和生活习惯等因素的作用。

（4）中医院是进行科研的基地，所以中医的建设事关重要，中医院在结构上一定要突出中医特色，以中医临床为中心，包括中医管理、中医系统检查、中医治疗系统、中医康复系统，中医养生系统等，给中医科研人员有职有权，以充分地发挥聪明才智，完成科研工作。

问： 如何理解中医学术的继承与创新，请路老谈一下在这方面的认识？

路老： 关于中医学术的继承和创新，首先，对待中医学术要树立起坚定、坚信、坚硬的科学信念。古人云："求木之本，必固其根本；欲流之远者，必浚其源泉"。在有了献身中医的前提下，中医学术的继承和创新，我想第一应提倡学好经典著作。因为经典是中医的"根"，是历代名家学说的"本"，我们要多读、勤思、善悟，融会贯通，打下深厚的中医理论基础。第二在"勤求古训、博采众方"的基础上，要临床多实践。因为临床疗效是中医的生命线，是硬道理。中医就是要在临床中继承、在临床中创新。特别是要拜名老中医为师，虚心求教，领会师传，有所发现，丰富经验。第三要在继承中创新。对于我们基层中医工作者来说，创新就是中医临床疗效的提升，也就是中医防治现代疾病或治"未病"方面的能力和水平的提高。对于中医的继承和创新，我们既不要妄自菲薄，也不要夜郎自大、好高骛远。在认识上要跟进，观念上要更新，要敢于正视现实，敢于衷中参西，"洋为中用"，自觉地利用现代科学技术来弥补中医的缺陷，使中医更加贴近现代社会。总之，中医学术的继承和创新是辩证统一的。继承是基础和源泉，创新是发展、突破和提高。

问： 在中医药创新研究中，如何解决理论创新的问题，请路老谈谈您的看法。

路老：中医药在几千年的发展中形成了一套独特的理论体系，以其整体观和辨证论治的理论，指导着临床实践。但是没有系统学习过中医的人，甚至我们中医队伍里一些对中医理论理解不够深刻的同志，可能会对中医产生这样或那样的偏见，甚者怀疑中医理论的科学性和实用性。从我们中医自身来说，在近百年来缺乏长足的进步和理论上的突破，这也是影响中医药发展和推广的主要因素之一。因此，中医药要在新形势下实现创新发展，首先要解决的问题就是中医理论的创新。

任何一门学科的创新，都要有新理论作为支持和引领，中医药也不例外。没有新理论的支持，中医药的发展只能是昙花一现。但中医理论的创新，绝不能离开中医的基本认识和自身的规律、特点，当然也可以融合西医学知识，包括生理学，病理学直到基因组学，以及各种检验，作为借鉴与补充，以此作为研究的手段，充实自身的理论认识。

问：如何实现理论的创新呢？

路老：我认为中医理论的创新应注意以下几个问题：①中医药学既是古人医疗实践经验的总结和概括，也是中国灿烂文化的集中体现和创造性成果，所以中医药学有着浓厚的中国文化色彩，其他医学不能模仿。如中医的脏象学说、经络学说、脏腑辨证、卫气营血辨证、精气神以及中药的性味归经理论等等，都是用西医学理论无法解释的内容，因此，西医学的研究手段只能借鉴，不能完全依赖，同时应走出西医学设定的框框，开拓思路，用中医自身富有哲学的思维方式来研究这些理论。②中医是实践医学，理论的创新，自然离不开临床实践，应在临床实践中深入开展对中医某些流派的学术研究，如脾胃学派、温病学派、滋阴学派等等。③中医药强调个体化的治疗，讲究因人、因时、因地制宜，这也是中医药有别于西医学的另一个特色和优势。应重视这种中医治疗的特色，结合天文、气象、环境等自然学科，并用中医自身的思维方式开展研究，力求有所新的突破。④中医药整体观及动态的思维方式是指导临床实践的理论基础，是中医药学的灵魂，也是中医药理论创新的基础和根本。如果失去了这样的前提，不仅中医药临床工作难以开展，新理论的创新则更无从谈起。⑤建立热病和治未病的理论体系，创造条件建立相应的医疗机构，在热病及传染性疾病的治疗方面发挥中医优势，从理论和临床治疗上开展创新性研究。治未病是中医的特色和优势，应建立完整的治未病理论体系及医疗机构，为人类健康事业做出我们的贡献。

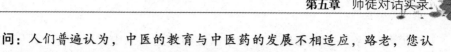

　　问：人们普遍认为，中医的教育与中医药的发展不相适应，路老，您认为在中医教育方面，如何改进及实现创新性发展？

　　路老：新中国成立以来，中医药教育体系建设经历了一个曲折的发展道路，经过多次对学生知识结构、教学计划、教学大纲、课程设置、教材编写、招生对象、中西医课程关系等环节的不断总结，建立了现今的中医药教育体系，培养了一大批中医药人员，为发展中医药事业做出了一定的贡献。但随着我国经济建设突飞猛进的发展，人民生活水平的不断提高，以及科技水平的进步，中医在教育方面的缺陷越来越显露出来，这是阻碍中医药今后发展创新的重要因素。据了解有些中医药大学的中医课程是这样安排的：中医课时仅占 33.86%，西医课时却占到 39.38%，英语、计算机等公共课程占 26.76%。我国有 32 所中医药院校，其实没有一所是名副其实的中医高等学府，都是"中西医结合"院校，在大学全部课时中，重要的课时是西医，许多学生毕业后不会望闻问切，不会辨证，学生的英语比古汉语强，再就是学校分科过细，学医的不懂药，学药的不懂医。一些博士、硕士研究生认为"四大经典用处不大"，几乎所有的研究生论文都是实验研究性质，根本没有突出中医药学术特色。培养这样的学生能继承和发展中医药事业吗？我看不能。中医教育应该改革创新，克服理论与实践脱节的弊端，做好师承工作，创立自己独特的教育体制，加强中医传统的教育内容和经典医籍的学习，让中医院校出来的学生姓"中"，这样才能培养出真正的中医，才能谈中医事业的创新和发展。

　　中医要想发展，就必须以创新的思维方式加强中医临床教育工作。①首先要建立相应的鼓励机制，加强年轻中医的理论学习，掌握经典理论，了解各家之说，奠定深厚的中医理论功底，熟练运用基本方剂和常用中药，运用中医辨证思维灵活解决临床问题。②中医病房要以中医药治疗为主，要引进西医的诊断，而不能照搬西医的治疗，年轻中医首先要把工夫用在中医上，中医思维模式形成了，再加强西医的学习。③要采取多种教育形式，开展培训、专家讲座等，加强临床中医的在职学习，夯实临床中医的理论基础，提高辨证思维能力。④做好传承工作，可以考虑建立中医住院医师跟师的教育模式，强化师承教育。鼓励经验丰富的老年中医者做好传、帮、带，把自己的临床经验毫无保留地传给年轻一代，年轻人通过跟师，丰富自身的临床经验，再将自身的体会通过科研转化为成果，以科研促临床。⑤政府要投入一

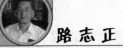

定的资金，在各省地市级以上的中医院应建立名老中医研究室、研究所，深入挖掘整理名老中医的学术思想和临床经验。⑥中医底蕴深厚，短时间难以精通，人才培养较慢，往往正值盛期而已近退休年龄，是否可以考虑在身体状况允许的条件下，适当延长名老中医退休年龄，以充分发挥他们的作用。

问：中医药要创新发展，关键在于人才，如何培养创新型中医药人才，路老您对此有何认识呢？

路老：中医是实践医学，离开中医临床实际是不能真正理解和掌握中医药学的，更谈不上用以指导解决临床实际问题。中医高级人才的培养也不能离开实践这个大前提，不能再采取以往封闭式的教育模式，刚刚结业的国家级中医优秀人才培养项目，以及各省市开展的中医优秀人才的培养，采取师承的形式来学习，就是很好的尝试，并取得了可喜的成绩，对中医人才的培养发挥了积极的作用。所以，在中医人才培养的方式上也应创新，在勤于实践的基础上采取多种形式，让培养对象在实践中提高思维能力、创新能力和研究能力，掌握中医学与多科知识的内在联系，使其成为具有中医特色的创新型人才。这种有中医特色创新型人才应该具备以下主要知识结构：①具有深厚的中医理论功底和高水平的临床实践技能。②通过师承熟练掌握一家或多家中医流派的学术思想，并能临床实际应用。③掌握与中医药有关的现代化的科学技术和临床应用技能。④具有丰富的中国传统文化底蕴和较高的阅读中医药古典医籍能力。⑤根据"生物 - 心理 - 社会 - 环境 - 医学"模式，掌握丰富的自然科学和社会科学知识。⑥具有较高的中医药科研设计能力及论文写作能力

问：中医与中药是密不可分的，中药的研究也是十分重要的，如何探讨中药研发的新思路，请路老谈谈这方面的认识。

路老：中医药最具原始创新潜力，我国的中药研发已经历数十年的时间，但仍需建立自身的中医药标准规范体系。一方面要发挥中药的优势与作用，加强中药药理、药化等方面的研究，突出药物的有效部位和药理活性。另一方面要加强对一些有效中药复方和单味药的研究，中药有效成分配伍是一种新的中药模式，可在临床有效地前提下进一步探索。还应对传统方剂进行技术、工艺和剂型创新，使传统中药实现有效成分定性、定量、稳定可控，符合"高效、速效、长效"的现代制剂要求。中医院要坚持中医药为主的办院

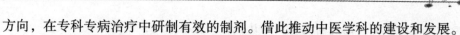

方向，在专科专病治疗中研制有效的制剂。借此推动中医学科的建设和发展。

中药产业整体水平不高，也是中药创新发展中亟待解决的一个问题。据世界卫生组织统计，作为中药发源地的中国只占世界植物药市场年销售额的3%到5%，而日本占80%，韩国占15%。2005年我国中药出口额突破8亿美元。而韩国仅"高丽参"一项出口就相当于我国全部中药材出口额的50%，且其价格比我国人参高出10倍左右。应加强中医药国际交流与合作，推动中医药进入国际主流市场，不断提高中药的质量水平，做到疗效确切、质量可控、用药安全，使中国真正成为中药的制造大国、产业大国。

问：中医的科研如何突出特色，冲破其局限性，取得突破性进展，是中医学术界一直探索的问题，路老您对此有何认识。

路老：多年来中医的科研普遍用西医学理论研究中医药，如用西医各种检验，理化指标来证明中医的疗效，用西医植物药的研究手段来证实中药的有效性等，这实际上是否定了中医理论，否定了中药应在中医理论指导下使用的大原则，这样经年月累的研究，未见中医药有创新性、突破性的发展，使中医药所发挥的作用越来越局限，使中医所治的优势病种越来越少，使患者对中医的信任度越来越下降，使有些中医人对自己都产生了怀疑，从而不相信中医，不使用中医药，或者用西医药理学来指导中药治疗（如西医说冠状动脉硬化，中医就用活血化瘀；一说有炎性反应，就加金银花、板蓝根清热解毒），但大量的事实证明，这条路是行不通的，这种研究方法与中医自身的理论体系及规律相违背。应充分考虑中医的自身特点，注重发挥中医药的特色和优势，在不脱离中医理论的大前提下，根据自身发展特点和规律，建立自身的标准体系，加大对中医药研究投入，这样才有利于中医药学的继承和创新，才有可能加快中医药学的发展。另外，名老中医经验的传承工作也应是科研的重要内容之一，因为没有继承，就没有发扬，更谈不上创新。所以应高度重视此项工作的开展，国家和各省市应成立一个专门机构，选派高水平人员共同研究一个基本传承模式，并在全国推广，以系统、全面、科学整理名老中医的学术思想和临床经验，以使现今为数不多的名老中医的学术思想和临床经验得以较为全面的继承。

三、关于痛风的中医治疗

苏凤哲问（以下简称问）：老师，随您出诊看到治疗的痛风病人很多，治

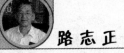

疗效果也非常好，老师对痛风病的认识，一定很深刻，请老师谈一谈。

路老：中医是在世界上最早提出痛风病名的。在中医古典医籍中痛风之名首见于元代的朱丹溪。元代朱丹溪在《格致余论》中，列出"痛风"病的专篇，正式提出痛风的病名。明清以后，对其病因病机、症状表现、舌苔脉象等不断充实和完善。然前人对此认识尚不一致，现在一些同道亦有不同的看法。我认为丹溪先生所说的"痛风"，与现代医学所说的痛风基本一致。

问：听说您为了研究痛风病，曾到浙江义乌县考察，借阅县志，对痛风病出现的时代背景、病因病机等进行了研究。

路老：是的。痛风是一种古老而又常见的疾病。痛风之名，本源于我国，可有人认为中医的痛风与西医的痛风不同，说中医过去没有检验手段，不知血尿酸增高与否？怎就能与西医的痛风等同，认为痛风应属中医"白虎历节"的范畴。为了给本病病名正本清源，我对此病进行了长期深入的研究，查阅了大量的今古文献。我认为痛风病的产生原因，主要有三个方面，一是居住环境潮湿；二是气候炎热；三是生活优裕。为此我特意请人到朱丹溪的家乡，费尽周折，复印了《义乌县县志》，以了解朱丹溪时代背景，当地的地理环境，气候条件，一般民众的经济状况、农业生产、生活用具、生活习俗、文化特点等。还亲自查证了《中国元代经济发展史》、《科技史》等资料，用历史唯物主义和辩证唯物主义的观点进行了分析。通过调查我了解到，在元代朱丹溪的家乡私塾不少，理学在当时很盛行，人丁兴旺，说明当地生活富足，加上气候环境炎热潮湿，更证实了我的观点，随即撰写了"痛风刍议"和"丹溪平生及提出痛风病名的时代背景的研究"两篇文章，对"痛风"的产生进行了阐述。

从《元史·食货志》中记载来看，是有这一说法，如书中说"世称元之治，以至元、大德为首者，盖以长。"《滋溪文稿·卷14·碑铭》也记有"家给之足，民庶宴然，年若丰衍，朝野中外"，均显现出"治平"的盛况。义乌当地人善饮酒浆，多食海鲜鱼肉，这是丹溪提出痛风病的时代背景，形成痛风病的重要条件。

问：义乌人多食酒浆、海鲜鱼肉，故高发痛风。朱丹溪身为义乌人，又是当地名医，对痛风病做了深入研究。

路老：朱丹溪为滋阴派代表，他所倡导的"阳有余，阴不足"，以及"六气之中，湿热病十居八九"，"湿热相火为病甚多"的见解，是有他特定的历史和地域背景的。经考证实当时浙江义乌气候潮湿，水产物产丰富，人们生活水平较高，综合地理环境、气候特点、生活习惯、嗜食酒肉厚味等情况，不难看出是具备痛风发生条件的。在其所著的《格致余论》内有"痛风论"一篇，率先列出"痛风"病名，创上、中、下通用痛风方。文中明确提出："彼痛风者，大率因血受热已自沸腾，其后或涉冷水，或立湿地，或扇取凉，或卧当风。寒凉外抟，热血得寒，污浊凝涩，所以作痛。夜则痛甚，行于阴也。"书中也明确指出：本病因是自身血分受热，此其一；由于血热，又受寒凉，热血得寒，而污浊凝涩，此其二；其痛所以夜剧，是行于阴之故，此其三。在《丹溪手镜》中，将痹列为十一，痛风列为十三，这清楚表明二者非同一病证。《丹溪心法·痛风》中，尽管有寒、有湿、有热、有痰之不同，但所创之上、中、下通用痛风方，力求通治。从组方遣药看，是将清热燥湿之二妙散，泻火行水之龙胆、防己，活血化瘀之桃仁、川芎，燥痰祛风之南星、白芷，祛风通络之桂枝、威灵仙，消积和胃之神曲熔于一炉，共奏疏风祛寒宣于上，清热利湿泄于下，活血化瘀，燥痰消滞调于中，以达到三焦同治之目的。《丹溪心法》中还列举了分别体质和不同证候的加减用药，对我们研究防治本病有着很大的启迪作用。

问：痛风属于代谢病，血中尿酸增高，沉积于局部而引起，中医依据其症候特点来辨证求因，审因论治。对其病因病机中医又是怎样认识？

路老：中医对风湿病的认识，大多强调"风寒湿三气杂至合而为痹"，以外因为主要致病因素。由于人之体质强弱不同，禀赋各异，生活习惯不一，而受邪各有偏盛，派生出有行、着、痛、热痹的区别。通过研究我赞同丹溪对痛风病因病机的认识，即主要强调了内因，而认为风、寒、暑、湿、热、毒等外邪，仅是在内因病变前提下之诱发因素，这一点与一般的风湿病（包括白虎历节等）有很大的不同。从临床上来看本病的病因病机主要是：血中有热，污浊凝涩；饮食不洁，酒色过度；正气不足，再外感风、寒、暑、湿之毒；情志不畅，伤脑动神等，致内脏功能失调，气血偏盛，阴阳失衡，而诱发本病。其发病或因素体阳盛，内有血热；或因饮食不节，恣食肥甘，饮酒过度，损伤脾胃；或因劳倦过度，思虑伤脾，脾虚胃弱，升降失司，久必伤及肾气，肾气虚则气化不利，清浊不分，水湿内蕴久则化热，再加上外受风寒，涉水立湿，内外之邪相引，则易使本病发生。在丹溪时代，虽没有检

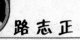

验手段，但他提出的"血中污浊"与西医学所说的血尿酸增高有相似之处。

问： 随着人们生活水平的提高，痛风越来越多，西医认为痛风是不能根治的，中医则在痛风的治疗方面有独特的优势，我在临床看到很多经您治疗痛风消失的病例，请老师谈一谈对本病治疗的体会。

路老： 痛风发病可以分为急性期和慢性期。我认为急性期当治其标，可用清热祛湿、活血通络之法，使痛、肿得以很快消失，截断其传变。在慢性期正虚邪实，我都以健脾益气、补肾通络、疏风定痛为法，以达扶正祛邪的目的。根据我的临床经验，痛风在急性期临证多属于湿热阻络，当以清热利湿、疏风通络、消肿止痛为主，常选用黄柏、生薏苡仁、丹参、虎杖、青风藤、益母草、防己、川牛膝、豨莶草、秦艽、威灵仙、金雀根、土茯苓等；慢性期临证多为脾肾两虚，痰瘀阻络，治以健脾益气、补肾通络、疏风定痛为主，宜选黄芪、丹参、防己、青风藤、鸡血藤、赤芍、桂枝、炒白术、茯苓、泽泻、络石藤、防己、萆薢、晚蚕沙等；临床我还善用外治法来加快缓解关节红肿热痛等症状，常选具有活血通脉、软坚散结、消肿止痛的药物，如皂刺、大黄、透骨草、鹿含草、防己、防风、芒硝、鬼箭羽、炙乳没等。用水煎后，先熏蒸，再浸泡半小时左右，每日 2～3 次。一般洗后足部肿痛在 1～2 天内就得以消失。

问： 从您研究痛风病的资料来看，您不仅注意古医籍和元史方面的研究，还特别重视临床实践，亲自组织风湿病医生到浙江开展专病门诊，以获取一手资料和经验。

路老： 文献研究固然很重要，但最后要落实到实处，为患者解除病痛，才是最终的目的。浙江武警医院赵圣川院长是位西医，可他却对中医有浓厚的兴趣，专攻痛风病，拜我为师，学习中医治疗风湿病的理论和临床经验，我们关系很密切。为了学用一致，在该院合作设立了专科门诊，我与学会的几位专家前去应诊，用我的经验方——痛风冲剂 1、2、3 号，采用中医内外同治的方法，经半个月的时间对 100 例痛风患者进行了治疗，并设的对照组进行比较。结果显示：显效 31 例，占 31%，好转 55 例，占 55%，无效 14 例，占 14%，总有效率 86%。并证实采用"内外同治"综合治疗方案的疗效明显优于单一内治或单一外治者。后来赵圣川院长在我的指导下，重点研究痛风病，先后接诊治疗 2000 多例痛风患者，还撰写了"路老内外同治治疗痛风 100 例临床观察"的论文，在首届国际中医风湿病学术大会上发言，并获得优秀论文奖。1996 年他还编写了《痛风的诊断与治疗》一书，由军事医学科学出版社出版发行，我还为此书写了序言。

问： 痛风病与饮食密切相关，您在这方面有哪些看法和建议呢？

路老： 痛风病是一种代谢性疾病，由于人体嘌呤代谢的紊乱，使尿酸生成过多，而血尿酸升高，并沉积于机体组织，时间长了就可以导致痛风性关节炎的发生。所以，患者日常饮食起居与发病密切相关。丹溪之所以能对痛风进行阐述，是因为在他的家乡痛风的发病率较高，而发病率高的原因，又与当地的饮食结构有密切的关系。丹溪在当时虽未明确提出忌食某些食物，但却提出"更节厚味自愈矣"的见解，这也是从临床实践中得来的。明·虞抟在《医学正传》中说："若食肉厚味，下有遗溺，上有痞闷，须将鱼腥、面酱、酒醋皆断之"；孙一奎更明确提出"虽鱼、面、酱、醋、酒皆断之"的意见。这与西医学要求避免高嘌呤食物，不谋而合。西医学要求痛风病患者避免高嘌呤食物，如动物内脏、肉类、鱼虾类、豌豆等，同时应多食一些白菜、油菜、胡萝卜等蔬菜，可促进尿液中尿酸溶解，增加尿酸排出量，防止形成尿酸性结石。应避免暴饮暴食或饥饿，采用低热能膳食，严格戒饮各种酒类，尤其不能酗酒。现在酒文化盛行，暴食、酗酒的人大有人在，这也是造成本病发生及难以治愈的又一原因所在。同时过食厚味，滋生内热，热盛伤津，津枯液燥，也是造成另一种疾病"燥痹"的不可忽视的病因。

四、关于燥痹的中医药治疗

苏凤哲问（以下简称问）： 在现代风湿病发展史上，您和焦老均提出了一些新的病名和创新性理论，如"燥痹"、"尪痹"等。请老师来谈一谈对这方面的认识。

路老： 说到这些年风湿病理论的创新，我认为最突出的主要有三个方面，第一是在继承中医历代医籍所形成的较系统的理论及临床论述基础上，对各种痹证的病名进行了系统的整理和研究，确定了风湿病作为病名。第二制定了五体痹（皮痹、肉痹、筋痹、脉痹、骨痹）、五脏痹（心、肝、脾、肺、肾）的诊断与疗效标准，以及证候诊断标准，为中医风湿病学的标准化、规范化奠定了初步的基础，从而提高了风湿病的诊疗水平。第三是在风湿病二级病名的研究方面，我们几位在总结古人经验的基础上，结合自身临床研究经验，提出来一些新的学术见解，增添了风湿病的新内容。如我从长期临床实践中发现，不少患者系因阴血虚少，筋脉失养而致，就提出了"燥痹"概念；焦树德先生根据张仲景《金匮要略》的描述，提出"尪痹"的病名等等。这些新的探索，从疾病命名、病因病机、证候分类、治则遣药等均进行了详细的论述，使中医风湿病从病名、证候分类，辨证论治、预防康复等方面更加丰富，并逐步得到了大家的认同。

问："燥痹"一词，过去我们没有听说过。

路老：燥痹，即燥邪致痹。这是我根据本病的病因病机等特征，结合自己多年的临床经验而提出的。作为中医诊断学名称，首见于我的《路志正医林集腋》痹病杂谈中燥痹论治，次见于《痹症论治学》，此后又为《实用中医风湿病学》所收入。

问：您在风湿病中首次提出这一诊断病名！当时是怎样一个思路呢？

路老：燥痹，指燥邪损伤气、血、津、液而致阴津耗损，气血亏虚，使肢体筋脉失养，瘀血痹阻，脉络不通，导致肢体隐痛，甚至肌肤枯涩，脏器损害的全身性疾病。燥是致病之因，亦是病理之果，痹是病变之机。症见口鼻咽燥少津，眼干泪少，口干口渴，渴不多饮，肌肤干涩，肢体关节微肿或不红肿，屈伸不利，隐隐作痛，舌红少苔或无苔，脉细数或细涩等，则称为燥痹。本病以心、肝、脾、肺、肾各脏及其互为表里的六腑、九窍特有的阴津亏乏之表现为其临床特征。燥痹一年四季皆可发病，但以秋冬季节为多见。其发病年龄，以中老年罹患机会较多，且女性多于男性。

问：在历代医籍中有相关的论述吗？

路老：历代医籍中，虽无燥痹这一病名，但与本病相关的论述，则散见于历代医籍之中。如《素问·阴阳应象大论》篇有："燥胜则干"的记载。《灵枢·九宫八风》篇有"风从西方来，名曰刚风。其伤人也，内舍于肺，外在于皮肤。其气主为燥"。金·刘完素在《素问玄机原病式》中亦有："诸涩枯涸，干劲皴揭，皆属于燥"的论述。《医方集解·润燥之剂》中云："燥在外则皮肤皴揭，在内则津少烦渴，在上则咽焦鼻干，在下则肠枯便秘，在手足则痿弱无力，在脉则细涩而微，皆阴血为火所伤也。"

问：在历代医籍中相关治疗又怎样呢？

路老：在治疗方面，《素问·至真要大论》提出"燥者濡之"的治疗总则。由于燥邪有偏温、偏凉之不同，因此又有"燥化于天，热反胜之，治以辛寒，佐以苦甘"；"燥淫于内，治以苦温，佐以甘辛"之别。汪瑟庵认为：燥证之患，相传路径不多，因之治法较简，初用辛凉，继之用甘凉。燥证喜柔润而忌苦燥之品，因苦燥伤阴之故。到明代，张景岳提出：燥盛则伤阴，治疗当以养营补阴为主。如秋令太过，金气盛而风从之伤人肌表者，又当投轻扬温散之剂。此燥由阴生之故。清代对燥邪致病又有了较深的认识。比如王孟英，他从五气方面对燥邪进行论述。他说："以五气而论，则燥气为凉邪，阴凝则燥，乃其本气；但秋乘夏后，火之余炎未息，若火既就之，阴竭则燥，是其标气。治分温润、凉润二法。"叶天士指出：秋燥之证，颇与春月风温相似。温自上受，燥亦自上伤，均是肺先受病。但春月为病，犹冬藏固密之余；而秋令感伤，是夏热发泄之后，其体质虚实不同。初起治肺为先，当投以辛凉甘润之剂，气燥自平而愈。若属暴凉外束，只宜葱豉汤，或苏梗、前胡、杏仁、枳壳、桔梗之属。延绵日久，病必入血分，又非轻浮肺药可治，当审体质证候。总之，上燥治气，下燥治血。慎勿用苦燥之品，以免劫烁胃津。对燥邪致病作了较全面的论述。

问：古代医家对本病的已有论述，但没人对其进行系统的整理，老师在前人基础上，进行了总结归纳和高度概括。在现代疾病中，燥痹常见于哪些疾病中呢？

路老：正是这样。其实古人对此病相关的病因病机、症状、诊治等方面均已经有大量的论述和记载，本病当属于燥病范畴。至于与现代医学的病名，则很难对号入座，但对于干燥综合征、类风湿性关节炎、某些传染病中后期、贫血病、冠心病、结节性非化脓性脂膜炎、硬结性红斑、皮脂腺囊肿等病出现的燥热伤津证候，均可参考按燥痹进行治疗。

问：通过老师的介绍，使我知道了燥痹是一个多脏器、多系统，全身性的疾病，病因病机较为复杂。老师对本病的病因、病机如何看？

路老：燥邪所致疾患，是当前难治性疾病之一，并且其发病率有上升之势。本病起因多端，主要病因有：先天禀赋不足，阴津匮乏；或木形、火形之体，后天感受天行燥邪或温热病毒，损伤津液；或过食厚味及辛热燥烈药品，滋生内热，热盛伤津，津枯液燥，或居住刚燥风沙缺水之地，或久在高

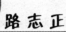
温下作业；或新的化学药品毒性反应及有害元素损伤阴津等等。其发病的主要病机不外乎气阴两伤、燥瘀搏结，脉络痹阻。

问：燥痹该如何进行辨治呢？

路老：燥痹的中医治疗，要重视本病的双重性与复杂性，在生津增液、滋阴润燥的同时，更要结合患者的客观情况，佐以疏风通络、活血化瘀、健脾和胃、祛风化痰等药物，时时顾护胃气，因滋阴之品，多重浊黏腻，多用、久用，不无滋腻碍脾之虞！中土一败，百药难施。我在治疗此病时，喜用风药中性味甘辛平，或甘辛寒，或辛苦平，或辛苦微温之品，此类药为风药中之润剂，既无伤阴之弊，又符合"辛以润之"的经旨。比如：秦艽、忍冬藤、络石藤、豨莶草、桑枝、海桐皮、防风、青风藤、海风藤、天仙藤、伸筋草等，他们均有疏经活络、宣痹止痛之功。活血化瘀之味，也应当选用甘寒或苦微寒、辛苦温之丹参、莪术、丹皮、丝瓜络等。大苦大寒之品，如非实热，宜慎用、少用，因苦能化燥。

问：您在论述燥痹的病因时说，本病也有偏虚的一面，对于虚证又该怎样治呢？

路老：本病到了后期，多阴损及阳，形成气阴两虚、阴阳两虚、正气不足之证。此时治宜益气养阴、宣肺布津、阴阳并调、大补气血、扶正祛邪。若筋脉失荣，精亏髓空，骨、关节变形者，治宜养血荣筋，填精益髓，温阳壮督，可用滋燥养荣汤，或配伍一些虫蚁搜剔的药物。总之，治疗方法要灵活多变，不可拘泥，以燥统于寒之故。燥痹之病，既有阴伤液亏，又有痹阻不通之病机。所以单纯采取"燥者濡之"之治，往往收效不十分理想。应根据其病位所在、病情的变化、体质差异、四季之别等，详查细审，予以论治。在养阴润燥之同时，佐以辛通之品，使滋阴而不腻，养液而不滞，两者相合，相得益彰。

问：临床我们看到老师治疗燥痹，多使用健脾祛湿、清热利湿的方法，湿与燥好像是一对矛盾，从湿来治燥，往往难以理解，请老师来谈一谈？

路老：燥证的形成系由于津液代谢障碍，津液的代谢与肺、肝、脾、肾均有密切的关系，脾胃居于中焦，为气机升降之枢纽，与肺、肾一起，在津液生成、代谢过程中，起着协调的作用，若三脏中一脏功能失调，就可引起津液代谢的障碍，导致津液亏乏而出现燥证。由于脾胃关乎津液的生成，故治疗肺、肝、肾同病的燥证，通过健脾补中，生化气血而上润肺金、下养肝肾，使肺、肝升降相谐，肝肾阴虚补偿而症状得以缓解。也就是说通过补土可达到生金、补肝肾的效果，从而达到治疗目的。湿与燥同出一源，皆出自脾胃，因为脾胃生化气血津液，如脾虚不能散精，则津液失布而生燥，脾虚不能运化水湿，则水湿内停，水湿停滞又可进一步阻碍津液的敷布，故从审证求因，审因论治的角度看，调理脾胃，治湿就等于治燥，从湿论燥是治病求本之法。而今自然气候变暖，环境污染，湿气加重。生活条件好了，饮食肥甘，内湿丛生，故燥痹之证往往伴有湿象。故我在治疗燥痹时注重润燥相宜，既要养阴生津，又要顾护脾胃、清化湿热。避免使用大苦、大寒、大辛、大热之品。如我曾治疗一位中年女性患者魏某，主因"口干、眼干4年"以"干燥综合征"就诊。患者4年前无明显诱因出现口干、眼干，口内唾液减少，吃面食需多喝水，2005年在某省医院经免疫检查诊断为干燥综合征，服用激素1年，服激素期间口干、眼干症状稍缓，停激素后症状加重，改服中药2年，症状亦无改善。就诊时症见：口干欲饮温水，眼干，双手指、肘、膝关节痛、牙痛，喝凉水牙酸楚不适、头晕出汗，饮食少，食后胃胀，欲排气而虚恭不畅，入睡难，每晚睡3~4小时，夜尿多，左侧耳鸣，两腮部痛，咽部不适，有痰难咯，腰酸乏力，双下肢沉重，舌质红，苔薄白，脉沉细。本患者口干欲饮温水，纳少，食后胃胀等症均提示脾胃功能虚弱，乏力、双下肢沉提示脾虚失运水湿内停，咽部不适，有痰难咳为肺不布津之象，而口干、眼干与诸关节疼痛为燥与痹相合，故辨证为脾虚气血不足生燥，脾虚运化不利生湿，气血阻滞经脉而成燥痹。治以益气健脾，宣肺布津为法。药用：太子参12g，南沙参15g，麦冬12g，石斛12g，生白术15g，炒山药15g，生二芽20g（各），炒神曲12g，桔梗10g，玉蝴蝶6g，茵陈12g，藿、苏梗（各）10g（后下），当归12g，炒白芍12g，炒枳实12g，炙草6g，14剂，水煎服，日2次。方中以太子参、生白术、炒山药健脾益气而不伤阴，用麦冬、石斛、玉蝴蝶养肺胃之阴，肺主制节，为水之上源，肺胃之阴得养，尚须气机调肠，故配以桔梗宣提肺气，枳实、藿苏梗调达气机，并助茵陈以祛湿，佐以二芽、神曲，加强脾胃健运功能。全方益气不伤阴，滋阴不壅滞，祛湿为治燥，治病而求本，故患者病情得以很快缓解。

问：通过老师的讲解，我对燥痹的辨证和治疗，有了新的认识，在临床经常遇到这类病人，感到非常棘手，现在听老师讲后，我茅塞顿开，非常感

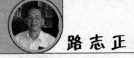

谢老师的讲解。

路老：疾病是复杂的，但我们还是能找到恰当的方法，希望你们不断总结经验，提高治疗水平。

五、关于和法治疗血液病

苏凤哲问（以下简称问）：路老，我是搞血液病专业的，临床血液病的治疗，尤其是白血病，往往以解毒祛邪为主，侧重于攻击癌细胞，我看您在临床见到这种病人则多以调和为主，请您谈一谈对这种病的认识？

路老：中医治病讲究王道，何为王道，王者，《说文解字》解释为"王、天下所归往也"。"道"指道路、法则、规律。王道就是指天下所归正确的道路及方法。怎样治理国家，我们的先圣孔子提出"为政以德"，孟子又发扬了孔子的观点，明确指出了王道是治理国家的正确道路，他指出："以德行仁者王，王不待大，…以力服人者，非心服也，力不瞻也；以德服人者，中心悦而诚服也。"孟子在这里指出了依靠道德，施行仁政能够称王天下，以王道治天下国家就一定能强大。以德服人，使天下人心悦诚服，相互间和谐融洽，就一定会完成天下统一大业。反之施行霸道，靠大国武力的支持，强迫人们顺从而统一天下，就会人心不服，危机四起，天下不能长久。

问：治国求得国家的安定，治病求得人体的平衡，中医治病与治理国家是否有相通的道理？

路老：是的，王道理论注重内修其身，外施仁政于天下的"内圣""外王"终极思想，提出治国必先心正、修身、齐家，而后方能平天下。孔子在《大学》第一篇就指出："心正而后身修，身修而后家齐，家齐而后国治，国治而后天下平。"说明王道的治国思路是做到每个人思想端正，家庭和睦，天下才能太平。强调人与家庭的和谐统一及人与社会的和谐统一，这种王道治国思想的影响延沿几千年，形成了我国独特的文化。中医是在中国文化的基础上发展起来的，自然也受到这一文化的影响，中医理论中就将人体内部五脏的联系，及人与自然地联系视为一个整体来看待，治病强调整体的调节与和谐。与古代治国思想有相通之处。

问：对于血液病的治疗，西医主张消、杀、灭，以化疗解决癌细胞，杀的越干净越好，这就是我们所说的霸道疗法吧，我们中医的治疗原则应怎样把握呢？

路老：血液病虽病在血液，但关系到全身，脏腑、孔窍、四肢百骸无不受累，故血液病无论虚与实，皆不可用消、杀、灭等攻伐之法，应施以王道疗法，调和气血，安抚五脏，驱除外邪。如一味攻、杀，就会变证蜂起，应采取中庸的方法，在不偏不倚中，根据患者的病情，使药物配伍恰当，在祛邪的同时而不伤正气。

问：我看老师治疗血液病，尤其是治疗贫血，注重先天和后天，以补脾、肾为法，收到很好的效果，请老师谈一谈你的治疗思路。

路老：肾为先天之本，肾精可化为血，精血同源。脾胃为气血生化之源，脾胃健旺则血液充盈，脾胃虚弱，则血液化生不足。贫血病症，本为气血生化不足所致，所以我们以补脾补肾为主治疗。尤其是健脾和胃，滋生化源是很重要的。如2008年治疗一位病人，周某某，女性，50岁，北京市人。主因贫血1年来就诊。患者1年前体检发现贫血，血红蛋白为85g/L，未用药。2008年2月因不全肠梗阻在中日住院，经治疗痊愈。1个月来眼皮发沉，欲睡，打哈欠，饮食睡眠可，大便日1次，平素腹胀，矢气多，不能食凉，大便伴有不消化食物，易疲劳，月经周期正常，量少，色正常，形体丰腴，舌体中，质淡，苔薄白，脉沉细。证属素体脾胃薄弱，化源不足而致贫血。治以健脾益气养血法。以归脾汤加减。处方：五爪龙30g，竹节参12g，生白术15g，炒杏仁9g，炒苡仁30g，莲子肉15g，炒枣仁18g，炒三仙（各）12g，鸡内金12g，当归12g，杭白芍15g，桂圆肉8g，广木香（后下）10g，茯苓30g，炙甘草8g，生姜3片，大枣2枚，14剂，水煎服。茶饮方：西洋参（先煎）10g，炒麦冬12g，五味子6g，生二芽（各）30g，炒神曲12g，首乌藤18g，代茶饮，14剂。药后患者神疲乏力症减，食欲好转，大便正常，仍有轻微腹胀，舌脉如前，继以上方去杏仁，加炒枳壳12g，陈皮12g，14剂，水煎服。药后精神状态可，症状已不明显，化验血红蛋白恢复到110g/L，继以上法巩固。本案患者原有贫血，复因肠梗阻手术，导致脾胃受损，运化功能减弱，水谷精微物质化生不足，而致贫血加重，复出现乏力欲睡等症状。治以健脾益气养血法，药用竹节参、西洋参、五爪龙、生白术、炙甘草健脾益气；当归、白芍、桂圆肉、莲子肉、炒枣仁、大枣养血活血；茯苓、炒杏仁、炒苡仁健脾渗湿；炒三仙（各）、鸡内金、广木香（后下），生二芽健脾助运消食；全方重在健脾益气助运，以恢复化生水谷，补充造血原料之机，药后脾

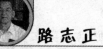

胃功能恢复，血红蛋白也逐渐恢复正常。

问：我在临床也常使用健脾益气的方法，但有时效果并不是很理想，还是应用不得法的原因吧？

路老：要懂得知常达变，脾虚可导致湿邪内停，痰湿内生，也可导致湿热内蕴，临床应根据症状辨证分析，如脾失健运，可造成水湿内停，湿困肌表，则肢体困重，疲乏无力，由于湿困脾胃，升降失和，还会出现纳食不佳、便溏等，脾虚不能摄血，则可出现全身出血点，因此在血小板减少性紫癜、过敏性紫癜中，有些可因脾虚湿停而导致出血，这种病人应以益气健脾，化湿燥湿利湿为法治疗。一般治疗血小板减少性紫癜，多采取凉血解毒的方法，这就要根据临床表现及辨证，由于现今激素等西药的应用，导致病情产生了变化，部分病人表现为湿的症状，应从湿来论治。举一个例子，如治疗张某，女，45岁，已婚，农民，河北省香河人，2004年9月16日初诊，主诉：双下肢紫斑2年，患者于2年前，感冒后出现双下肢出血点，遂到当地医院就诊，经骨髓、血液检查，确诊为特发性血小板减少性紫癜，给予泼尼松、丙球、环孢素等治疗，血小板一时上升，激素等减量后，血小板复下降。后遍寻中医治疗，曾用凉血止血、活血解毒、益气补脾肾等中药，效果不明显，血小板一直在（20～30）×10^9/L之间，有时下肢足踝部可见细小出血点，他无明显症状，激素使用两年，经逐渐减量，最近已停用激素2个月。中医诊察：患者体胖，自感口甜，有时乏力，肢体困重，纳食不佳，便溏，双下肢可见散在出血点，舌苔白腻，脉濡细数。中医诊断为紫斑。西医诊断为特发性血小板减少性紫癜。治以健脾化湿法。处方：藿梗12g，苏梗12g，荷叶12g，佩兰10g，砂仁8g，炒杏仁10g，白蔻仁10g，生、炒薏苡仁各18g，炒苍、白术各10g，茯苓15g，花生衣20g，羊蹄根20g，黄鼠狼肉粉20g，五爪龙20g，金雀根15g，黄芪12g。7付，水煎服。嘱禁食生冷、油腻食物，避阴湿之地。服用前方后，血小板升到30×10^9/L，口甜，肢体困重，症状减轻，大便已成形，开始有食欲，双下肢未见新的出血点，舌苔薄白腻，此乃表湿已化，里湿渐除，病情好转，故前方去藿梗、金雀根，加生山药12g、升麻10g以加强补气升阳作用，14付，水煎服。服药20余付，诸症状明显减轻，精神状态好，饮食二便正常，自觉有劲，口甜，肢体困重基本消失，化验血小板升至80×10^9/L，双下肢散在出血点已不明显，舌苔薄白。此湿邪已祛，脾胃功能渐复，故继予补气化湿，恐湿邪再聚也。二诊方中去苏梗、佩兰、金雀根，加人参10g、炒枳实5g。14付水煎服。四诊患者诸症消失，纳食睡眠好，大便通畅，舌淡红，苔薄白略腻，脉细滑，化验血小板升至 $110 \times 10^9/L$ ，继宗上法调理。患者服药8个月后停药。随访至今血小板正常。

是证紫斑相当西医特发性血小板减少性紫癜，由于患者久用激素等西药，又遍用中药，其体质与病情均发生了改变，诊病时患者有体胖，自感口甜，乏力，肢体困重，纳食不佳，便溏，双下肢散在出血点，舌苔白腻，脉濡细数等症状。乃脾气虚弱，失于运化，水湿内停，湿泛肌表，气机阻滞，湿困脾胃，升降失和，脾湿下注，脾虚气不摄血之象。故予益气健脾祛湿之法，熔芳香化湿、健脾燥湿、淡渗利湿为一炉，佐益气、清热利湿药物。俾湿邪化，气血生，血小板亦随之恢复。此法用于治疗特发性血小板减少性紫癜，伴有痰湿体质，或久用激素及凉血解毒药，临床显现湿象，应以祛湿为主治疗，以芳香化湿、健脾燥湿、淡渗利湿为法，湿郁化热者，可佐清热利湿药物。

问： 中医在治疗血液病的并发症方面，有一定的优势，如对发热的治疗，中医优于西医，老师在这方面是如何治疗的，请您谈一谈。

路老： 血液病发热原因很多，由于血液病患者机体免疫及防御功能减退，往往因为正气不足，复感于邪而发烧，也有感邪不明显，由于体内气血失和而发热者，在治疗上应把握患者正虚抵抗力弱的特点，时时顾护正气，清热攻下皆不相宜，应以和法治疗为主。

问： 具体怎么应用呢？

路老： 血液病人易患感冒，以人身卫外之气生于太阳膀胱，而散布于肺，血家肺卫不足，护外功能失职，易召外邪，以其既有阴血损伤，又有外感表证，这类病人不可轻用发汗法，这样会进一步耗气伤血，惟用调和营卫之法，扶正祛邪，使肺气能达于皮毛，而卫气充，气血和，则血分不留邪为患，外邪自解。《伤寒论》："太阳中风，阳浮而阴弱，阳浮者热自发；阴弱者汗自出。啬啬恶寒，淅淅恶风，翕翕发热，鼻鸣干呕者，桂枝汤主之。"贫血病人，营卫虚弱，平时易患感冒，感冒初起，恶风发热，周身疼痛，可用桂枝汤加减治之，以合营卫养阴，振奋阳气而驱邪外出。

问： 临床对于血液病人退热，经常使用一种成药，就是柴胡颗粒，为什么使用柴胡剂会有效呢？老师有没有这样的体会？

路老：刚才讲到，血液病与其他疾病不同，以气血为本，其病症根本在于正气不足，即便感邪，也多是正虚邪侵所造成的，所以不要一见到发热就用清解，泻下的方法，使用和法最符合中医的王道。如对于白血病高热者，由于患者有先天禀赋不足，后天失养之病因，又有脏腑功能失调，正气虚弱，邪毒内侵，耗伤真精，正气衰败之病理基础。正邪纷争，往往出现寒热往来之症，此当以和解之法为第一要义。小柴胡汤达表和里，宣通内外，升清降浊，调和肝脾，理气活血，谓和解之代表方。方中柴胡轻清升散，既可疏散表热，又可疏散半表半里之邪，专治寒热往来，其透泄之功又可解肝胆郁热、退虚热、清痰热、散热毒郁结。现代药理研究，该药具有解热、镇咳、消炎抑菌作用，还可提高体液和细胞免疫功能，并可分化白血病细胞，是治疗白血病高热的首选药物。黄芩苦寒清热泻火解毒，起协同作用。又恐柴胡劫阴，多以太子参、麦冬等佐之。

问：有些血液病病久不愈，往往表现为低热，体温不高，但缠绵难愈，这种发热的治疗应该如何处理呢？

路老：血液病人气机不畅，血液运行不利，壅滞不通，瘀阻日久，可致发热。《灵枢》："营卫稽留于经脉之中，则血泣而不行，不行则卫气从之而不通，壅遏而不得行，故热。"此述说明了瘀血发热的病机特点。一般都是久病后出现这种情况，其症可见发热午后或夜甚，兼见面色晦暗，舌有瘀斑，或见癥积肿块，王清任《医林改错》："身外凉，心里热，故名灯笼病，内有瘀血。"又云其热为"晚发一阵热，每晚内热，兼皮肤热一时"。其治疗王清任提示"认为虚热，愈补愈瘀；认为实火，愈凉愈凝"，应予和血祛瘀退热法，王氏血府逐瘀汤加减治之。又有瘀血客于肌腠，阻滞营卫，发寒发热，似疟非疟，骨蒸盗汗，咳逆交作，以小柴胡汤加当归、白芍、丹皮、桃仁治之，瘀血在腑，症见日晡潮热，昼日明了，暮则谵语，宜桃核承气汤或小柴胡汤加桃仁、丹皮、白芍治之。

还有部分血液病人，阴血素虚，久劳伤血，阴精大伤；或热毒内蕴，耗伤阴精，阴虚不能敛阳，阳气浮越，而现发热。《诸病源候论》："虚劳之人，血气微弱，阴阳俱虚，劳则生热，热因劳而生，""虚劳而热者，是阴气不足，阳气有余，故内外生于热，非邪气从外来乘也。"此发热可见五心烦热，或骨蒸劳热，午后或夜间热甚，伴口干便干，舌红少苔等，治疗当以滋阴敛阳之法。所谓壮水之主，以制阳光者也。方选青蒿鳖甲汤、《证治准绳》清骨散加减。少佐肉桂、牡蛎之品，以潜镇浮阳。

问：记得老师曾讲过，20 世纪 80 年代，您曾成功治疗一例慢性粒细胞性白血病患者，靠中医治疗生存十几年，后因其他病去世，能否介绍一下这个病人的治疗经验？

路老：这个病人治疗在 1984 年，当时病人在协和确诊，经用西药治疗效果不佳，主要表现为白细胞、血小板增高，肝脾肿大，病人全身状况较差，因不适应西医治疗而转来广安门医院诊治。诊时见患者为女性，41 岁，当时诊查：胸骨压痛，胸胁苦满，颈项瘰疬如珠，肝脾可触及肿大。血常规化验：白细胞 $31 \times 10^9/L$，血红蛋白 $120g/L$，血小板 $950 \times 10^9/L$，分类计数：分叶核 82%，杆状核 1%，原始粒 1%，中幼粒 1%，晚幼粒 2%，淋巴 7%，嗜酸 4%，嗜碱 2%。经骨髓检查，协和医院诊断为：慢性粒细胞性白血病伴血小板增多，已用西药效果不佳。又用生地、丹皮、麦冬、青黛、半枝莲等清热解毒、凉血活血药治疗，白细胞曾一度降至 $12.7 \times 10^9/L$，4 个月后又复加重，白细胞升至 $41 \times 10^9/L$，血小板高达 $1050 \times 10^9/L$。医者颇感棘手，请我会诊，中医诊查：患者面色萎黄、头晕乏力、头重如裹、耳鸣如蝉、手足发麻、月经紊乱、前后不定期、量少、有血块、六脉沉细小数。纵观脉证，我认为该病属于中医虚劳范畴，乃肝血不足，精髓内亏所致，严用和《济生方·五脏门》论及该虚劳病的治疗时，提出"补脾不如补肾"，故以滋补肝肾为主，佐理气活血、清热解毒为法，俾其气血足，血行畅，则抗病能力增强。瘀滞得通，邪毒得解。药用：桑寄生 12g，川断 12g，狗脊 10g，黑料豆 12g，炙鳖甲 15g（先煎），半枝莲 15g，旱莲草 15g，鱼鳔胶珠 9g（烊化），丹皮 10g，益母草 12g，水红花子 9g；配当归龙荟丸 1 丸，每日 2 次；另以龙葵 30g，开水浸泡送丸药服。上药进 60 余剂，再次复诊，病家甚喜，诸症状明显好转，纳食增加，腰痛减轻，月经亦恢复正常。血常规化验：白细胞 $13.9 \times 10^9/L$，分叶 75%，淋巴 25%，血色红蛋白 $140 \times 10^9 g/L$，血小板 $368 \times 10^9/L$。仍肝脾肿大，虽有缩小，但不甚理想，虑其虚劳日久，正气渐衰，气血运行受阻，瘀血内停，气虚生痰，痰瘀胶结，形成痞块，结于肋下。正所谓仲景所云"干血"。《金匮要略·血痹虚劳病脉证并治第六》，"五劳虚极羸瘦，腹满不能饮食，食伤、忧伤、饮伤、房事伤、肌伤、劳伤、经络营卫气伤、内有干血，肌肤甲错，两目黯黑，缓中补虚，大黄蛰虫丸主之"，又《金匮要略·疟病脉证并治第四》"……结为癥瘕，名曰疟母，急治之，宜鳖甲煎丸。"本病脾大与"干血"内结，形成癥瘕之病机颇为一致，血积于中，虚羸于外，必攻补兼施，以鳖甲煎丸与大黄䗪虫丸合方加减，配成丸药，峻剂丸服，汤丸并进。"缓中补虚"，旨在祛瘀而不伤正，扶正而不留瘀。药用：炙鳖甲60g，射干20g，黄芩20g，柴胡40g，干姜20g，生大黄20g，白芍30g，桂枝20g，葶苈子15g，石韦20g，川朴20g，丹皮30g，瞿麦20g，凌霄花30g，半夏15g，人参20g，阿胶珠30g，炙蜂房30g，蛰虫20g，生地40g，水蛭15g，共为细末，炼蜜为丸，每丸9g，每次1丸，日2～3次，白水送服。汤药方：生黄芪15g，丹参15g，赤芍10g，生地12g，僵蚕6g，半枝莲30g，白花蛇舌草30g，苡仁30g，杏仁10g，车前草15g，木瓜12g，水煎分2次服。配合健脾祛湿解毒之食疗方：生苡仁500g，赤小豆250g，分10次熬粥服。如感冒咳嗽，以桑叶、杷叶、薄荷、芥穗、牛子、菊花等口服，数剂取效。如上法方药连续用药7年，病情日见好转，体重渐增，癥积见消，面色转润，1990年3月6日，经首都医院复查，骨髓报告：粒系以分叶核为主，占70%，其他各阶段少见，均在正常范围之内，红系统可见一个晚红，巨核细胞可见。血常规化验；白细胞11.8×10^9/L，分叶88%，嗜碱2%，淋巴10%，血小板352×10^9/L。血红蛋白124g/L，病情平稳，血象，骨髓象正常，继用上法巩固。本案随访10年后，患者仍病情稳定。

本病为慢性粒细胞性白血病，曾用中西药治疗效果不佳，乃治疗不得其法也。中医辨证系本虚标实，本虚责之肝肾，邪实归之气滞，痰凝，血瘀。故以滋补肝肾为主，佐理气活血、清热解毒为法，俾其气血足，血行畅，则抗病能力增强。瘀滞得通。念其病属顽疾，需长期治疗，故以鳖甲煎丸与大黄蛰虫丸合方加减，配成丸药，峻剂丸服，汤丸并进。"缓中补虚"，祛瘀而不伤正，扶正而不留瘀。此即吴鞠通"治内伤如相"观点的具体运用，以和为主，治疗求长线，缓图收功，使正复邪祛，病情得以控制。

问：路老，您治疗的这例病人，给予我们很大启示，一般治疗都是以活血化瘀的方法，难免使用破气之药，这样造成正气复伤，病人根本坚持不了十多年，看来使用王道疗法，治疗一些血液病，从远期疗效看，是十分允当的方法。经验值得吸取。另外，您觉得血液病哪些治疗是最常用的。

路老：调和肝脾法在血液病的治疗中，是较为常用的方法，因为脾胃化生血液，并统摄血液在脉中运行，肝藏血，主疏泄气机及调节血量。在血液的生成及运行、调节方面，肝脾起着重要的作用。如一些血液病患者，平时性情抑郁、肝气不调，肝气郁滞，可横逆犯脾，化火伤阴。火迫血妄行可见出血，气郁血滞可肝脾、淋巴结肿大。所以在血液病出血性疾病如血小板减少性紫癜、过敏性紫癜，在骨髓纤维化、淋巴瘤的治疗中，调和肝脾也是常用的方法。如临证治疗王某某，女，42岁，2006年1月12日初诊，患者于就诊1年前患血小板减少性紫癜，曾用激素、达那唑、氨肽素、中药等治疗，血小板一直在（40～50）$\times 10^9$/L左右，为求进一步治疗来诊，中医诊察：患者平素性情急躁，两胁胀满不适，经前乳房胀痛，乏力，食欲不振，有时睡眠欠佳，舌红苔黄，脉弦细。证属肝郁气滞，脾失健运。治以疏肝健脾。药用：醋香附10g，佛手10g，素馨花12g，厚朴花10g，炒枳壳15g，炒白术10g，炒山药15g，花生衣30g，黄芪12g，芦根30g，仙鹤草15g，女贞子20g，麦冬12g，当归10g，酸枣仁30g，焦楂、曲各18g。14付，水煎服，服药后胁胀、乳房胀等症状减轻，睡眠亦好转，化验血小板为70×10^9/L，上方酸枣仁减为15g、去醋香附、佛手，加枸杞子、沙参，14付水煎服，服药后血小板升至90×10^9/L，继用上方化裁，2个月后血小板达到120×10^9/L，如法调理用药半年后停药。

肝主藏血，主疏泄，肝疏泄不利，气滞血瘀，可致肝脾肿大。脾主运化，脾失健运则水湿内停，聚湿为痰，痰瘀互结，也可形成肝脾肿大。临床骨髓纤维化、白血病、骨髓增殖性疾病，皆可出现肝脾肿大，治疗应以肝脾为中心，单纯肝脾肿大者应以治肝为主，肝脾肿大伴贫血者，应以治脾为主。如治疗张某，男，28岁，汉族，已婚，河北邯郸市人，主因淋巴结肿大半年，于2008年4月23日初诊。患者半年前出现发烧，随后出现淋巴结肿大，在当地医院及天津血液病医院确诊为非霍奇金淋巴瘤，经化疗后，予自体骨髓移植治疗，移植后病情尚稳定，求于中医治疗。症见：面色晦暗，出汗多，不欲饮食，两胁不适，睡眠欠佳，大便正常，舌质红，苔薄黄，脉弦滑。证属气阴两虚，肝气郁结，横逆犯脾，肝脾不调。治以疏肝理气，健脾助运，药用：柴胡12g，青蒿12g，预知子15g，佛手12g，醋元胡15g，炒白芍15g，炒白术12g，生山药12g，炒枳壳12g，川芎9g，莪术8g，女贞子12g，枸杞子12g，生龙骨20g（先煎），生牡蛎20g（先煎），炒谷麦芽各30g，14剂，水煎服。药后患者食欲好转，精神状态好，出汗减少，两胁部不适感消失，睡眠改善，以上药去莪术、川芎，加太子参12g，当归12g，药后患者感觉良好，已无不适症状，继如法调理半年，患者病情稳定，未见复发迹象。此患者系淋巴瘤，虽已移植，但仍有肝脾不调的征象，故仍以调和肝脾法治疗。

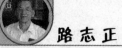
以柴胡、青蒿、预知子、佛手、醋元胡疏肝理气；炒白芍柔肝缓肝；炒白术、生山药、炒枳壳健脾益气消食；川芎、莪术活血化瘀；女贞子、枸杞子滋养肝血；生龙骨、生牡蛎软坚散结。全方立足于疏肝、养肝、柔肝，健脾益气消食，活血软坚，以调和肝脾为中心，使机体复归于和谐，病情趋于稳定。

问： 通过对导师治疗血液病经验的采访，使我的思路有了进一步开阔，治疗血液病要处处顾护正气，治疗以和为主，这一思想对指导我今后的临床有很重要的意义。

路老： 你是搞这一专业的，希望你很好地总结经验，为广大患者解除痛苦。

第六章

年谱（大事记）

1921年12月21日，出生于河北藁城市东洼村，取名路志正，字子端，号行键。

1924年（3岁），母亲病逝。

1926年（5岁），父亲教其读《三字经》、《百家姓》、《弟子规》、《千家诗》。

1927年（6岁），在本村读私塾。

1932年（11岁），考取高小。

1934年（13岁），进入伯父路益修创办的河北中医药学校学习，由清末秀才陈宣泽教授古典文学，开始背诵《论语》、《孟子》《四书》、《诗书》、《古文观止》等经典著作，并涉猎《聊斋》、《东周列国志》、《故事琼林》等书籍。

1935年（14岁），拜山西名医孟正己为师，开始学习《素问》、《灵枢》、《国注难经脉诀》、《伤寒论》、《金匮要略》、《本草备要》等中医经典著作。

1937年（16岁），一面继续自学中医，一面跟随伯父、孟正己和王步举老师抄方。同时苦练书法，主要临帖是王羲之的《半截碑》、《兰亭序帖》和米芾的行书。

1939年（18岁），开始独立应诊，养成“白天看病，晚上读书”的习惯，阅读了大量医案，如《寓意草》、《柳选四家医案》、《临证指南医案》等，以提高辨证分析能力，从前人验案中得到启发。同年，在保定直隶总督府参加河北省中医考试，以全省第八名的成绩获得职业资格。

1949年（28岁），到北京行医1年。

1951年4月（30岁），在北京参加中医学习西医学习班。学习了医学解剖、生理、病理、医史、药理、细菌、寄生虫学、公共卫生、传染病学、内科、外科、急救学、针灸疗法、组织疗法、社会发展简史、新民主主义论、时事报告等课程。

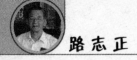

1952 年 7 月（31 岁），西医学习班毕业。8 月，经组织考察，调入卫生部医政局医政处中医科工作。

1953 年（32 岁），被聘为中华医学会"中西医学术交流委员会第一届委员"。参加了《北京中医》（后改名为《中医杂志》）杂志的创办，担任编辑工作。

1954 年（33 岁），到北京中医进修学校（在北京马市大街）参与了中医研究院成立的筹备工作。同年 7 月，由卫生部医政司转到中医司技术指导科工作。

1955 年 8 月（34 岁），参加石家庄治疗乙脑的鉴定，认定中医治疗乙脑有效，并向卫生部举荐推广。同年 12 月，提出中西医结合治疗晚期血吸虫病腹水方案，得到卫生部的推广。

1960 年 1 月（39 岁），到包钢职工第一医院工作。这一年 2 月 15 日，成功地运用中西医结合方法救治了全身被铁水严重烧伤的病人孙某某，引起当地媒体的轰动。

1961 年 12 月（40 岁），回到北京卫生部中医司工作。

1966 年 10 月（45 岁），"文化大革命"初期，被扣上"逃亡富农分子"的帽子，全家被遣返到原籍（河北藁城）进行监督改造。

1973 年（52 岁），问题得以平反，落实政策，举家返回北京。同年到广安门医院从事临床工作。

1981 年 3 月（60 岁），和广安门医院原副院长赵金铎先生一起创办了中医内科研究室。从中医学术自身建设入手，在中医病历书写、查房、会诊、病历讨论，收治急性病、疑难病等方面都突出了中医的诊疗特色，受到患者的好评。当时病房主要收治风湿病患者，成为现在广安门医院风湿科的前身。

1983 年 9 月（62 岁），中华中医药学会内科分会成立痹病专题学术组，和焦树德先生一起担任组长。

1984 年 6 月（63 岁），主编的《中医内科急症》出版，强调了中医治疗急症的重要性。

1987 年 6 月（66 岁），受泰国"泰中医疗服务中心"的邀请，代表中医研究院去泰国进行学术交流。在泰国 3 个月期间，诊治患者 6000 余人，以良好的中医疗效，增进了中泰人民的友谊。

1988 年 3 月（67 岁），在全国政协第七届第一次会议上，联合刘志明、程莘农、顾伯华、魏龙骧、凌一揆、哈荔田、张镜人、邱茂良、王孝涛等 16

位委员，提出："健全中医管理机构，改革中药管理体制"的建议。

1990 年 3 月（69 岁），在全国政协会议上，又联合王绵之、凌一揆、王孝涛、张镜人、顾伯华、冯理达、周超凡等人，提出了"请国务院加速完善中医药管理体制，更好地推动和发展中医药事业"的提案。同年 7 月，联名邓铁涛、任继学、方药中、何任、焦树德、张琪、步玉如等一起致信江泽民总书记，反映中医药的发展情况，成为中医历史上有名的"八老上书"。

1991 年 3 月（70 岁），开展了调理脾胃法治疗胸痹的临床研究，并由中国中医研究院广安门医院牵头组织联合十家省市级医院共同进行。

1995 年 10 月（74 岁），路老组织编写的《痹病论治学》出版，提出了产后痹、燥痹等中医病名。

1996 年（75 岁），在北京组织举办了第一届国际中医风湿病学术研讨会。

1997 年（76 岁），在香港组织举办了第二届国际中医风湿病学术研讨。

1998 年 3 月（77 岁），为莫桑比克共和国的希萨诺总统及夫人看病。受到总统及夫人的高度赞扬。同年在全国政协会议期间，与王绵之、张镜人、施奠邦、裘沛然、周超凡、颜德馨等十位中医药代表、专家，再一次给国家最高领导写信，反映中药管理之中存在的问题，提出来不能用管理西药的标准管理中药，不可重蹈"神父管和尚"的覆辙，应该达到中医药的有机结合，真正做到"药为医用，医知药用"。

2001 年（80 岁），在法国组织举办了第三届国际中医风湿病学术研讨，会议代表分别来自日本、美国、瑞士、法国、德国、澳大利亚、新加坡、马来西亚、台湾、澳门、香港等国家和地区，就国内外中医药防治风湿病的临床研究、实验研究、老中医经验、新产品开发、民间秘方挖掘、外治法应用、中西医结合等内容进行广泛深入的讨论。

2002 年（81 岁），广东省中医院王小云、魏华来京跟路老学习。

2003 年 4 月中旬（82 岁），国内非典肆虐，面对严峻的形势，中医药却发挥不了应有的作用，使中医药界人士心急如焚。路老和吕炳奎、焦树德几位老中医联名向温家宝总理写信，要求发挥中医善治瘟疫的优势，运用中医药防治非典。同年 5 月 8 日，中央政治局委员、国务院副总理兼卫生部部长、全国防治非典型肺炎指挥部总指挥吴仪同志与路老等北京知名中医药专家座谈，强调中医是抗击非典的一支重要力量，要积极利用中医药资源，发挥广大中医药医务人员的作用，中医药的大军终于开进了抗击 SARS 的主战场。同年 7 月，获得中医研究院"抗非典勇士"的荣誉称号，并获得由中国科技协

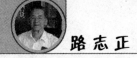
会颁发的"全国防治非典型肺炎优秀科技工作者"的荣誉证书。

2005年5月（84岁），全国第一批优秀中医临床人才高社光、刘建设、苏凤哲、杨悦娅、吴深涛、张永红等，河北省优秀中医人才张波、刘真、李福海等前来拜师学习。同年11月，在中国中医科学院召开防治禽流感学术会议上，路老提出了自己的辨证论治思路。

2006年6月（85岁），创办《世界中西医结合杂志》。

2007年11月（86岁），路老的传承博士后刘喜明进站。

2008年（87岁），明确为国家非物质文化遗产中医药继承人。同年4月，路老的传承博士后苏凤哲进站。同年4月，被北京市政府评为"首都国医名师"。

2009年4月（88岁），被人事部、卫生部、国家中医药管理局评为首届"国医大师"。同年5月，《路志正医林集腋》出版发行。2010年（89岁），路老主编的《中医湿病证治学》出版。同年6月，路老的传承博士后冯玲进站。

2011年1月（90岁），值路老九十华诞，在人民大会堂举行路志正学术思想传承研讨会。3月17日，传承博士后刘喜明、苏凤哲举行出站报告会。同年11月14日，传承博士后张维俊进站。

2012年10月（91岁），获得国家中医药管理局全国名老中医师承优秀指导老师奖。